クイズで語る

おもしろ防煙教育最前線

監修：高橋裕子
（奈良女子大学教授）
著：岡崎好秀
（国立モンゴル医科大学歯学部
客員教授）
マンガ：勝西則行

東山書房

はじめに

この本《ほん》を手《て》に入《い》れた方《かた》！あなたは強運《きょううん》の持《も》ち主《ぬし》です。神社《じんじゃ》に行《い》っておみくじを買《か》うと10回《かい》連続《れんぞく》大吉《だいきち》をひくでしょう。また宝《たから》くじを買《か》うと間違《まちが》いなく1億円《おくえん》が当《あ》たります…?! この本《ほん》に出合《であ》ったことはとってもラッキーです。もしあなたがタバコを吸《す》っていたら、ただちに止《や》めることができます。吸《す》うことがどれほどバカバカしいかわかるからです。それに(煮)健康《けんこう》になり寿命《じゅみょう》も延《の》びるので家族《かぞく》もたいへん喜《よろこ》ぶでしょう。

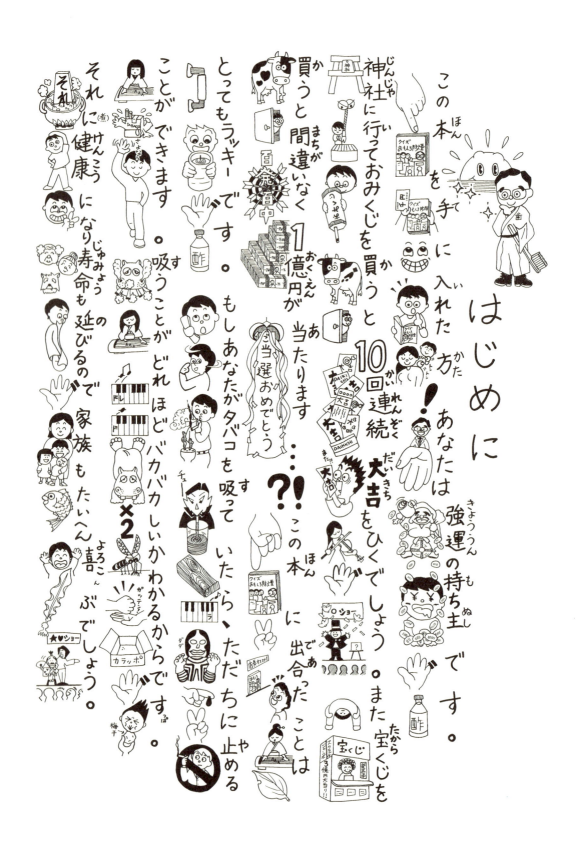

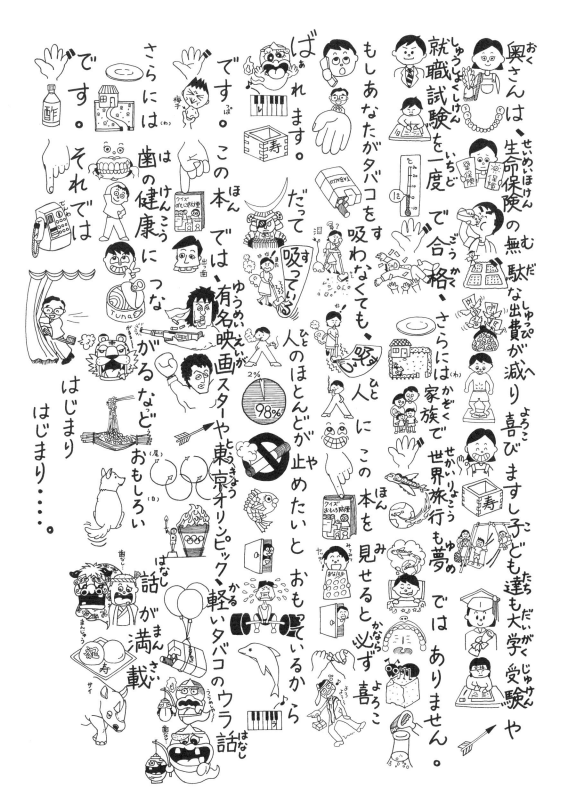

奥《おく》さんは、生命保険《せいめいほけん》の無《む》駄《だ》な出費《しゅっぴ》が減《へ》り喜《よろこ》びますし子《こ》ども達《たち》も大学《だいがく》受験《じゅけん》や
就職試験《しゅうしょくしけん》を一度《いちど》で合格《ごうかく》、さらには(わ)家族《かぞく》で世界旅行《せかいりょこう》も夢《ゆめ》ではありません。
もしあなたがタバコを吸《す》わなくても、人《ひと》にこの本《ほん》を見《み》せると必《かなら》ず喜《よろこ》
ばぁれます。だって吸《す》っている人《ひと》のほとんどが止《や》めたいとおもっているから
です。この本《ほん》では、有名映画《ゆうめいえいが》スターや東京《とうきょう》オリンピック、軽《かる》いタバコのウラ話《はなし》
さらには(わ)歯《は》の健康《けんこう》につながるなどおもしろい話《はなし》が満載《まんさい》
です。それでははじまりはじまり・・・・。

〔イラスト：伊井　千晶〕

クイズで語る
おもしろ防煙教育最前線

もくじ

監修 高橋裕子
著 岡崎好秀
マンガ 勝西則行

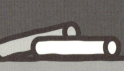

■1時間目《じかんめ》

楽《たの》しい健康教育《けんこうきょういく》とは
〜有名《ゆうめい》アクションスターのヒミツ〜

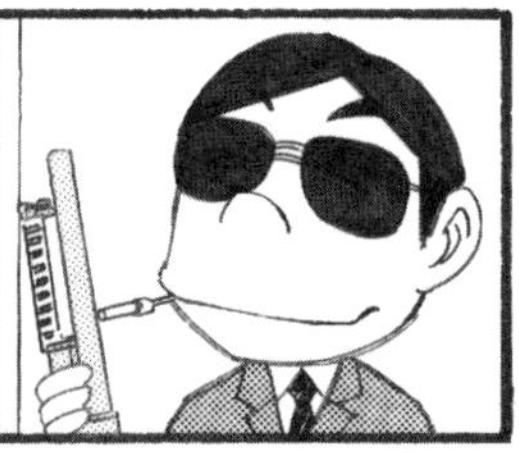

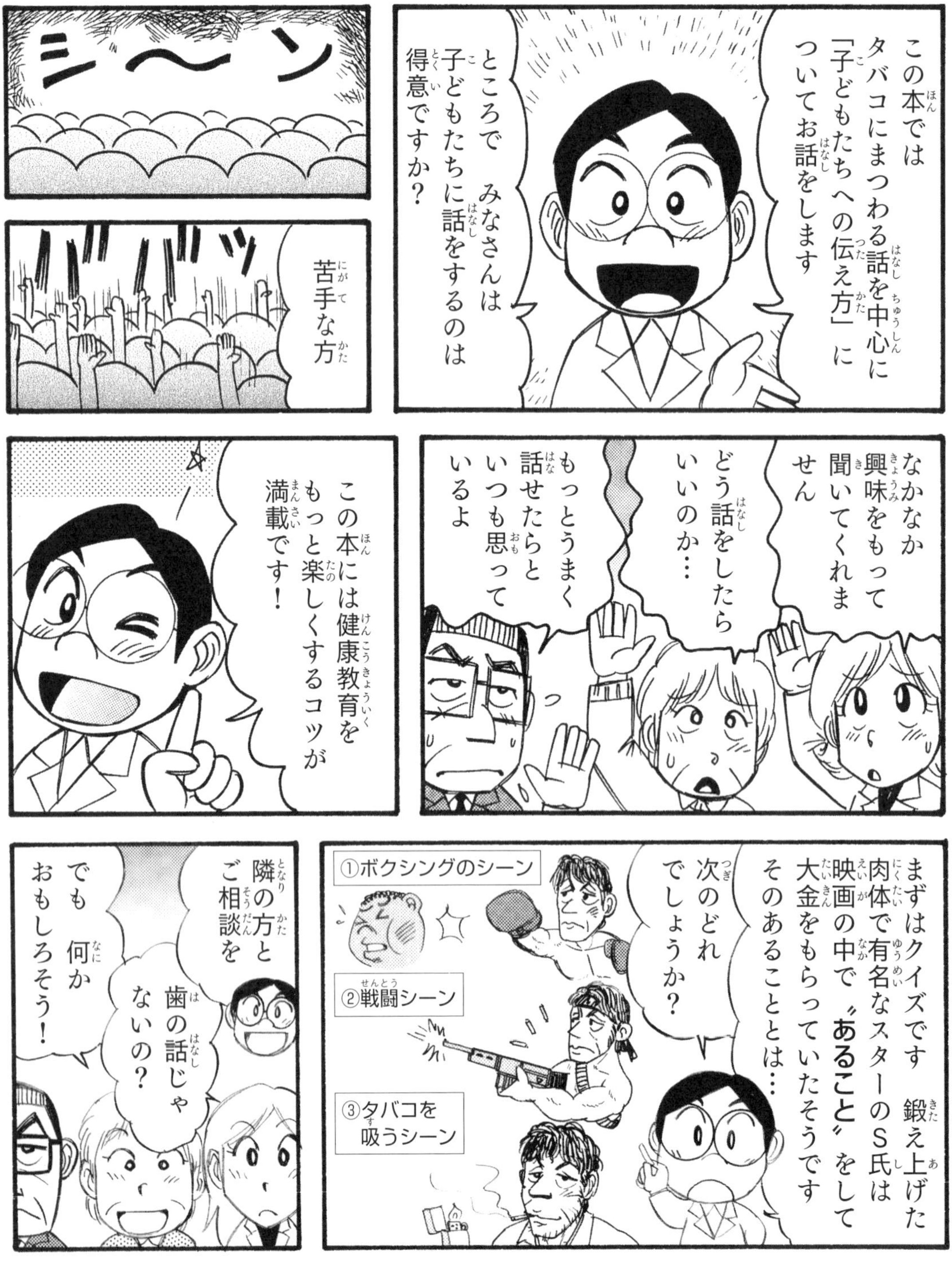

この本《ほん》では
タバコにまつわる話《はなし》を中心《ちゅうしん》に
「子《こ》どもたちへの伝《つた》え方《かた》」に
ついてお話《はなし》をします
ところで　みなさんは
子《こ》どもたちに話《はなし》をするのは
得意《とくい》ですか？
シ〜ン
ババッ
苦手《にがて》な方《かた》
なかなか
興味《きょうみ》をもって
聞《き》いてくれま
せん
どう話《はなし》をしたら
いいのか…
もっとうまく
話《はな》せたらと
いつも思《おも》って
いるよ
この本《ほん》には健康教育《けんこうきょういく》を
もっと楽《たの》しくするコツが
満載《まんさい》です！
まずはクイズです　鍛《きた》え上《あ》げた
肉体《にくたい》で有名《ゆうめい》なスターのS氏《し》は
映画《えいが》の中《なか》で〝あること〟をして
大金《たいきん》をもらっていたそうです
そのあることとは…
次《つぎ》のどれ
でしょうか？
①ボクシングのシーン
②戦闘《せんとう》シーン
③タバコを吸《す》うシーン
隣《となり》の方《かた》と
ご相談《そうだん》を
歯《は》の話《はなし》じゃ
ないの？
でも　何《なに》か
おもしろそう！

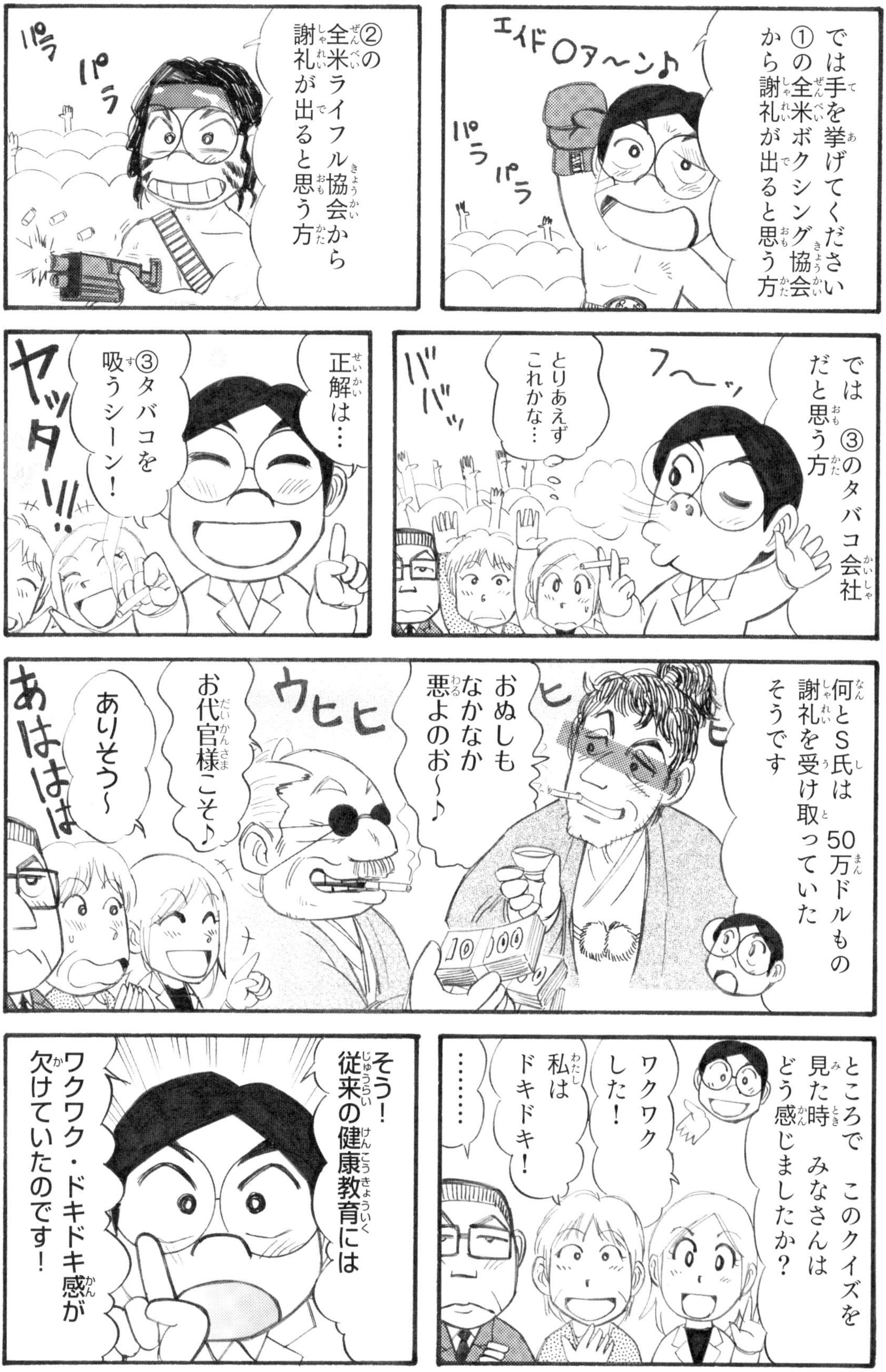
では手《て》を挙《あ》げてください ①の全米《ぜんべい》ボクシング協会《きょうかい》から謝礼《しゃれい》が出《で》ると思《おも》う方《かた》
エイド〇ア〜ン♪
パラ パラ
②の全米《ぜんべい》ライフル協会《きょうかい》から謝礼《しゃれい》が出《で》ると思《おも》う方《かた》
パラ パラ
では ③のタバコ会社《かいしゃ》だと思《おも》う方《かた》
フ〜ッ
とりあえずこれかな…
ババッ
正解《せいかい》は…
③タバコを吸《す》うシーン!
ヤッタ!!!
何《なん》とS氏《し》は50万《まん》ドルもの謝礼《しゃれい》を受《う》け取《と》っていたそうです
ヒヒ
おぬしもなかなか悪《わる》よのお〜♪
ウヒヒ
お代官様《だいかんさま》こそ♪
ありそう〜
あははは
ところで このクイズを見《み》た時《とき》 みなさんはどう感《かん》じましたか?
ワクワクした!
私《わたし》はドキドキ!
………
そう!従来《じゅうらい》の健康教育《けんこうきょういく》にはワクワク・ドキドキ感《かん》が欠《か》けていたのです!

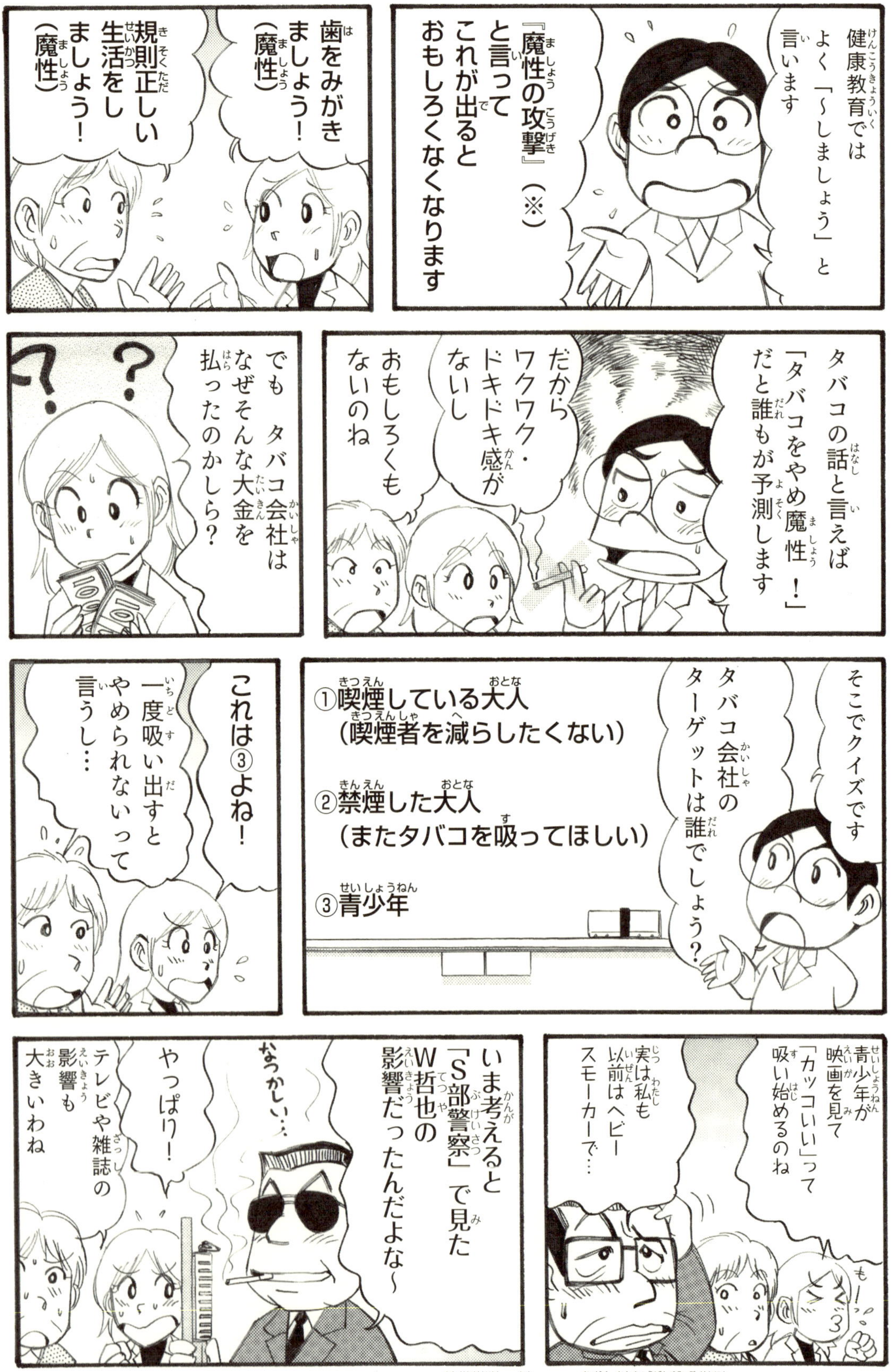

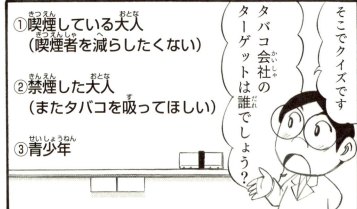

※北折一氏《きたおりはじめし》（元《もと》ＮＨＫ科学《かがく》・環境番組部専任《かんきょうばんぐみぶせんにん》ディレクター）による。
北折氏《きたおりし》HP　http://www.kitaori.jp/

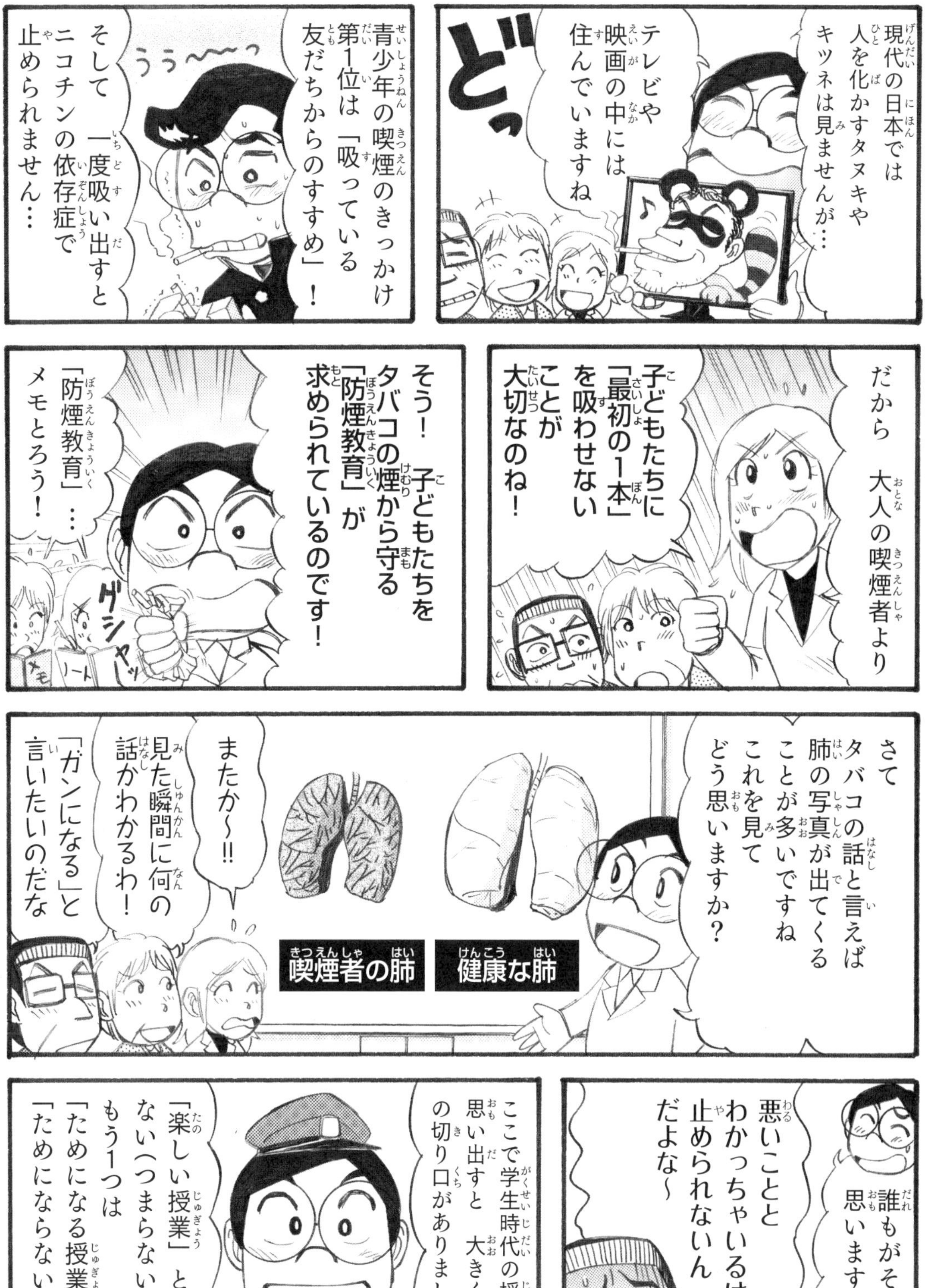

現代《げんだい》の日本《にほん》では 人《ひと》を化《ば》かすタヌキや キツネは見《み》ませんが…
どっ
テレビや 映画《えいが》の中《なか》には 住《す》んでいますね
青少年《せいしょうねん》の喫煙《きつえん》のきっかけ 第1位《だいい》は「吸《す》っている 友《とも》だちからのすすめ」！
うう〜〜っ
そして 一度《いちど》吸《す》い出《だ》すと ニコチンの依存症《いぞんしょう》で 止《や》められません…
だから 大人《おとな》の喫煙者《きつえんしゃ》より
子《こ》どもたちに「最初《さいしょ》の1本《ぽん》」を吸《す》わせない ことが 大切《たいせつ》なのね！
そう！ 子《こ》どもたちを タバコの煙《けむり》から守《まも》る「防煙教育《ぼうえんきょういく》」が 求《もと》められているのです！
グシャッ
「防煙教育《ぼうえんきょういく》」… メモとろう！
メモ
ノート
さて タバコの話《はなし》と言《い》えば 肺《はい》の写真《しゃしん》が出《で》てくる ことが多《おお》いですね これを見《み》て どう思《おも》いますか？
健康《けんこう》な肺《はい》
喫煙者《きつえんしゃ》の肺《はい》
またか〜!!
見《み》た瞬間《しゅんかん》に何《なん》の 話《はなし》かわかるわ！
「ガンになる」と 言《い》いたいのだな
誰《だれ》もがそう 思《おも》いますよね…
悪《わる》いことと わかっちゃいるけど 止《や》められないんだよな〜
ここで学生時代《がくせいじだい》の授業《じゅぎょう》を 思《おも》い出《だ》すと 大《おお》きく分《わ》けて2つ の切《き》り口《くち》がありました
「楽《たの》しい授業《じゅぎょう》」と「楽《たの》しく ない(つまらない)授業《じゅぎょう》」 もう1つは 「ためになる授業《じゅぎょう》」と 「ためにならない授業《じゅぎょう》」…

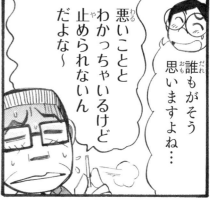

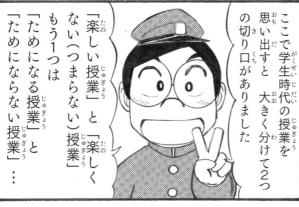

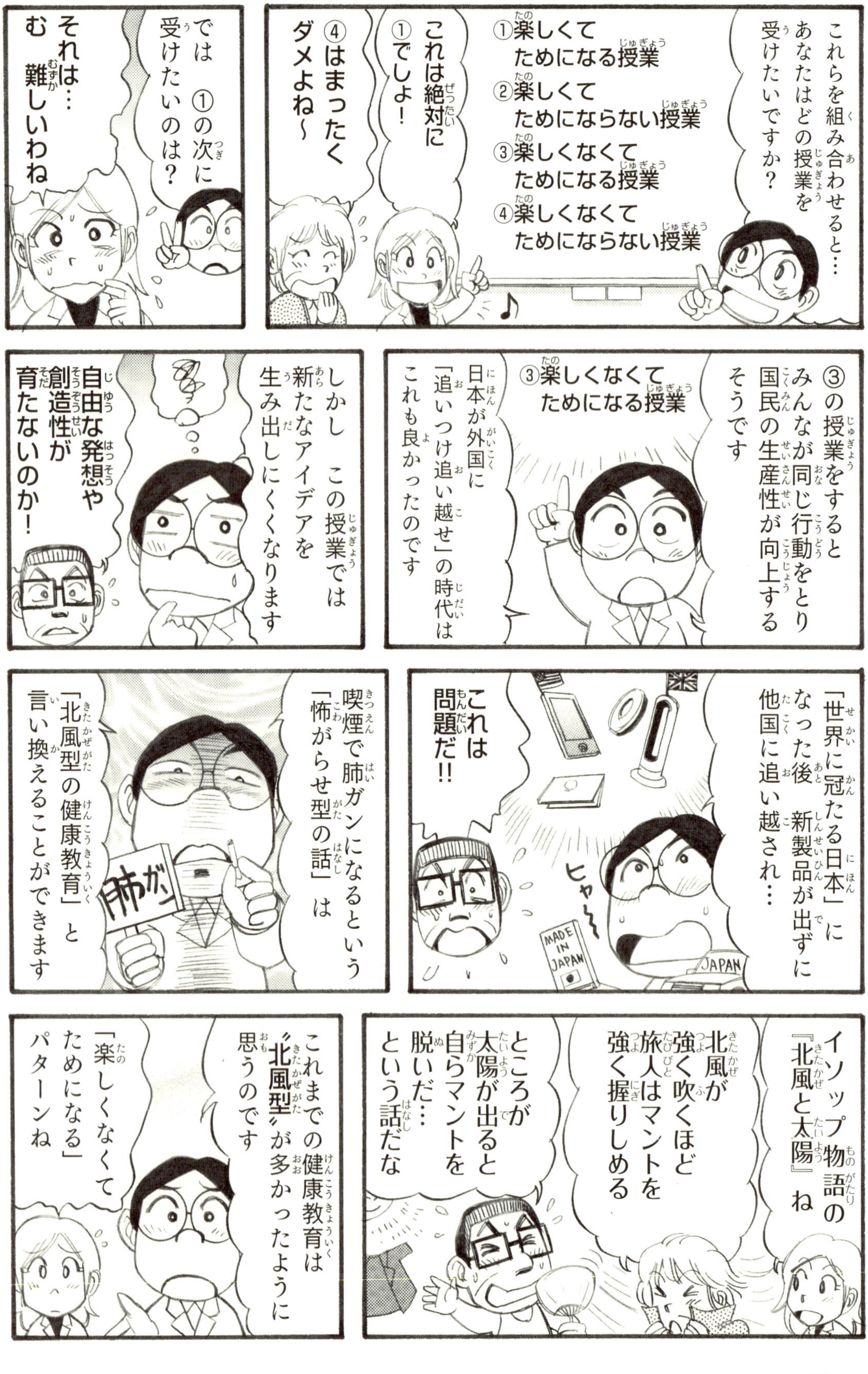
これらを組《く》み合《あ》わせると…あなたはどの授業《じゅぎょう》を受《う》けたいですか？
①楽《たの》しくて ためになる授業《じゅぎょう》
②楽《たの》しくて ためにならない授業《じゅぎょう》
③楽《たの》しくなくて ためになる授業《じゅぎょう》
④楽《たの》しくなくて ためにならない授業《じゅぎょう》
これは絶対《ぜったい》に①でしょ！
④はまったくダメよね～
では ①の次《つぎ》に受《う》けたいのは？
それは… む 難《むずか》しいわね
③の授業《じゅぎょう》をするとみんなが同《おな》じ行動《こうどう》をとり国民《こくみん》の生産性《せいさんせい》が向上《こうじょう》するそうです
③楽《たの》しくなくて ためになる授業《じゅぎょう》
日本《にほん》が外国《がいこく》に「追《お》いつけ追《お》い越《こ》せ」の時代《じだい》はこれも良《よ》かったのです
しかし この授業《じゅぎょう》では新《あら》たなアイデアを生《う》み出《だ》しにくくなります
自由《じゆう》な発想《はっそう》や創造性《そうぞうせい》が育《そだ》たないのか！
「世界《せかい》に冠《かん》たる日本《にほん》」になった後《あと》 新製品《しんせいひん》が出《で》ずに他国《たこく》に追《お》い越《こ》され…
これは問題《もんだい》だ!!
ヒャ～
MADE IN JAPAN
JAPAN
喫煙《きつえん》で肺《はい》ガンになるという「怖《こわ》がらせ型《がた》の話《はなし》」は「北風型《きたかぜがた》の健康教育《けんこうきょういく》」と言《い》い換《か》えることができます
肺ガン
イソップ物語《ものがたり》の『北風《きたかぜ》と太陽《たいよう》』ね
北風《きたかぜ》が強《つよ》く吹《ふ》くほど旅人《たびびと》はマントを強《つよ》く握《にぎ》りしめる
ところが太陽《たいよう》が出《で》ると自《みずか》らマントを脱《ぬ》いだ…という話《はなし》だな
これまでの健康教育《けんこうきょういく》は〝北風型《きたかぜがた》〟が多《おお》かったように思《おも》うのです
「楽《たの》しくなくてためになる」パターンね

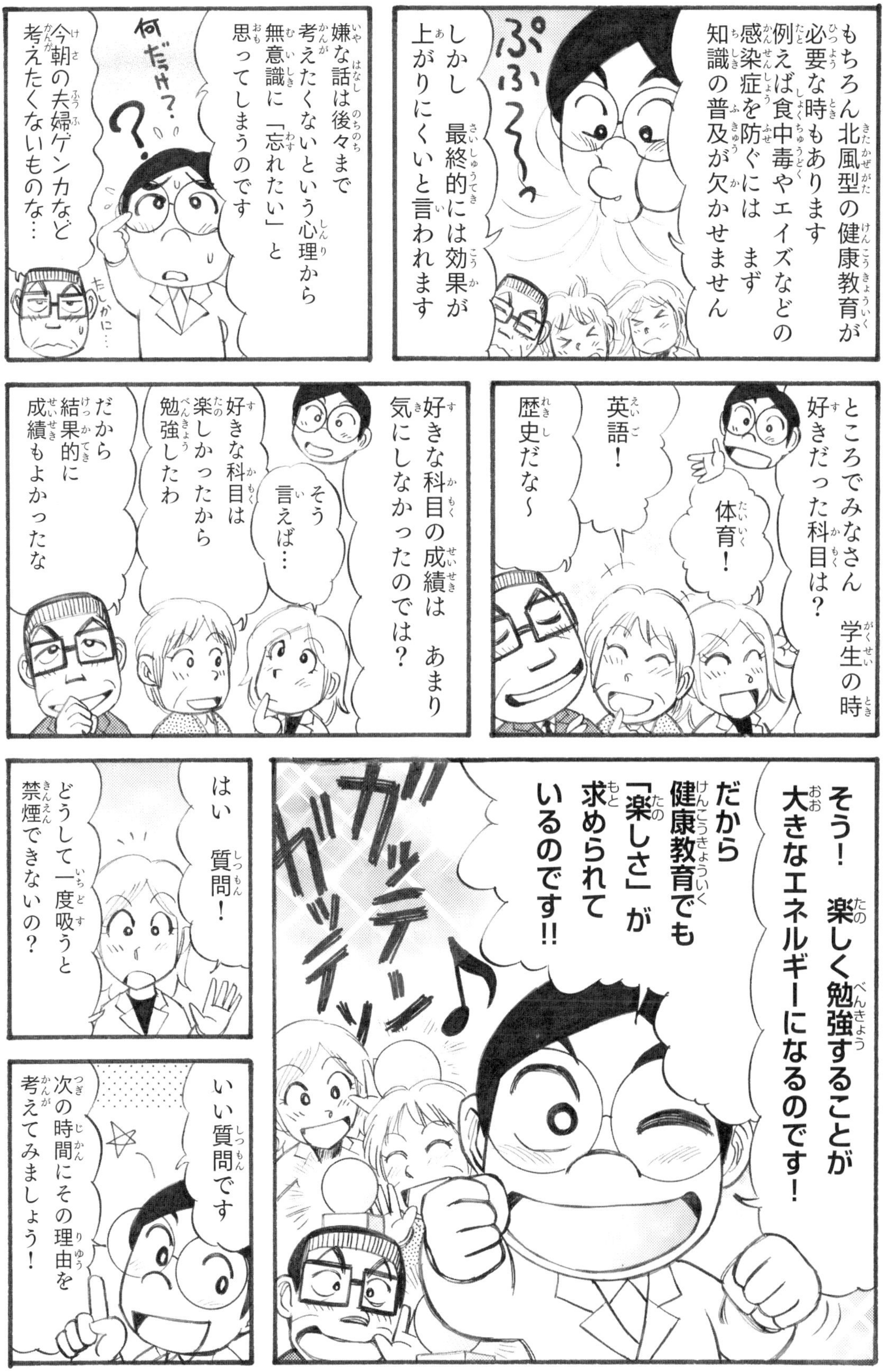
もちろん北風型《きたかぜがた》の健康教育《けんこうきょういく》が必要《ひつよう》な時《とき》もあります 例《たと》えば食中毒《しょくちゅうどく》やエイズなどの感染症《かんせんしょう》を防《ふせ》ぐには まず知識《ちしき》の普及《ふきゅう》が欠《か》かせません
ぷふ〜っ
しかし 最終的《さいしゅうてき》には効果《こうか》が上《あ》がりにくいと言《い》われます
嫌《いや》な話《はなし》は後々《のちのち》まで考《かんが》えたくないという心理《しんり》から無意識《むいしき》に「忘《わす》れたい」と思《おも》ってしまうのです
何だっけ？
たしかに…
今朝《けさ》の夫婦《ふうふ》ゲンカなど考《かんが》えたくないものな…
ところでみなさん 学生《がくせい》の時《とき》好《す》きだった科目《かもく》は？
体育《たいいく》！
英語《えいご》！
歴史《れきし》だな〜
好《す》きな科目《かもく》の成績《せいせき》は あまり気《き》にしなかったのでは？
そう言《い》えば…
好《す》きな科目《かもく》は楽《たの》しかったから勉強《べんきょう》したわ
だから結果的《けっかてき》に成績《せいせき》もよかったな
そう！ 楽《たの》しく勉強《べんきょう》することが大《おお》きなエネルギーになるのです！
だから健康教育《けんこうきょういく》でも「楽《たの》しさ」が求《もと》められているのです!!
ガッテン ガッテン♪
はい 質問《しつもん》！
どうして一度《いちど》吸《す》うと禁煙《きんえん》できないの？
いい質問《しつもん》です
次《つぎ》の時間《じかん》にその理由《りゆう》を考《かんが》えてみましょう！

■2時間目《じかんめ》

心《こころ》を揺《ゆ》さぶる授業《じゅぎょう》とは！
なぜタバコを一度《いちど》吸《す》うとやめられないの？

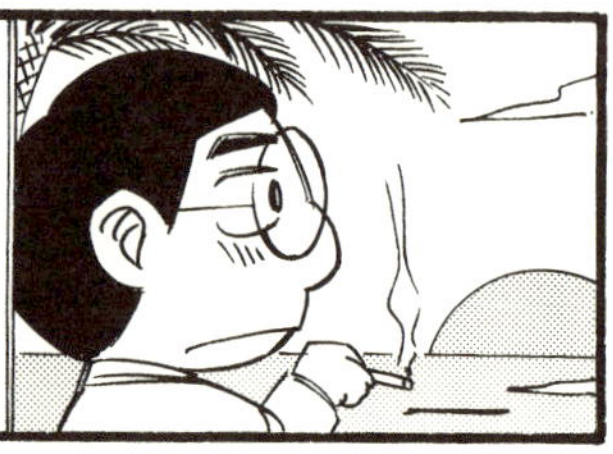

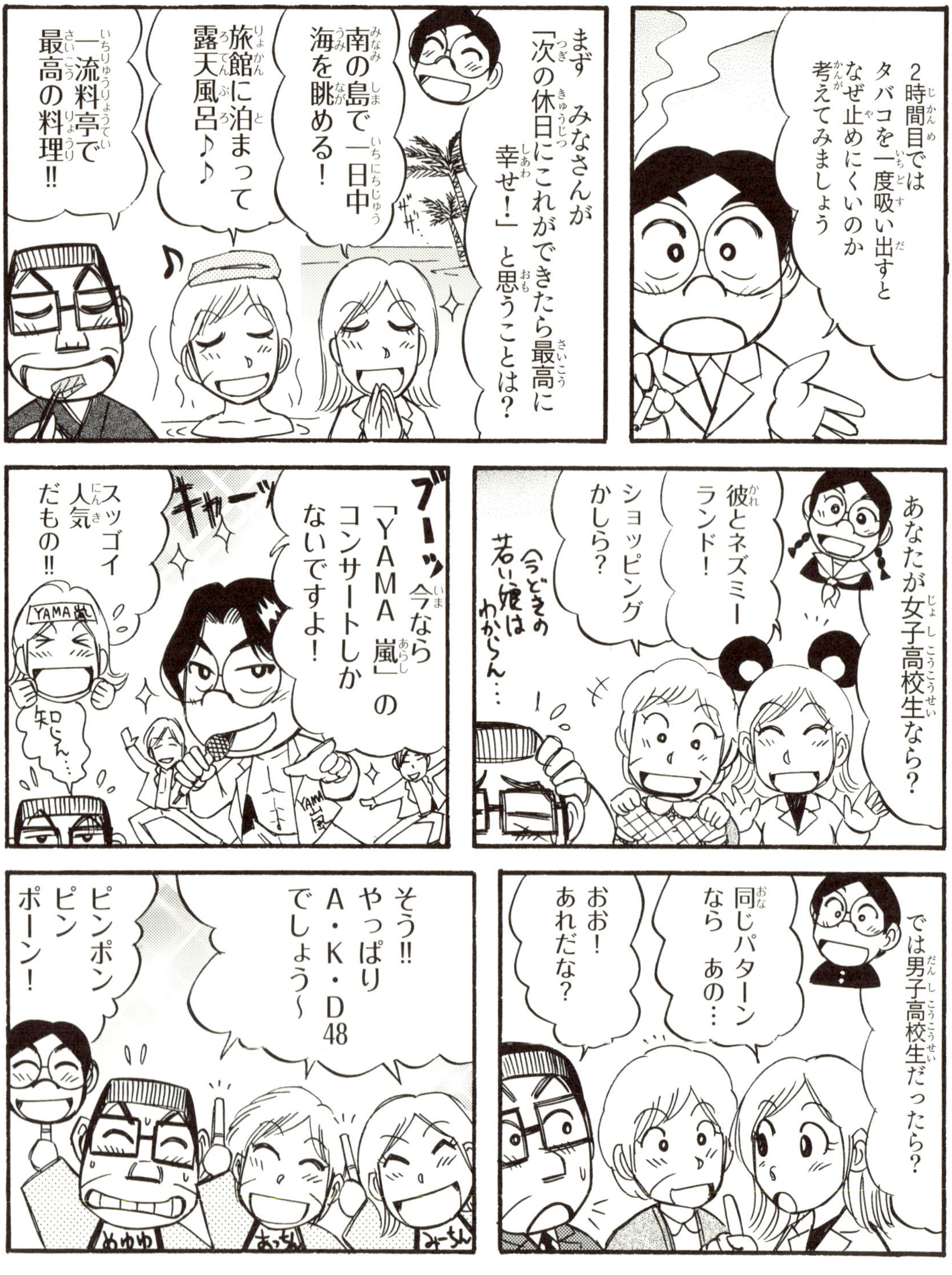
2時間目《じかんめ》ではタバコを一度《いちど》吸《す》い出《だ》すとなぜ止《や》めにくいのか考《かんが》えてみましょう
まず みなさんが「次《つぎ》の休日《きゅうじつ》にこれができたら最高《さいこう》に幸《しあわ》せ！」と思《おも》うことは？
南《みなみ》の島《しま》で一日中《いちにちじゅう》海《うみ》を眺《なが》める！
ザザ…
旅館《りょかん》に泊《と》まって露天風呂《ろてんぶろ》♪♪
一流料亭《いちりゅうりょうてい》で最高《さいこう》の料理《りょうり》!!
あなたが女子高校生《じょしこうこうせい》なら？
彼《かれ》とネズミーランド！
ショッピングかしら？
今どきの若い娘はわからん…
ブーッ
今《いま》なら「YAMA嵐《あらし》」のコンサートしかないですよ！
キャーッ
スッゴイ人気《にんき》だもの!!
YAMA嵐
知らん…
では男子高校生《だんしこうこうせい》だったら？
同《おな》じパターンなら あの…
おお！あれだな？
そう!! やっぱりA・K・D48でしょう〜
ピンポンピンポーン！
あっちん
みーちん

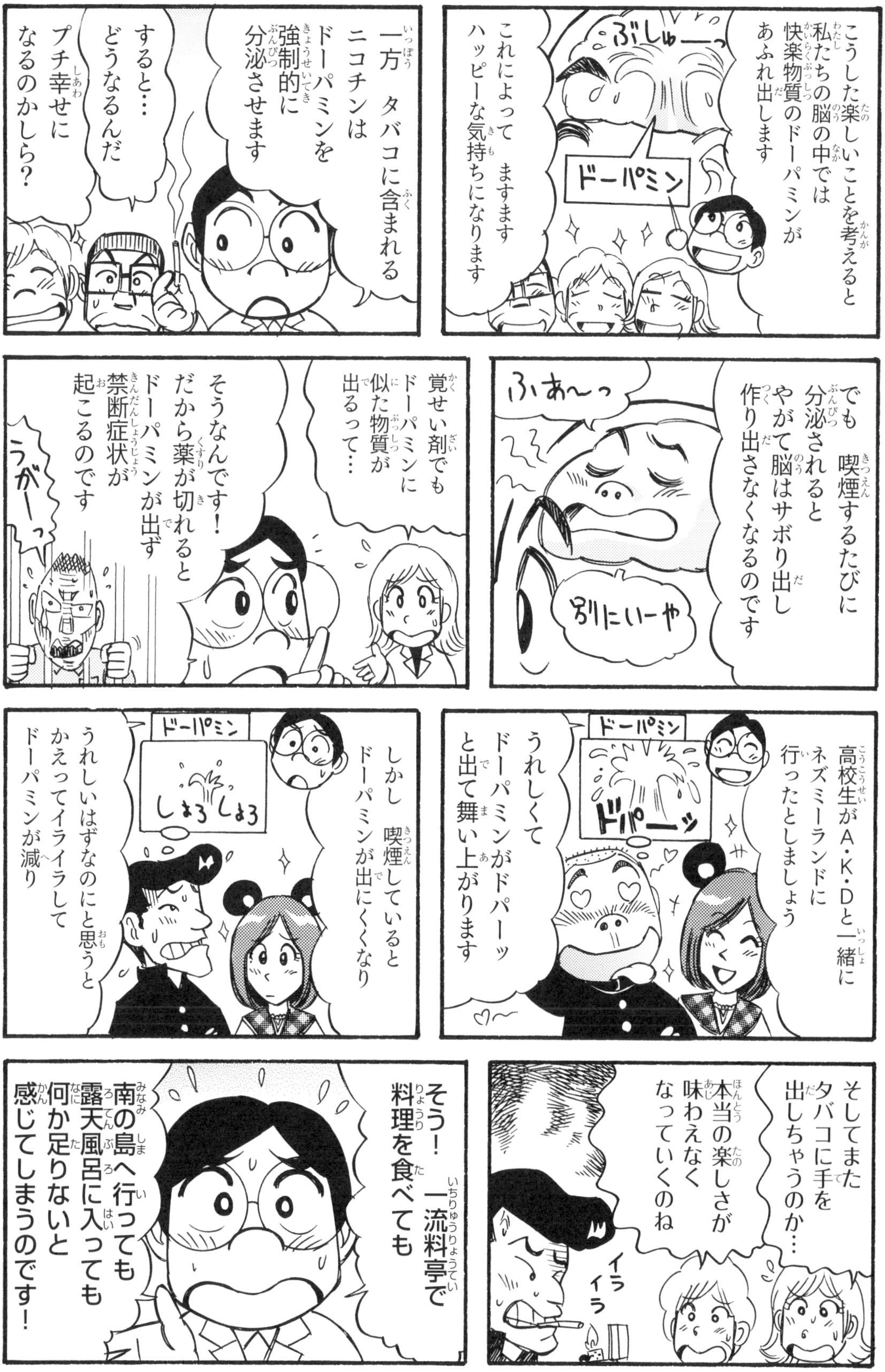

こうした楽《たの》しいことを考《かんが》えると
私《わたし》たちの脳《のう》の中《なか》では
快楽物質《かいらくぶっしつ》のドーパミンが
あふれ出《だ》します
ぶしゅーっ
ドーパミン
これによって　ますます
ハッピーな気持《きも》ちになります
一方《いっぽう》　タバコに含《ふく》まれる
ニコチンは
ドーパミンを
強制的《きょうせいてき》に
分泌《ぶんぴつ》させます
すると…
どうなるんだ
プチ幸《しあわ》せに
なるのかしら?
でも　喫煙《きつえん》するたびに
分泌《ぶんぴつ》されると
やがて脳《のう》はサボり出《だ》し
作《つく》り出《だ》さなくなるのです
ふあ〜っ
別にいーや
覚《かく》せい剤《ざい》でも
ドーパミンに
似《に》た物質《ぶっしつ》が
出《で》るって…
そうなんです!
だから薬《くすり》が切《き》れると
ドーパミンが出《で》ず
禁断症状《きんだんしょうじょう》が
起《お》こるのです
うがーっ
高校生《こうこうせい》がA・K・Dと一緒《いっしょ》に
ネズミーランドに
行《い》ったとしましょう
ドーパミン
ドパーッ
うれしくて
ドーパミンがドパーッ
と出《で》て舞《ま》い上《あ》がります
しかし　喫煙《きつえん》していると
ドーパミンが出《で》にくくなり
ドーパミン
しょろしょろ
うれしいはずなのにと思《おも》うと
かえってイライラして
ドーパミンが減《へ》り
そしてまた
タバコに手《て》を
出《だ》しちゃうのか…
本当《ほんとう》の楽《たの》しさが
味《あじ》わえなく
なっていくのね
イラ
イラ
そう!　一流料亭《いちりゅうりょうてい》で
料理《りょうり》を食《た》べても
南《みなみ》の島《しま》へ行《い》っても
露天風呂《ろてんぶろ》に入《はい》っても
何《なに》か足《た》りないと
感《かん》じてしまうのです!

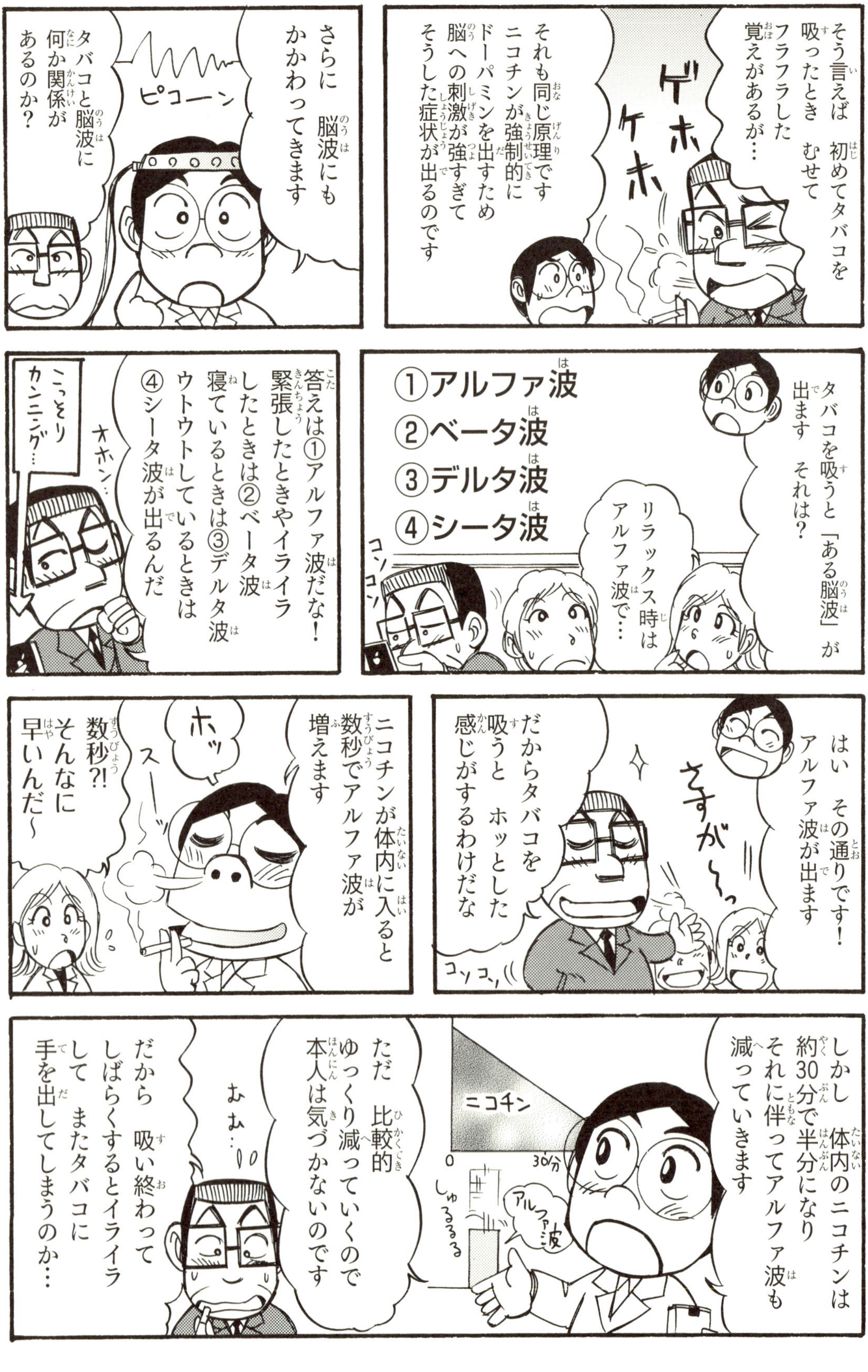

そう言《い》えば 初《はじ》めてタバコを吸《す》ったとき むせてフラフラした覚《おぼ》えがあるが…
ゲホ ケホ
それも同《おな》じ原理《げんり》です ニコチンが強制的《きょうせいてき》にドーパミンを出《だ》すため脳《のう》への刺激《しげき》が強《つよ》すぎてそうした症状《しょうじょう》が出《で》るのです
さらに 脳波《のうは》にもかかわってきます
ピコーーン
タバコと脳波《のうは》に何《なに》か関係《かんけい》があるのか？
タバコを吸《す》うと「ある脳波《のうは》」が出《で》ます それは？
①アルファ波《は》
②ベータ波《は》
③デルタ波《は》
④シータ波《は》
リラックス時《じ》はアルファ波《は》で…
コンコン
こっそりカンニング…
オホン…
答《こた》えは①アルファ波《は》だな！ 緊張《きんちょう》したときやイライラしたときは②ベータ波《は》 寝《ね》ているときは③デルタ波《は》 ウトウトしているときは④シータ波《は》が出《で》るんだ
はい その通《とお》りです！ アルファ波《は》が出《で》ます
さすが〜っ
だからタバコを吸《す》うと ホッとした感《かん》じがするわけだな
コンコン
ニコチンが体内《たいない》に入《はい》ると数秒《すうびょう》でアルファ波《は》が増《ふ》えます
ホッ
スー
数秒《すうびょう》?! そんなに早《はや》いんだ〜
しかし 体内《たいない》のニコチンは約《やく》30分《ぷん》で半分《はんぶん》になりそれに伴《ともな》ってアルファ波《は》も減《へ》っていきます
ニコチン
0
30分
アルファ波
しゅるるるる
ただ 比較的《ひかくてき》ゆっくり減《へ》っていくので本人《ほんにん》は気《き》づかないのです
むむ…
だから 吸《す》い終《お》わってしばらくするとイライラして またタバコに手《て》を出《だ》してしまうのか…

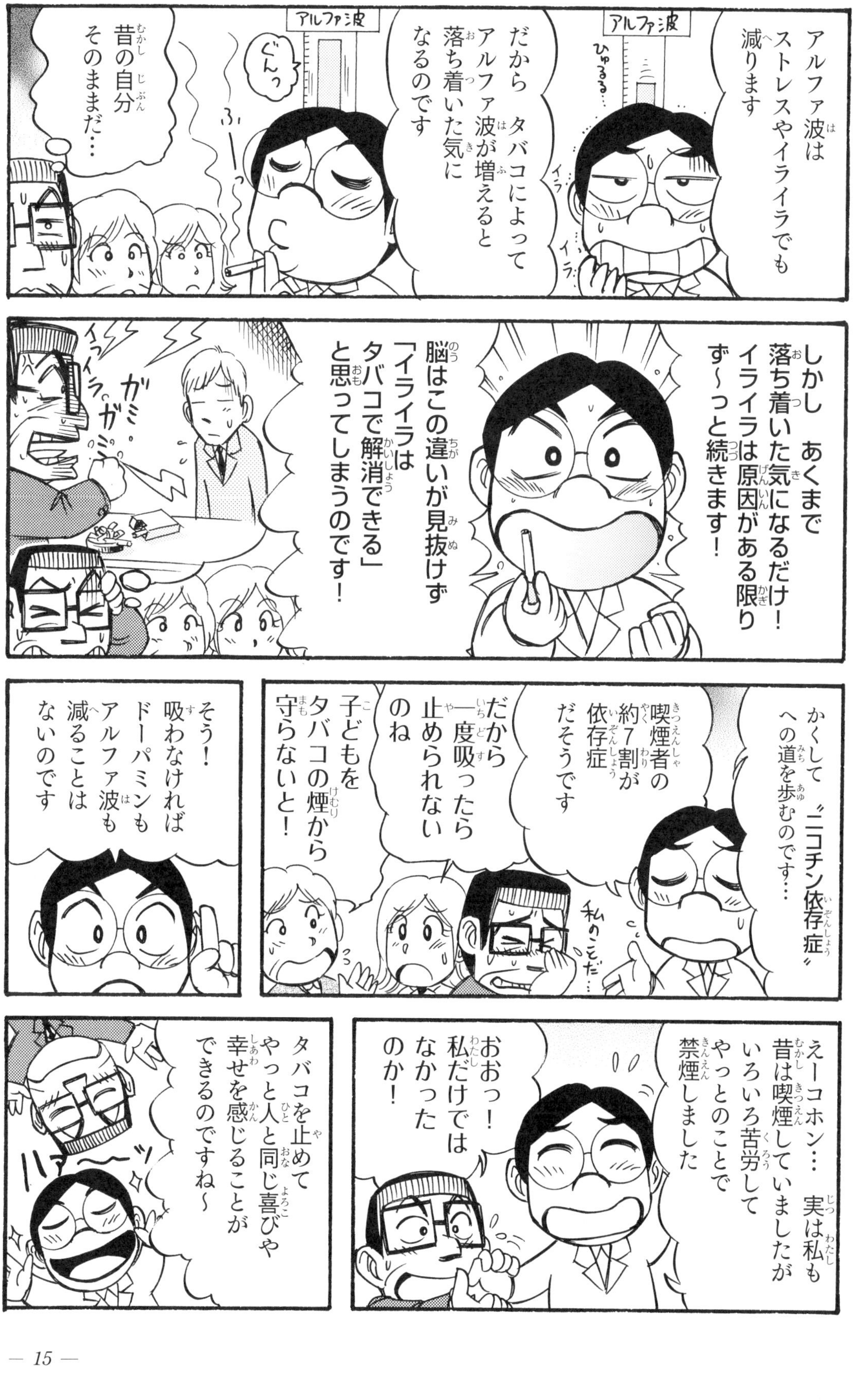
アルファ波《は》はストレスやイライラでも減《へ》ります
アルファ波
ひゅるる…
イラ
イラ
だから タバコによってアルファ波《は》が増《ふ》えると落《お》ち着《つ》いた気《き》になるのです
アルファ波
ぐんっ
ふーーっ
昔《むかし》の自分《じぶん》そのままだ…
しかし あくまで落《お》ち着《つ》いた気《き》になるだけ！イライラは原因《げんいん》がある限《かぎ》りず～っと続《つづ》きます！
脳《のう》はこの違《ちが》いが見抜《みぬ》けず「イライラはタバコで解消《かいしょう》できる」と思《おも》ってしまうのです！
イライラ
ガミ。ガミ。
かくして“ニコチン依存症《いぞんしょう》”への道《みち》を歩《あゆ》むのです…
喫煙者《きつえんしゃ》の約《やく》7割《わり》が依存症《いぞんしょう》だそうです
私のことだ…
だから一度《いちど》吸《す》ったら止《や》められないのね
子《こ》どもをタバコの煙《けむり》から守《まも》らないと！
そう！吸《す》わなければドーパミンもアルファ波《は》も減《へ》ることはないのです
えーコホン… 実《じつ》は私《わたし》も昔《むかし》は喫煙《きつえん》していましたがいろいろ苦労《くろう》してやっとのことで禁煙《きんえん》しました
おおっ！私《わたし》だけではなかったのか！
タバコを止《や》めてやっと人《ひと》と同《おな》じ喜《よろこ》びや幸《しあわ》せを感《かん》じることができるのですね～
ハァ～～ッ

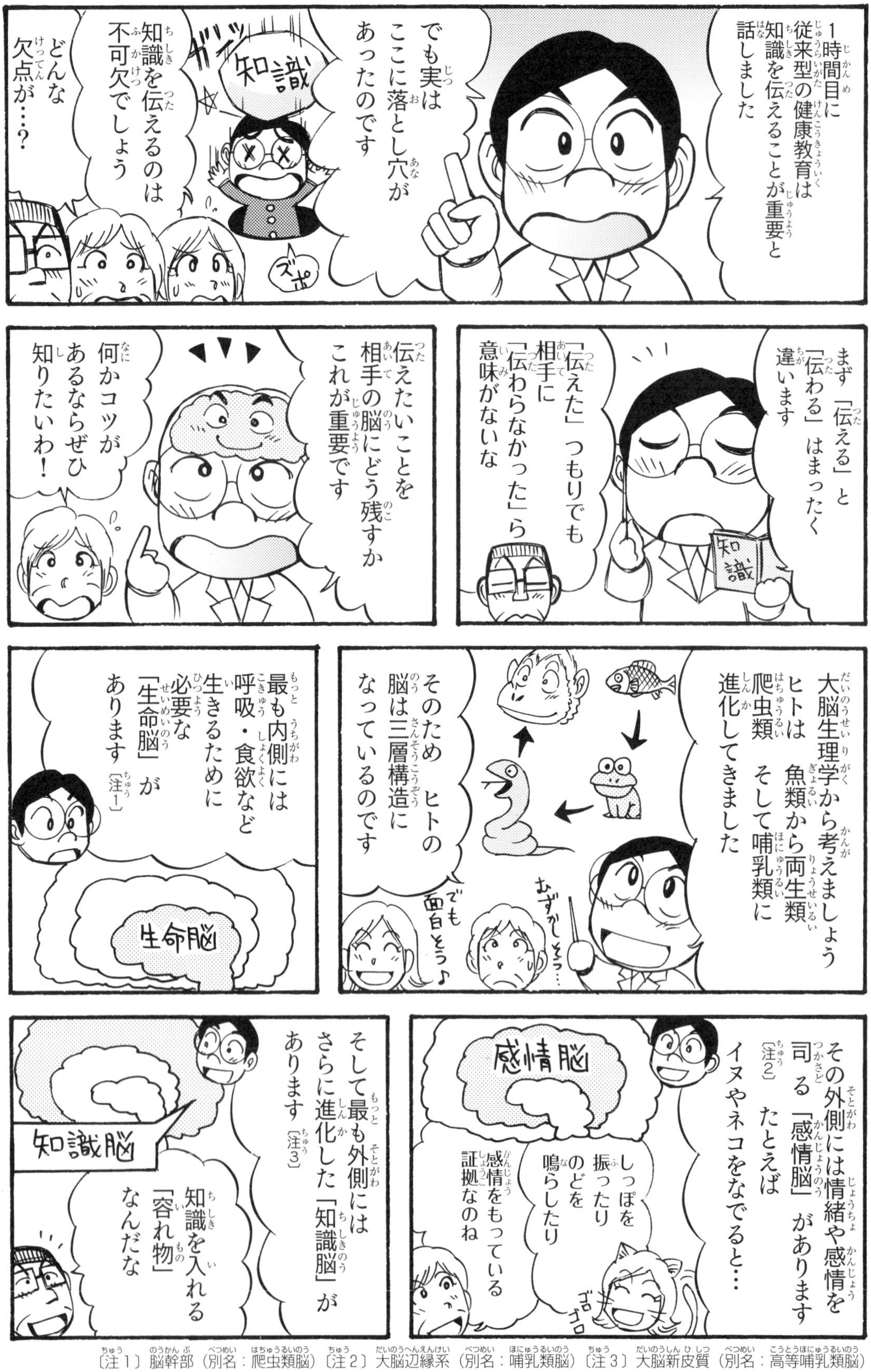

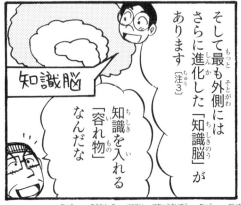

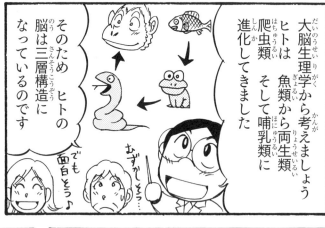

〔注《ちゅう》1〕脳幹部《のうかんぶ》（別名《べつめい》：爬虫類脳《はちゅうるいのう》）〔注《ちゅう》2〕大脳辺縁系《だいのうへんえんけい》（別名《べつめい》：哺乳類脳《ほにゅうるいのう》）〔注《ちゅう》3〕大脳新皮質《だいのうしんひしつ》（別名《べつめい》：高等哺乳類脳《こうとうほにゅうるいのう》）

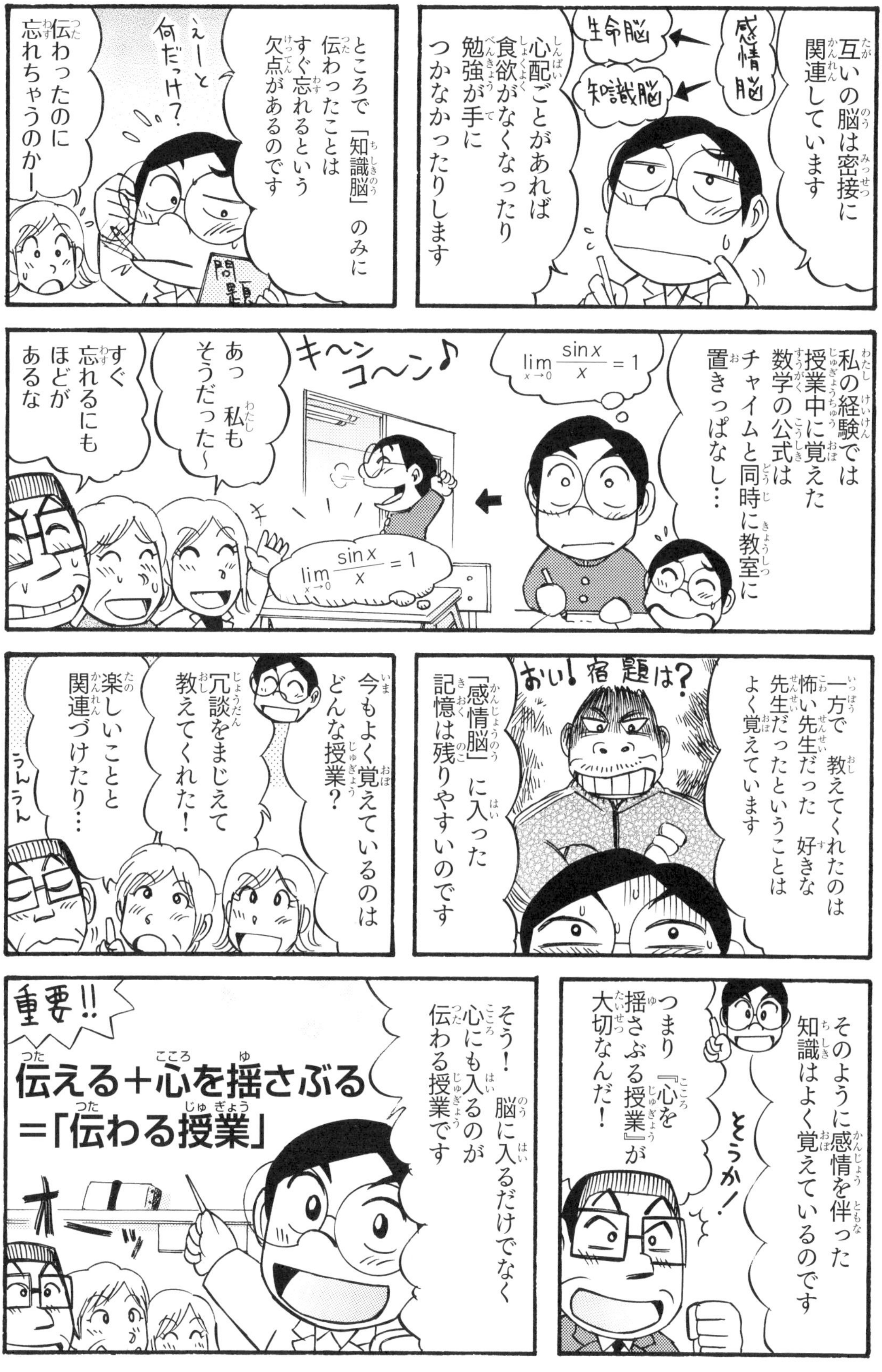

互《たが》いの脳《のう》は密接《みっせつ》に関連《かんれん》しています
感情脳
生命脳
知識脳
心配《しんぱい》ごとがあれば食欲《しょくよく》がなくなったり勉強《べんきょう》が手《て》につかなかったりします
ところで「知識脳《ちしきのう》」のみに伝《つた》わったことはすぐ忘《わす》れるという欠点《けってん》があるのです
問題
えーと何だっけ?
伝《つた》わったのに忘《わす》れちゃうのかー
私《わたし》の経験《けいけん》では授業中《じゅぎょうちゅう》に覚《おぼ》えた数学《すうがく》の公式《こうしき》はチャイムと同時《どうじ》に教室《きょうしつ》に置《お》きっぱなし…
$\lim_{x \to 0} \frac{\sin x}{x} = 1$
キ〜ンコ〜ン♪
$\lim_{x \to 0} \frac{\sin x}{x} = 1$
あっ 私《わたし》もそうだった〜
すぐ忘《わす》れるにもほどがあるな
一方《いっぽう》で 教《おし》えてくれたのは怖《こわ》い先生《せんせい》だった 好《す》きな先生《せんせい》だったということはよく覚《おぼ》えています
おい! 宿題は?
「感情脳《かんじょうのう》」に入《はい》った記憶《きおく》は残《のこ》りやすいのです
今《いま》もよく覚《おぼ》えているのはどんな授業《じゅぎょう》?
「冗談《じょうだん》をまじえて教《おし》えてくれた!
楽《たの》しいことと関連《かんれん》づけたり…
うんうん
そのように感情《かんじょう》を伴《ともな》った知識《ちしき》はよく覚《おぼ》えているのです
つまり『心《こころ》を揺《ゆ》さぶる授業《じゅぎょう》』が大切《たいせつ》なんだ!
そうか!
そう! 脳《のう》に入《はい》るだけでなく心《こころ》にも入《はい》るのが伝《つた》わる授業《じゅぎょう》です
重要!!
伝《つた》える+心《こころ》を揺《ゆ》さぶる
=「伝《つた》わる授業《じゅぎょう》」
オーッ

■3時間目《じかんめ》

ワクワク・ドキドキ型《がた》健康《けんこう》教育《きょういく》のすすめ　～ニコチン中毒《ちゅうどく》になったサル～

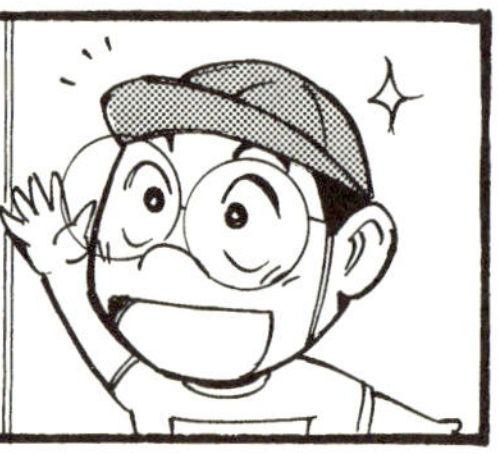

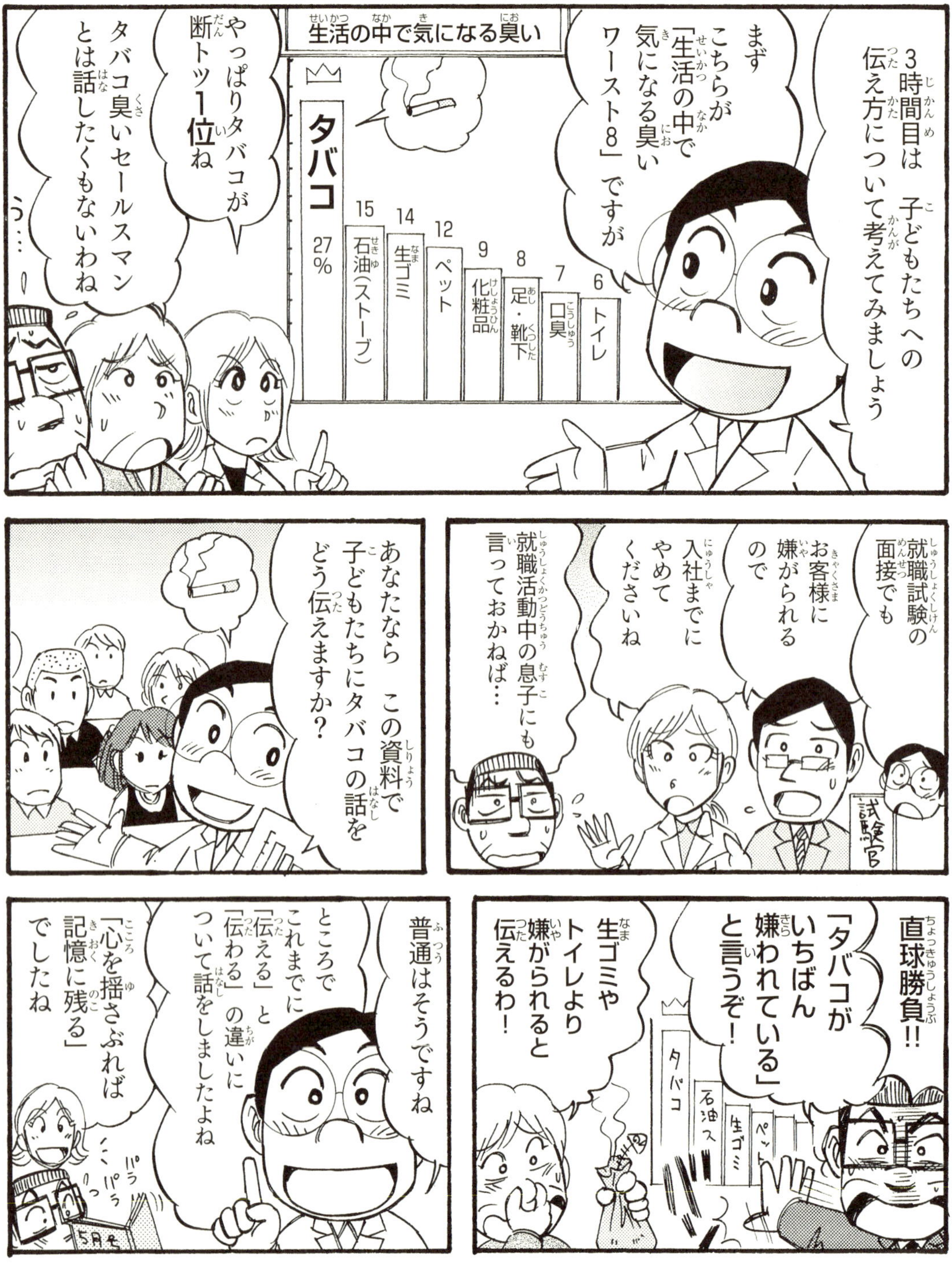

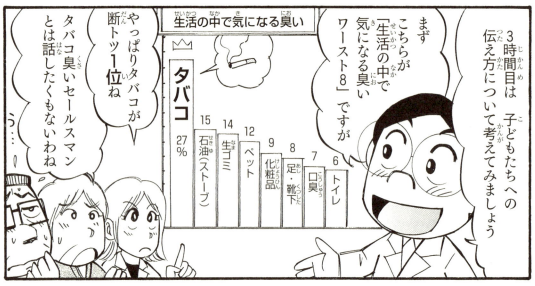

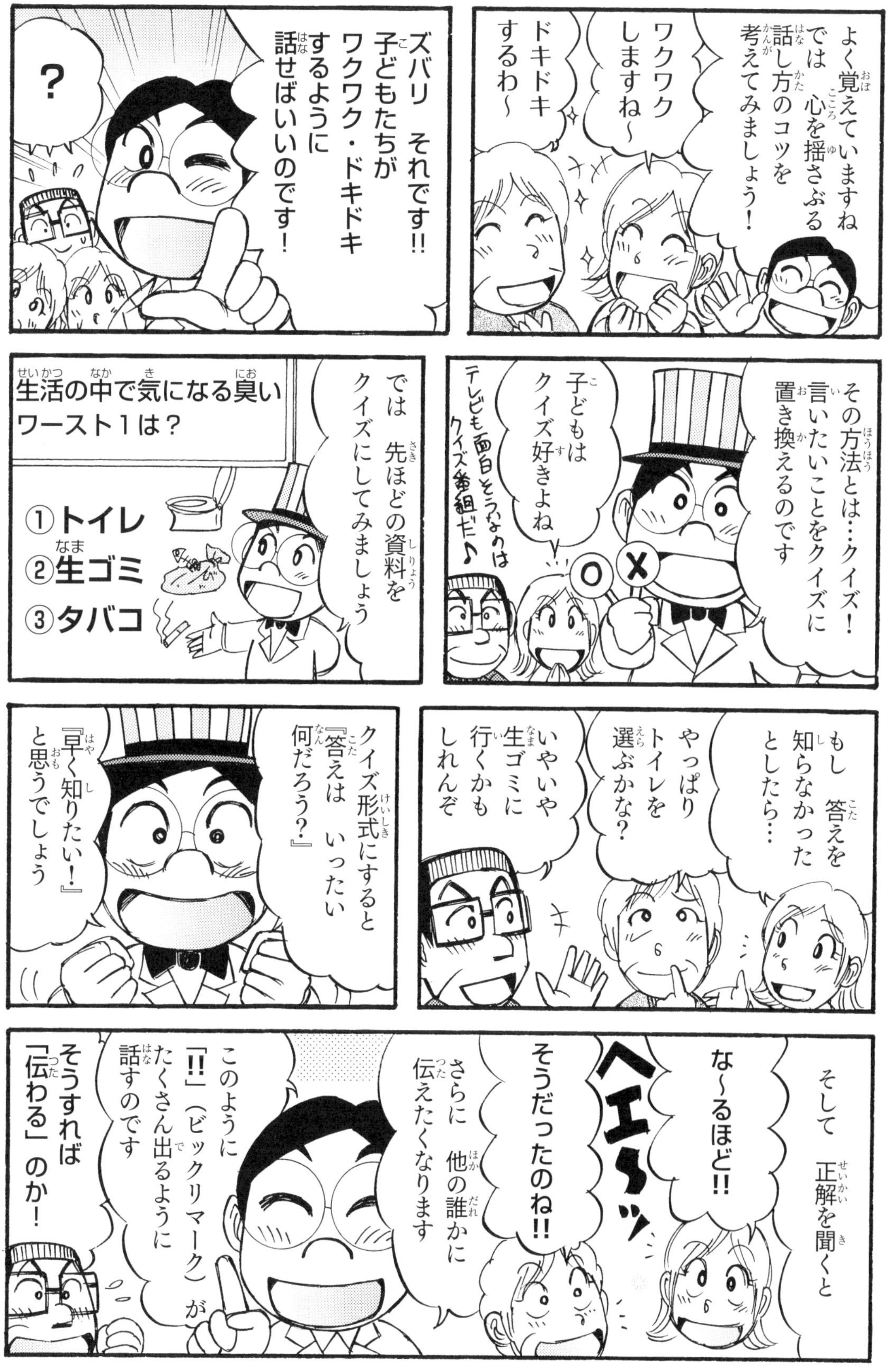
よく覚《おぼ》えていますね
では 心《こころ》を揺《ゆ》さぶる
話《はな》し方《かた》のコツを
考《かんが》えてみましょう！
ワクワクしますね～
ドキドキするわ～
ズバリ それです!!
子《こ》どもたちが
ワクワク・ドキドキ
するように
話《はな》せばいいのです！
？
その方法《ほうほう》とは…クイズ！
言《い》いたいことをクイズに
置《お》き換《か》えるのです
子《こ》どもはクイズ好《す》きよね
テレビも面白そうなのはクイズ番組だ♪
では 先《さき》ほどの資料《しりょう》をクイズにしてみましょう
生活《せいかつ》の中《なか》で気《き》になる臭《にお》い
ワースト１は？
①トイレ
②生《なま》ゴミ
③タバコ
もし 答《こた》えを知《し》らなかったとしたら…
やっぱりトイレを選《えら》ぶかな？
いやいや生《なま》ゴミに行《い》くかもしれんぞ
クイズ形式《けいしき》にすると『答《こた》えは いったい何《なん》だろう？』
『早《はや》く知《し》りたい！』と思《おも》うでしょう
そして 正解《せいかい》を聞《き》くと
な～るほど!!
ヘエ～ッ
そうだったのね!!
さらに 他《ほか》の誰《だれ》かに伝《つた》えたくなります
このように「!!」（ビックリマーク）がたくさん出《で》るように話《はな》すのです
そうすれば「伝《つた》わる」のか！

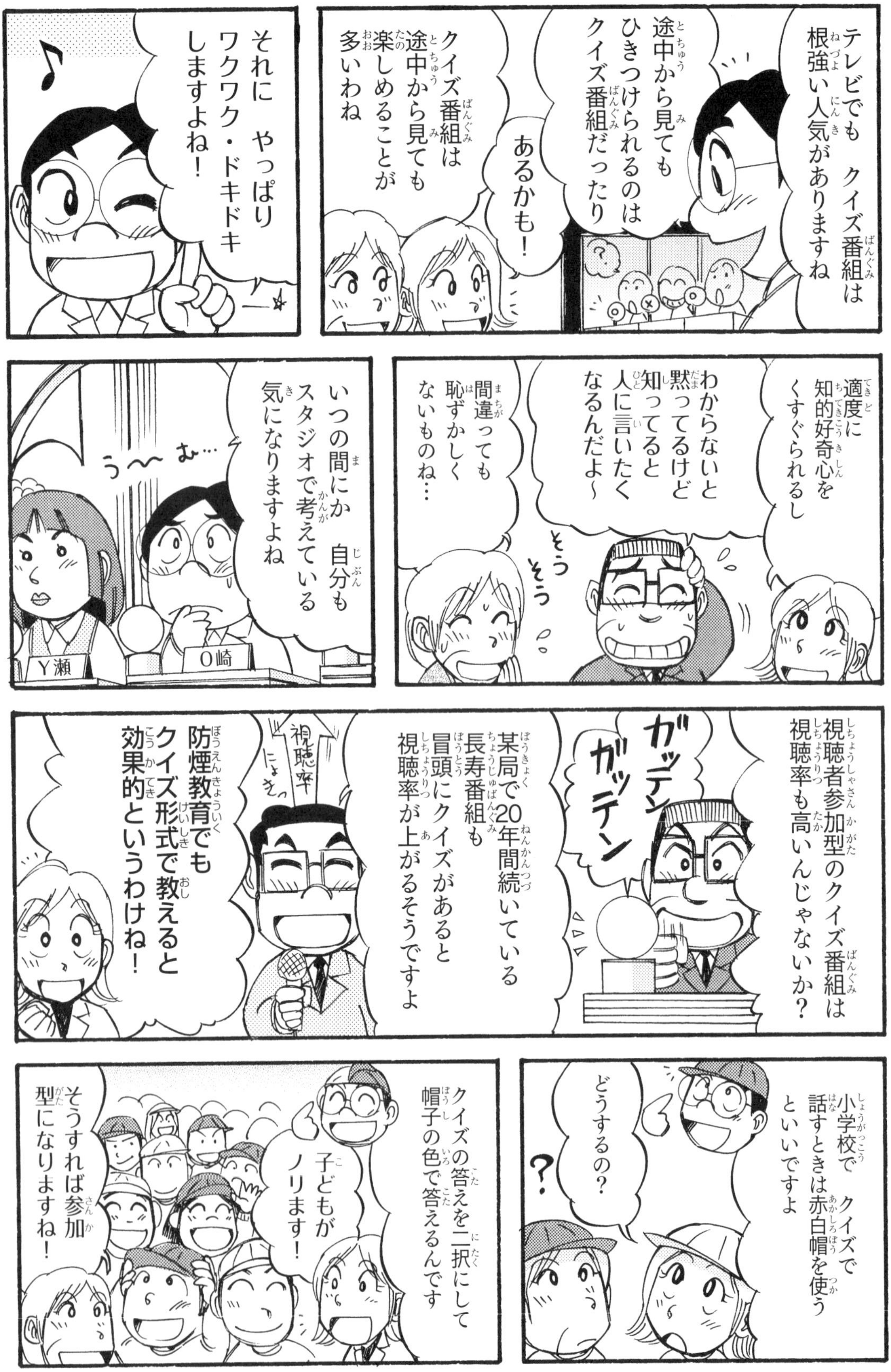
テレビでも　クイズ番組《ばんぐみ》は根強《ねづよ》い人気《にんき》がありますね
途中《とちゅう》から見《み》てもひきつけられるのはクイズ番組《ばんぐみ》だったり
あるかも！
クイズ番組《ばんぐみ》は途中《とちゅう》から見《み》ても楽《たの》しめることが多《おお》いわね
それに　やっぱりワクワク・ドキドキしますよね！
適度《てきど》に知的好奇心《ちてきこうきしん》をくすぐられるし
わからないと黙《だま》ってるけど知《し》ってると人《ひと》に言《い》いたくなるんだよ〜
そうそう
間違《まちが》っても恥《は》ずかしくないものね…
う〜む…
いつの間《ま》にか　自分《じぶん》もスタジオで考《かんが》えている気《き》になりますよね
Y瀬
O崎
視聴者参加型《しちょうしゃさんかがた》のクイズ番組《ばんぐみ》は視聴率《しちょうりつ》も高《たか》いんじゃないか？
ガッテン
ガッテン
某局《ぼうきょく》で20年間続《ねんかんつづ》いている長寿番組《ちょうじゅばんぐみ》も冒頭《ぼうとう》にクイズがあると視聴率《しちょうりつ》が上《あ》がるそうですよ
視聴率
にょきっ
防煙教育《ぼうえんきょういく》でもクイズ形式《けいしき》で教《おし》えると効果的《こうかてき》というわけね！
小学校《しょうがっこう》で　クイズで話《はな》すときは赤白帽《あかしろぼう》を使《つか》うといいですよ
どうするの？
？
クイズの答《こた》えを二択《にたく》にして帽子《ぼうし》の色《いろ》で答《こた》えるんです
子《こ》どもがノリます！
そうすれば参加《さんか》型《がた》になりますね！

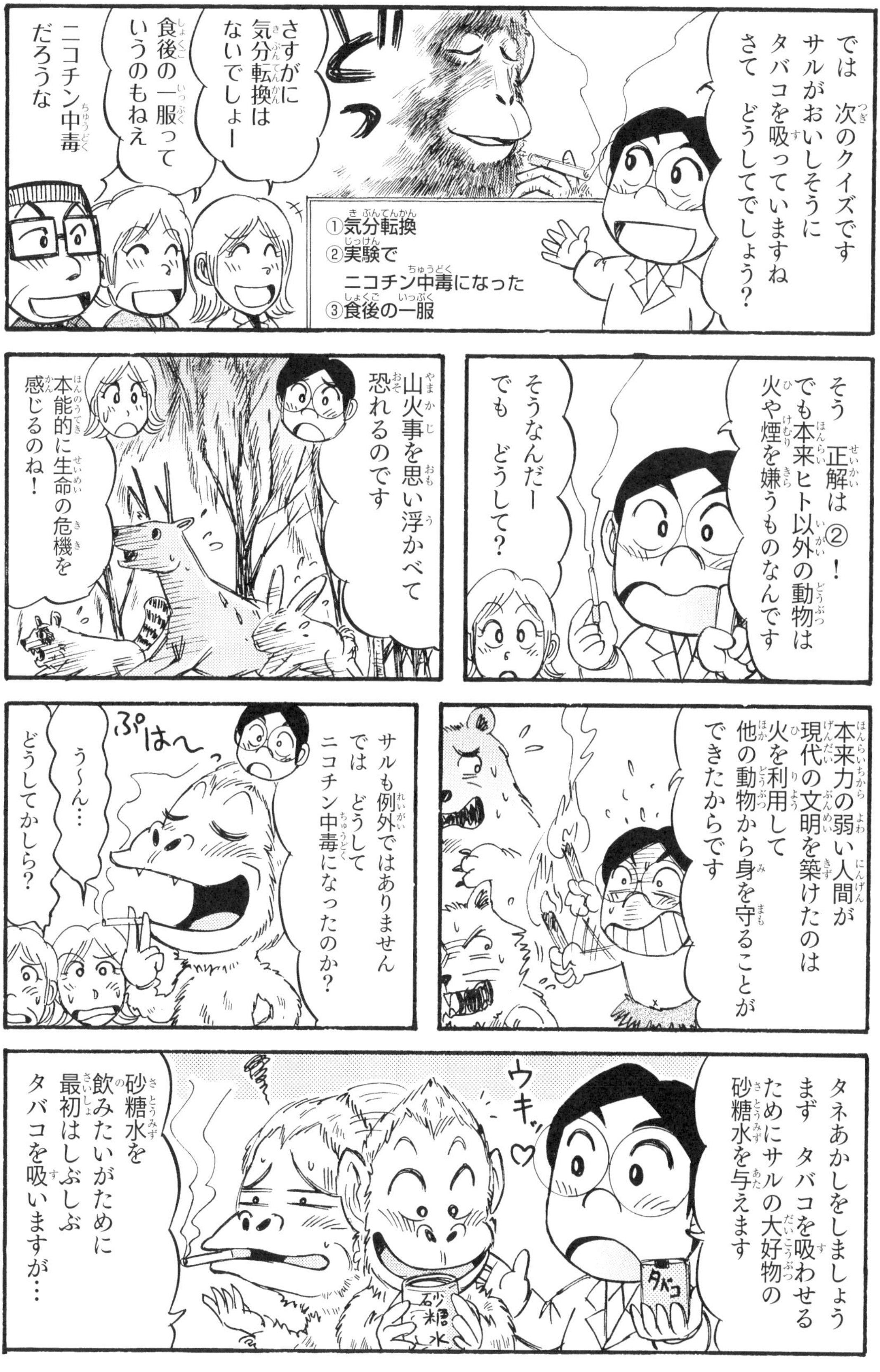
では 次《つぎ》のクイズです サルがおいしそうに タバコを吸《す》っていますね さて どうしてでしょう?
①気分転換《きぶんてんかん》
②実験《じっけん》で ニコチン中毒《ちゅうどく》になった
③食後《しょくご》の一服《いっぷく》
どっ
さすがに気分転換《きぶんてんかん》はないでしょー
食後《しょくご》の一服《いっぷく》っていうのもねえ
ニコチン中毒《ちゅうどく》だろうな
そう 正解《せいかい》は②! でも本来《ほんらい》ヒト以外《いがい》の動物《どうぶつ》は 火《ひ》や煙《けむり》を嫌《きら》うものなんです
そうなんだー でも どうして?
山火事《やまかじ》を思《おも》い浮《う》かべて 恐《おそ》れるのです
本能的《ほんのうてき》に生命《せいめい》の危機《きき》を 感《かん》じるのね!
本来力《ほんらいちから》の弱《よわ》い人間《にんげん》が 現代《げんだい》の文明《ぶんめい》を築《きず》けたのは 火《ひ》を利用《りよう》して 他《ほか》の動物《どうぶつ》から身《み》を守《まも》ることが できたからです
サルも例外《れいがい》ではありません では どうして ニコチン中毒《ちゅうどく》になったのか?
ぷは〜っ
う〜ん… どうしてかしら?
タネあかしをしましょう まず タバコを吸《す》わせる ためにサルの大好物《だいこうぶつ》の 砂糖水《さとうみず》を与《あた》えます
タバコ
ウキッ
砂糖水
砂糖水《さとうみず》を 飲《の》みたいがために 最初《さいしょ》はしぶしぶ タバコを吸《す》いますが…

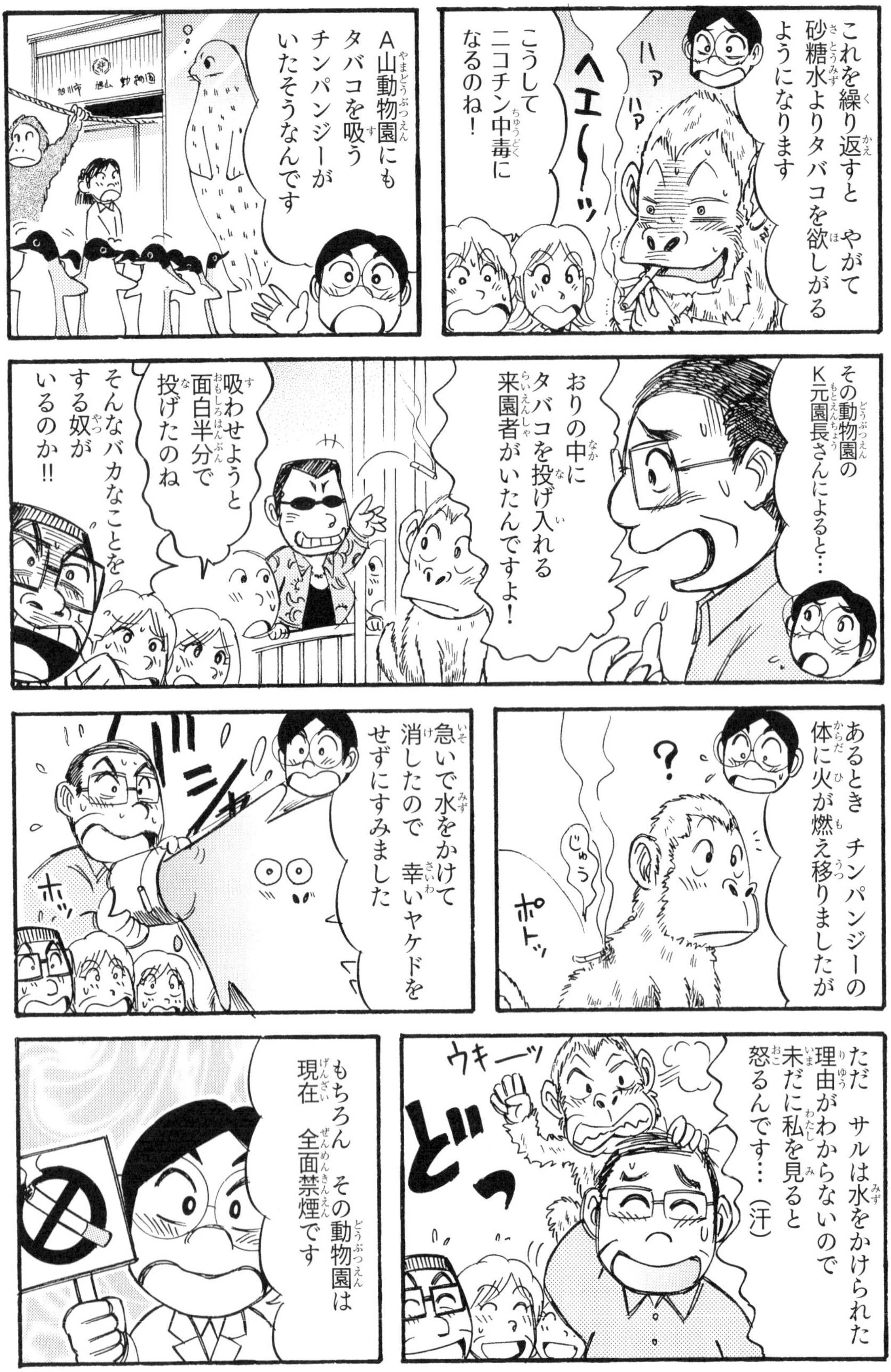
これを繰《く》り返《かえ》すと　やがて
砂糖水《さとうみず》よりタバコを欲《ほ》しがる
ようになります
ハァ ハァ
ヘエ〜〜ッ
こうして
ニコチン中毒《ちゅうどく》に
なるのね！
旭川市 旭山 動物園
A山動物園《やまどうぶつえん》にも
タバコを吸《す》う
チンパンジーが
いたそうなんです
その動物園《どうぶつえん》の
K元園長《もとえんちょう》さんによると…
おりの中《なか》に
タバコを投《な》げ入《い》れる
来園者《らいえんしゃ》がいたんですよ！
吸《す》わせようと
面白半分《おもしろはんぶん》で
投《な》げたのね
そんなバカなことを
する奴《やつ》が
いるのか!!
あるとき　チンパンジーの
体《からだ》に火《ひ》が燃《も》え移《うつ》りましたが
？
じゅう
ポトッ
急《いそ》いで水《みず》をかけて
消《け》したので　幸《さいわ》いヤケドを
せずにすみました
ブシャ
ホッ
ただ　サルは水《みず》をかけられた
理由《りゆう》がわからないので
未《いま》だに私《わたし》を見《み》ると
怒《おこ》るんです…（汗）
ウキーッ
どっ
もちろん　その動物園《どうぶつえん》は
現在《げんざい》　全面禁煙《ぜんめんきんえん》です

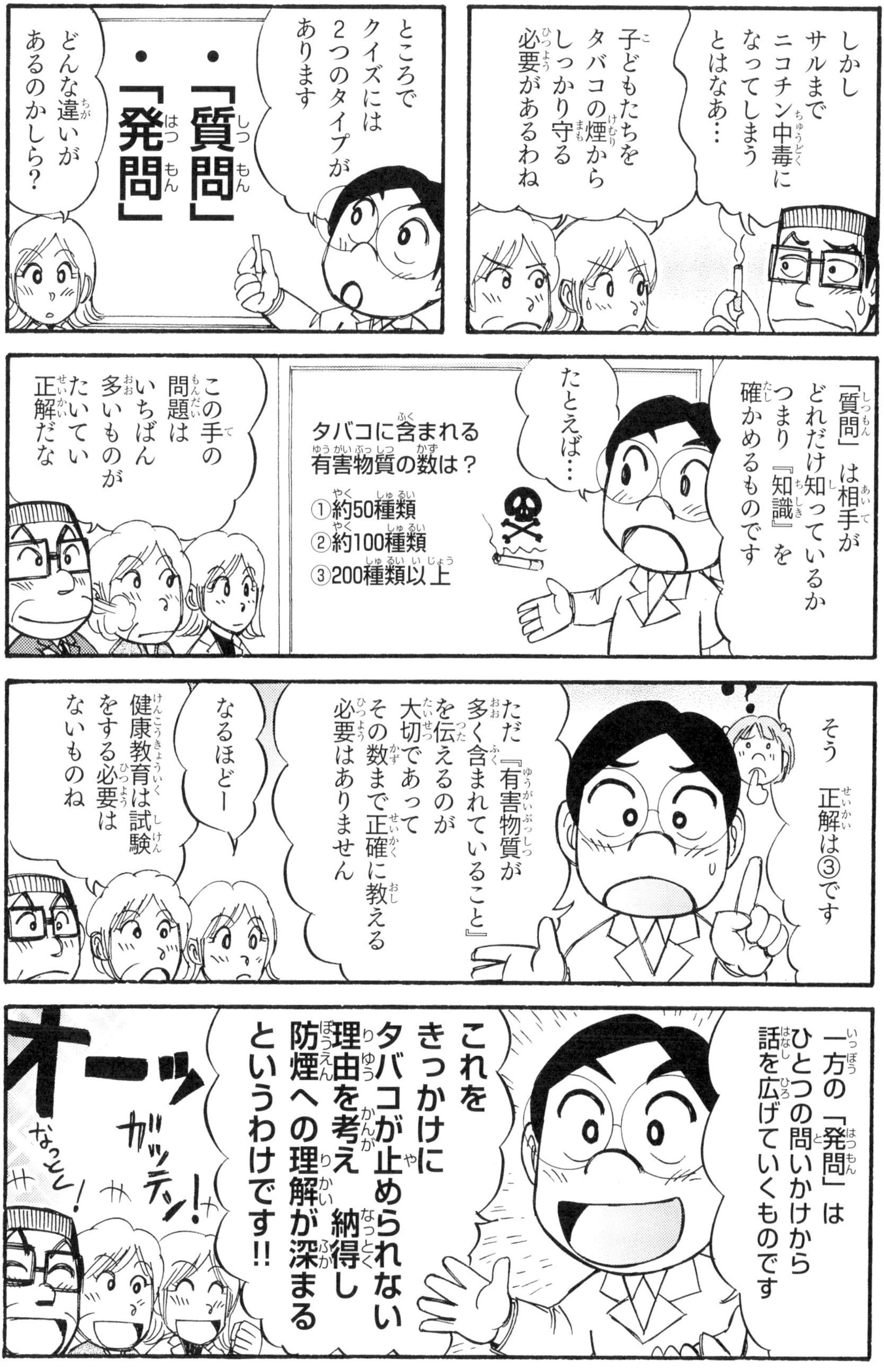
しかし サルまで ニコチン中毒《ちゅうどく》に なってしまう とはなあ…
子《こ》どもたちを タバコの煙《けむり》から しっかり守《まも》る 必要《ひつよう》があるわね
ところで クイズには 2つのタイプが あります
・「質問《しつもん》」
・「発問《はつもん》」
どんな違《ちが》いが あるのかしら?
「質問《しつもん》」は相手《あいて》が どれだけ知《し》っているか つまり『知識《ちしき》』を 確《たし》かめるものです
たとえば…
タバコに含《ふく》まれる 有害物質《ゆうがいぶっしつ》の数《かず》は？
①約《やく》50種類《しゅるい》
②約《やく》100種類《しゅるい》
③200種類以上《しゅるいいじょう》
この手《て》の 問題《もんだい》は いちばん 多《おお》いものが たいてい 正解《せいかい》だな
そう 正解《せいかい》は③です
ただ『有害物質《ゆうがいぶっしつ》が 多《おお》く含《ふく》まれていること』 を伝《つた》えるのが 大切《たいせつ》であって その数《かず》まで正確《せいかく》に教《おし》える 必要《ひつよう》はありません
なるほどー
健康教育《けんこうきょういく》は試験《しけん》 をする必要《ひつよう》は ないものね
一方《いっぽう》の「発問《はつもん》」は ひとつの問《と》いかけから 話《はな》を広《ひろ》げていくものです
これを きっかけに タバコが止《や》められない 理由《りゆう》を考《かんが》え 納得《なっとく》し 防煙《ぼうえん》への理解《りかい》が深《ふか》まる というわけです!!
オーッ
ガッテン!
なっとく!

■4時間目《じかんめ》

“なぜか”を考《かんが》えさせる健康教育《けんこうきょういく》
～タバコと歯周病《ししゅうびょう》の意外《いがい》な関係《かんけい》～

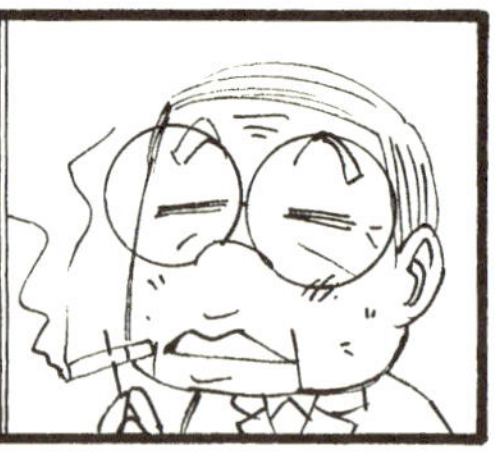

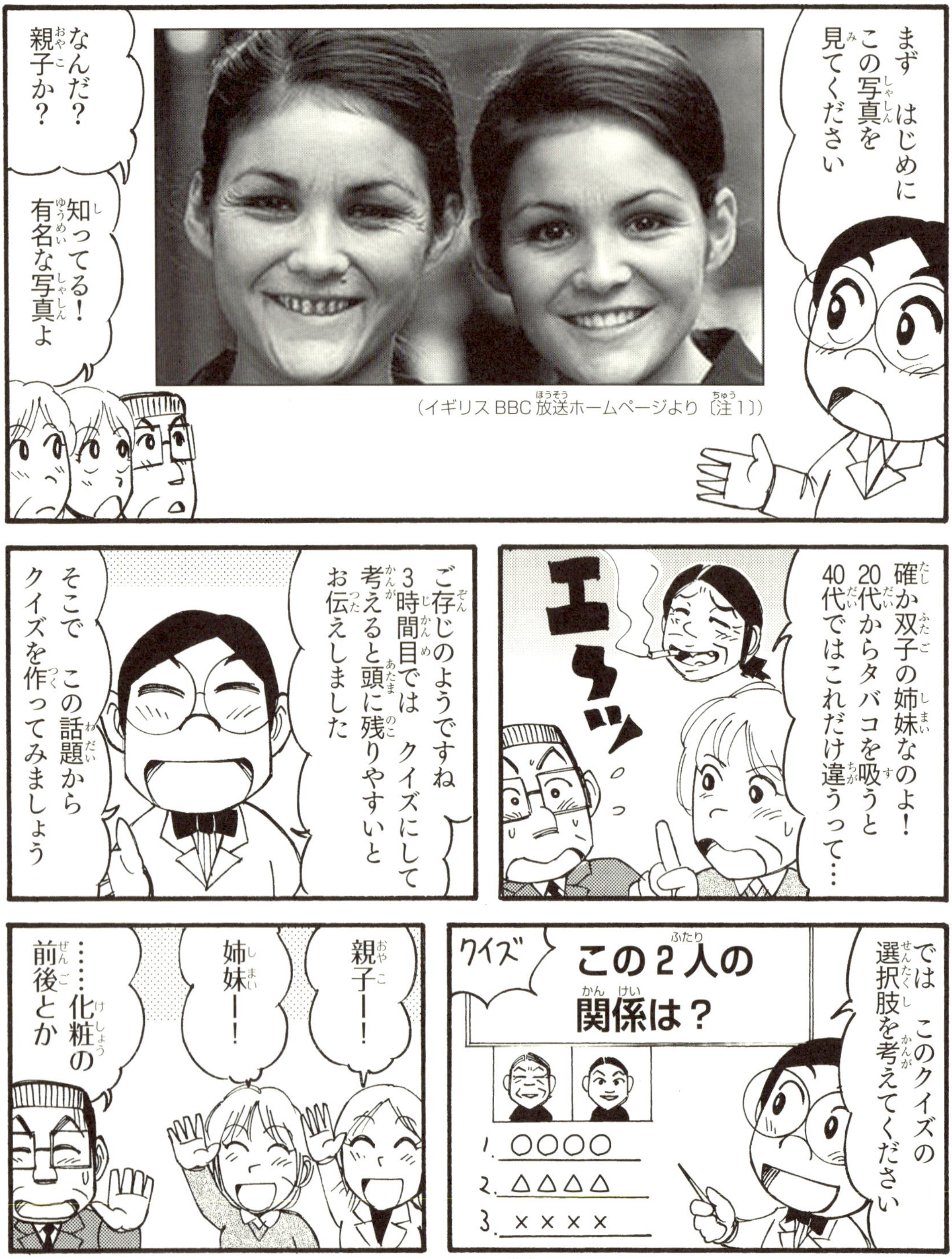
まず はじめに
この写真《しゃしん》を見《み》てください
なんだ？
親子《おやこ》か？
知《し》ってる！
有名《ゆうめい》な写真《しゃしん》よ
（イギリス BBC 放送《ほうそう》ホームページより〔注《ちゅう》1〕）
確《たし》か双子《ふたご》の姉妹《しまい》なのよ！
20代《だい》からタバコを吸《す》うと
40代《だい》ではこれだけ違《ちが》うって…
エーッ
ご存《ぞん》じのようですね
3時間目《じかんめ》では クイズにして
考《かんが》えると頭《あたま》に残《のこ》りやすいと
お伝《つた》えしました
そこで この話題《わだい》から
クイズを作《つく》ってみましょう
では このクイズの
選択肢《せんたくし》を考《かんが》えてください
クイズ
この2人《ふたり》の
関係《かんけい》は？
1. ○○○○
2. △△△△
3. ××××
親子《おやこ》ーー！
姉妹《しまい》ーー！
……化粧《けしょう》の
前後《ぜんご》とか

〔注《ちゅう》1〕http://news.bbc.co.uk/2/hi/health/1566191.stm

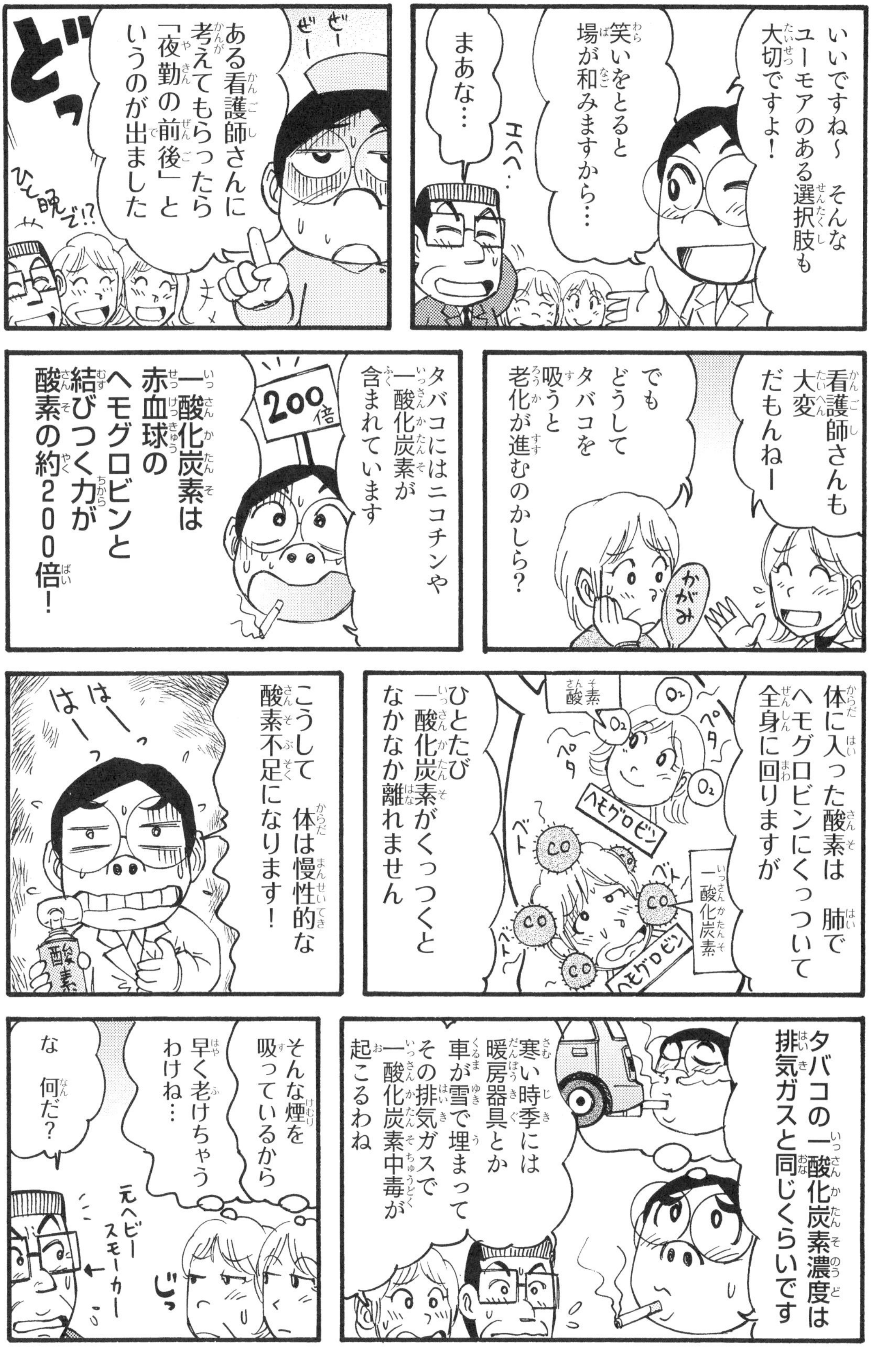
いいですね～ そんなユーモアのある選択肢《せんたくし》も大切《たいせつ》ですよ！
笑《わら》いをとると場《ば》が和《なご》みますから…
エヘヘ…
まあな…
ゼーゼー
ある看護師《かんごし》さんに考《かんが》えてもらったら「夜勤《やきん》の前後《ぜんご》」というのが出《で》ました
どっ
看護師《かんごし》さんも大変《たいへん》だもんねー
でもどうしてタバコを吸《す》うと老化《ろうか》が進《すす》むのかしら？
かがみ
タバコにはニコチンや一酸化炭素《いっさんかたんそ》が含《ふく》まれています
200倍
一酸化炭素《いっさんかたんそ》は赤血球《せっけっきゅう》のヘモグロビンと結《むす》びつく力《ちから》が酸素《さんそ》の約《やく》200倍《ばい》！
体《からだ》に入《はい》った酸素《さんそ》は 肺《はい》でヘモグロビンにくっついて全身《ぜんしん》に回《まわ》りますが
酸素《さんそ》
ペタ
ヘモグロビン
ベト
CO
一酸化炭素《いっさんかたんそ》
ひとたび一酸化炭素《いっさんかたんそ》がくっつくとなかなか離《はな》れません
こうして 体《からだ》は慢性的《まんせいてき》な酸素不足《さんそぶそく》になります！
はーはーっ
酸素
タバコの一酸化炭素《いっさんかたんそ》濃度《のうど》は排気《はいき》ガスと同《おな》じくらいです
寒《さむ》い時季《じき》には暖房器具《だんぼうきぐ》とか車《くるま》が雪《ゆき》で埋《う》まってその排気《はいき》ガスで一酸化炭素中毒《いっさんかたんそちゅうどく》が起《お》こるわね
そんな煙《けむり》を吸《す》っているから早《はや》く老《ふ》けちゃうわけね…
じっ
元ヘビースモーカー
な 何《なん》だ？

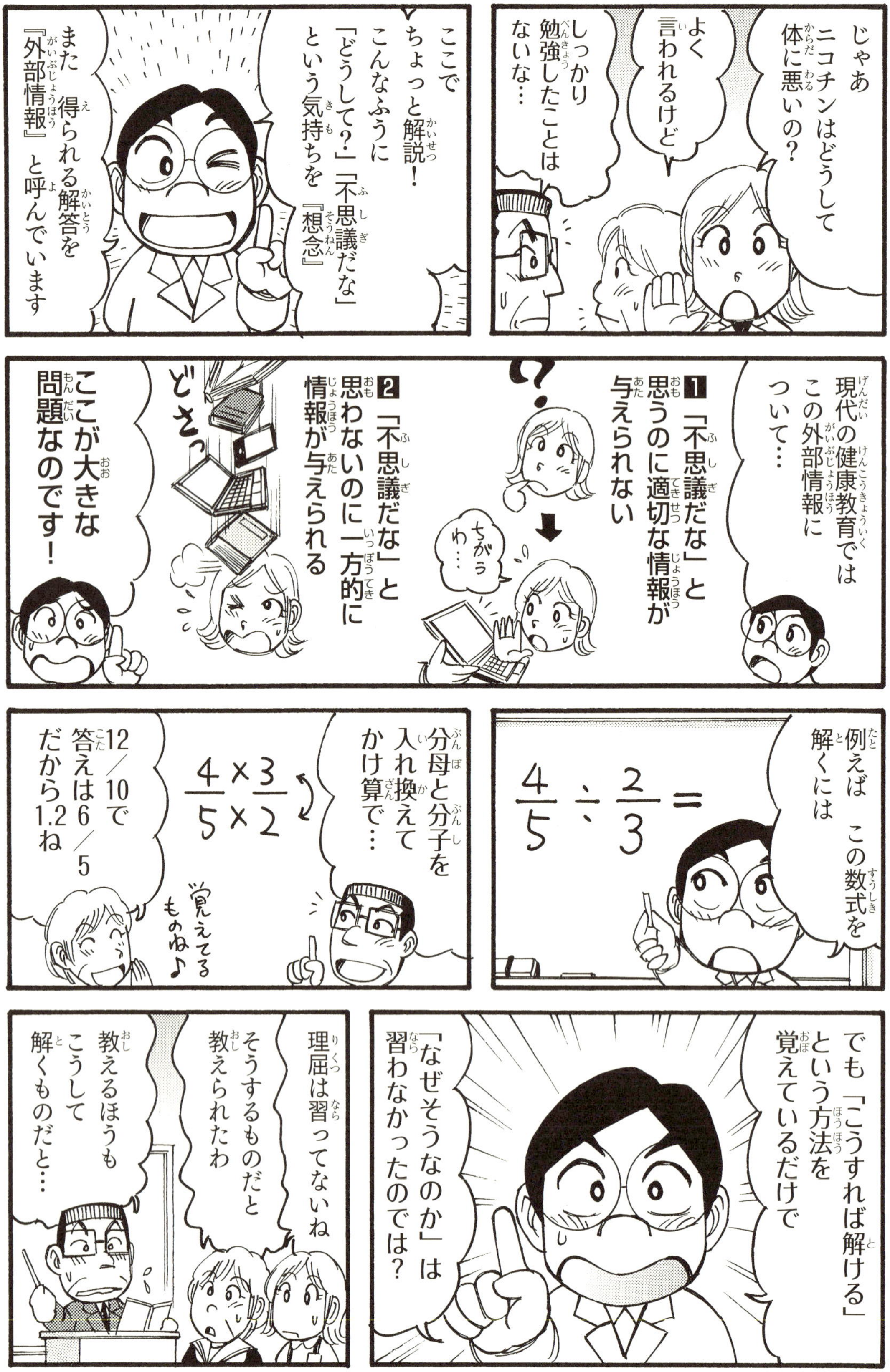

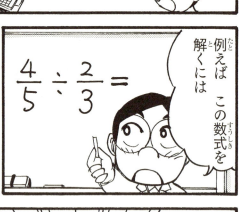

じゃあ ニコチンはどうして 体《からだ》に悪《わる》いの？
よく 言《い》われるけど
しっかり 勉強《べんきょう》したことは ないな…
ここで ちょっと解説《かいせつ》！ こんなふうに 「どうして？」「不思議《ふしぎ》だな」 という気持《きも》ちを『想念《そうねん》』
また 得《え》られる解答《かいとう》を 『外部情報《がいぶじょうほう》』と呼《よ》んでいます
現代《げんだい》の健康教育《けんこうきょういく》では この外部情報《がいぶじょうほう》に ついて…
❶「不思議《ふしぎ》だな」と 思《おも》うのに適切《てきせつ》な情報《じょうほう》が 与《あた》えられない
ちがうわ…
❷「不思議《ふしぎ》だな」と 思《おも》わないのに一方的《いっぽうてき》に 情報《じょうほう》が与《あた》えられる
どさっ
ここが大《おお》きな 問題《もんだい》なのです！
例《たと》えば この数式《すうしき》を 解《と》くには
4/5 ÷ 2/3 =
分母《ぶんぼ》と分子《ぶんし》を 入《い》れ換《か》えて かけ算《ざん》で…
4×3 / 5×2
12／10で 答《こた》えは6／5 だから1.2ね
覚えてるものね♪
でも「こうすれば解《と》ける」 という方法《ほうほう》を 覚《おぼ》えているだけで
「なぜそうなのか」は 習《なら》わなかったのでは？
理屈《りくつ》は習《なら》ってないね
そうするものだと 教《おし》えられたわ
教《おし》えるほうも こうして 解《と》くものだと…

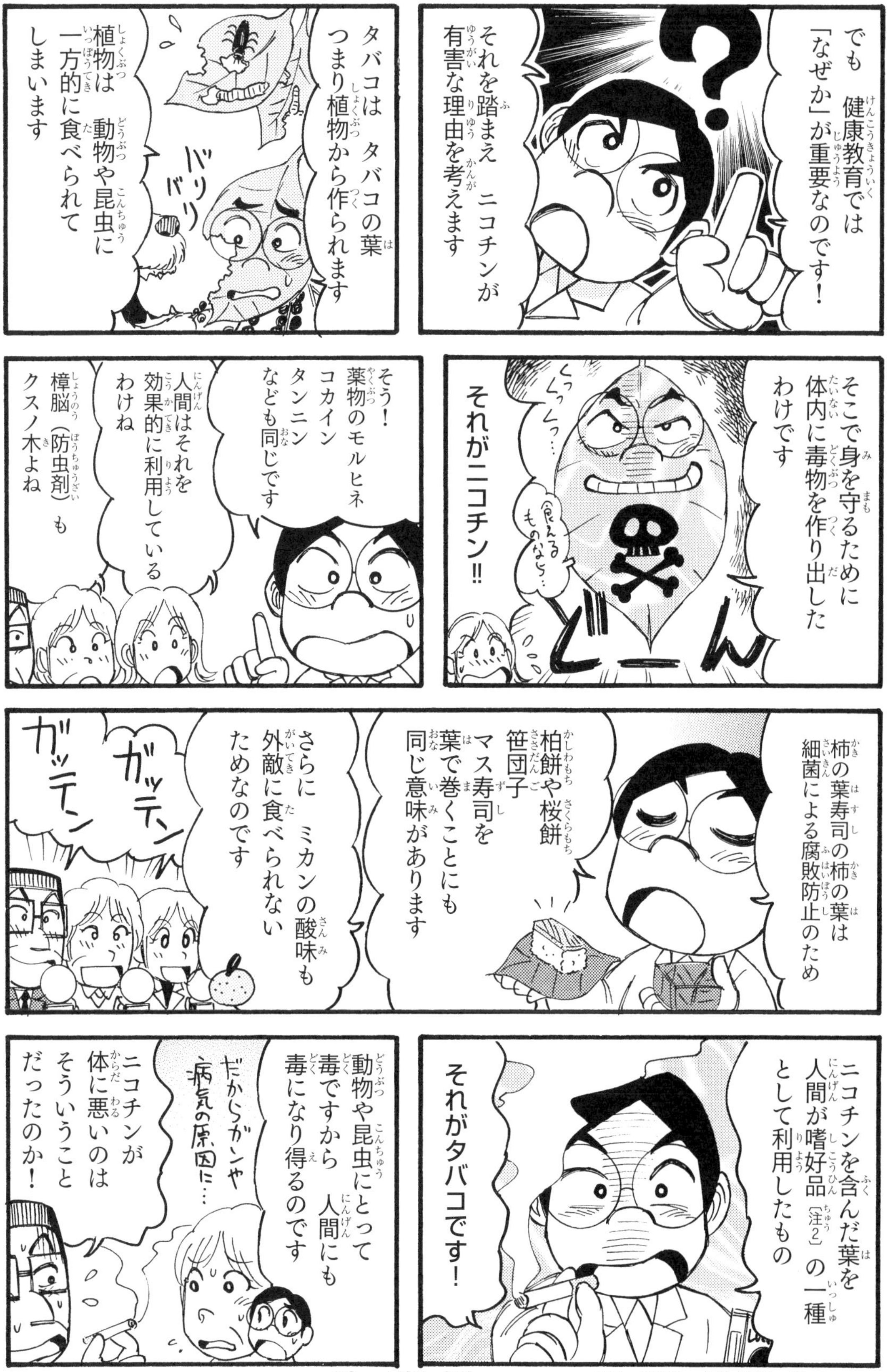
でも　健康教育《けんこうきょういく》では「なぜか」が重要《じゅうよう》なのです！
それを踏《ふ》まえ　ニコチンが有害《ゆうがい》な理由《りゆう》を考《かんが》えます
タバコは　タバコの葉《は》つまり植物《しょくぶつ》から作《つく》られます
バリ　バリ
植物《しょくぶつ》は　動物《どうぶつ》や昆虫《こんちゅう》に一方的《いっぽうてき》に食《た》べられてしまいます
そこで身《み》を守《まも》るために体内《たいない》に毒物《どくぶつ》を作《つく》り出《だ》したわけです
くっくっくっ…
食えるものなら…
それがニコチン‼
どーん
そう！薬物《やくぶつ》のモルヒネ　コカイン　タンニン　なども同《おな》じです
人間《にんげん》はそれを効果的《こうかてき》に利用《りよう》しているわけね
樟脳《しょうのう》（防虫剤《ぼうちゅうざい》）もクスノ木《き》よね
柿《かき》の葉寿司《はすし》の柿《かき》の葉《は》は細菌《さいきん》による腐敗防止《ふはいぼうし》のため
柏餅《かしわもち》や桜餅《さくらもち》笹団子《ささだんご》マス寿司《ずし》を葉《は》で巻《ま》くことにも同《おな》じ意味《いみ》があります
さらに　ミカンの酸味《さんみ》も外敵《がいてき》に食《た》べられないためなのです
ガッテン
ガッテン
ニコチンを含《ふく》んだ葉《は》を人間《にんげん》が嗜好品《しこうひん》〔注《ちゅう》2〕の一種《いっしゅ》として利用《りよう》したもの
それがタバコです！
動物《どうぶつ》や昆虫《こんちゅう》にとって毒《どく》ですから　人間《にんげん》にも毒《どく》になり得《え》るのです
だからガンや病気の原因に…
ニコチンが体《からだ》に悪《わる》いのはそういうことだったのか！

〔注《ちゅう》2〕嗜好品《しこうひん》…栄養《えいよう》のためではなく、心身《しんしん》の高揚感《こうようかん》や味覚《みかく》・嗅覚《しゅうかく》を楽《たの》しむことを目的《もくてき》とする飲食物《いんしょくぶつ》など（例《れい》：お酒《さけ》、タバコ、コーヒー、お茶《ちゃ》）

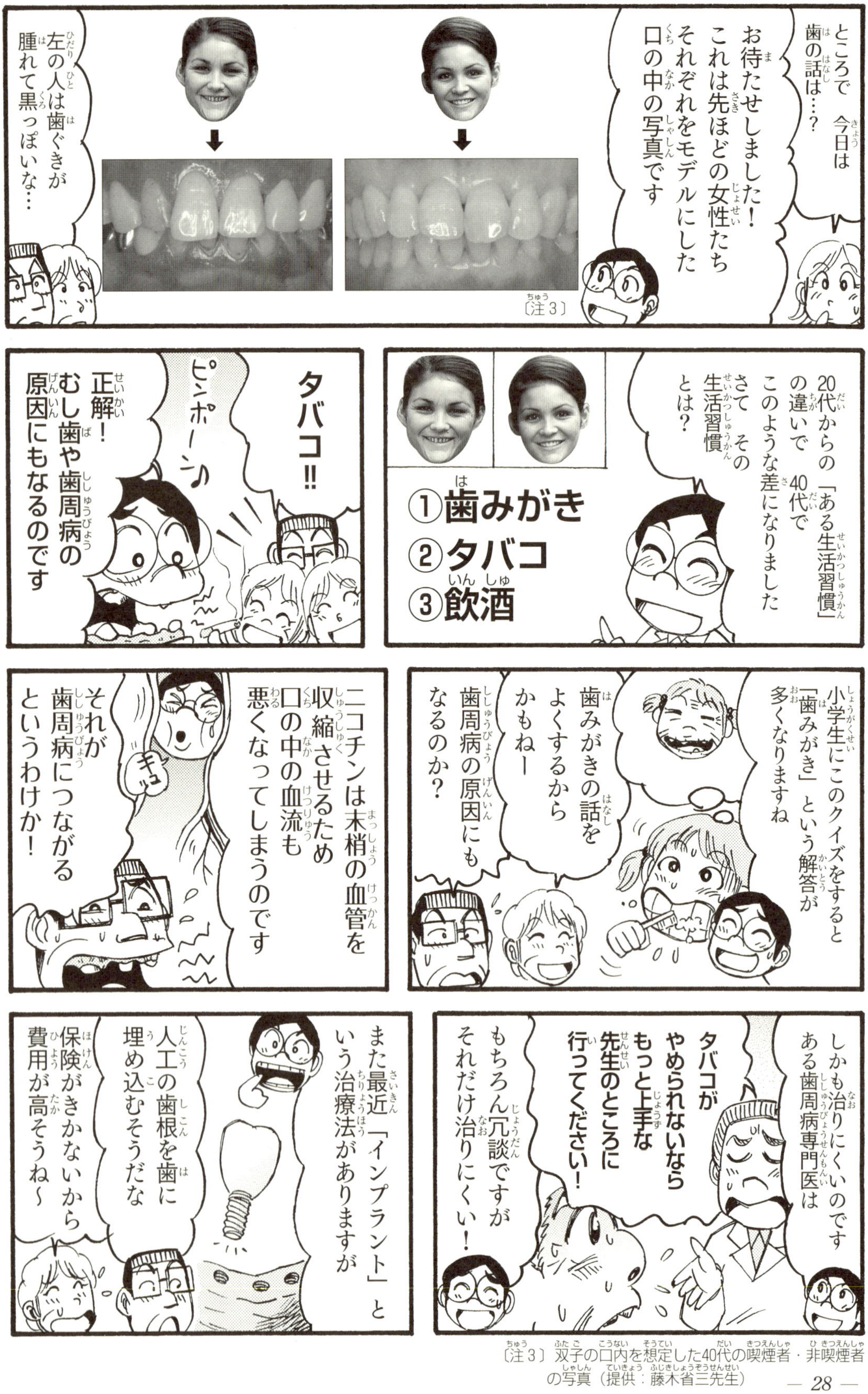
ところで 今日《きょう》は
歯《は》の話《はなし》は…？
お待《ま》たせしました！
これは先《さき》ほどの女性《じょせい》たち
それぞれをモデルにした
口《くち》の中《なか》の写真《しゃしん》です
〔注《ちゅう》3〕
左《ひだり》の人《ひと》は歯《は》ぐきが
腫《は》れて黒《くろ》っぽいな…
20代《だい》からの「ある生活習慣《せいかつしゅうかん》」
の違《ちが》いで 40代《だい》で
このような差《さ》になりました
さて その
生活習慣《せいかつしゅうかん》
とは？
①歯《は》みがき
②タバコ
③飲酒《いんしゅ》
タバコ!!
ピンポーン♪
正解《せいかい》！
むし歯《ば》や歯周病《ししゅうびょう》の
原因《げんいん》にもなるのです
小学生《しょうがくせい》にこのクイズをすると
「歯《は》みがき」という解答《かいとう》が
多《おお》くなりますね
歯《は》みがきの話《はなし》を
よくするから
かもねー
歯周病《ししゅうびょう》の原因《げんいん》にも
なるのか？
ニコチンは末梢《まっしょう》の血管《けっかん》を
収縮《しゅうしゅく》させるため
口《くち》の中《なか》の血流《けつりゅう》も
悪《わる》くなってしまうのです
キュ
それが
歯周病《ししゅうびょう》につながる
というわけか！
しかも治《なお》りにくいのです
ある歯周病専門医《ししゅうびょうせんもんい》は
タバコが
やめられないなら
もっと上手《じょうず》な
先生《せんせい》のところに
行《い》ってください！
もちろん冗談《じょうだん》ですが
それだけ治《なお》りにくい！
また最近《さいきん》「インプラント」と
いう治療法《ちりょうほう》がありますが
人工《じんこう》の歯根《しこん》を歯《は》に
埋《う》め込むそうだな
保険《ほけん》がきかないから
費用《ひよう》が高《たか》そうね～

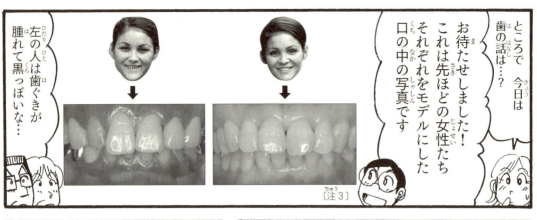

〔注《ちゅう》3〕双子《ふたご》の口内《こうない》を想定《そうてい》した40代《だい》の喫煙者《きつえんしゃ》・非喫煙者《ひきつえんしゃ》の写真《しゃしん》（提供《ていきょう》：藤木省三先生《ふじきしょうぞうせんせい》）

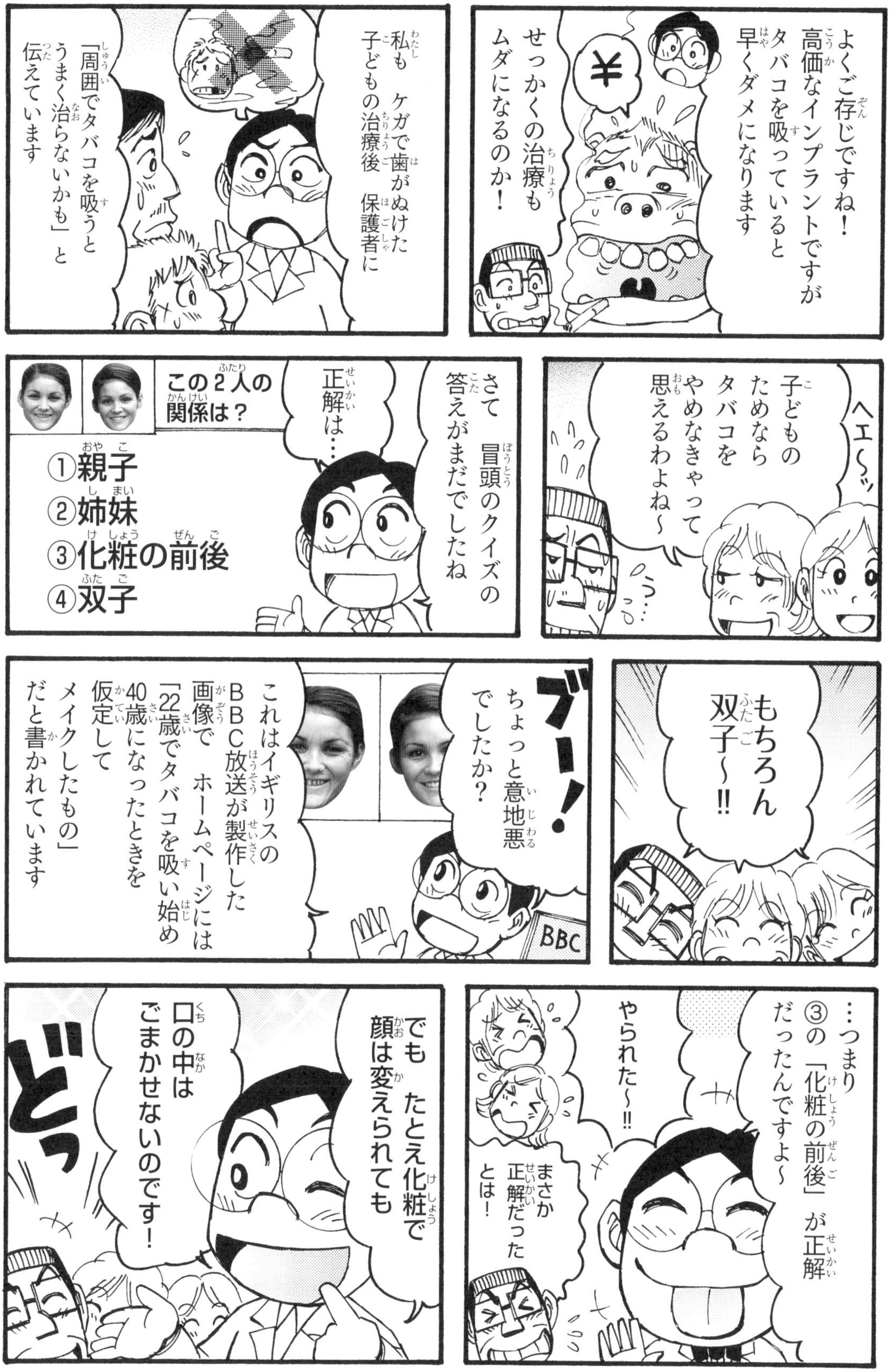
よくご存《ぞん》じですね！ 高価《こうか》なインプラントですが タバコを吸《す》っていると 早《はや》くダメになります
¥
せっかくの治療《ちりょう》も ムダになるのか！
私《わたし》も ケガで歯《は》がぬけた 子《こ》どもの治療後《ちりょうご》 保護者《ほごしゃ》に
「周囲《しゅうい》でタバコを吸《す》うと うまく治《なお》らないかも」と 伝《つた》えています
ヘェ～ッ
子《こ》どものためなら タバコを やめなきゃって 思《おも》えるわよね～
う…
さて 冒頭《ぼうとう》のクイズの 答《こた》えがまだでしたね
正解《せいかい》は……
この2人《ふたり》の関係《かんけい》は？
①親子《おやこ》
②姉妹《しまい》
③化粧《けしょう》の前後《ぜんご》
④双子《ふたご》
もちろん 双子《ふたご》～!!
ブー！
ちょっと意地悪《いじわる》でしたか？
これはイギリスのBBC放送《ほうそう》が製作《せいさく》した 画像《がぞう》で ホームページには 「22歳《さい》でタバコを吸《す》い始《はじ》め 40歳《さい》になったときを 仮定《かてい》して メイクしたもの」 だと書《か》かれています
BBC
…つまり ③の「化粧《けしょう》の前後《ぜんご》」が正解《せいかい》 だったんですよ～
やられた～!!
まさか 正解《せいかい》だった とは！
でも たとえ化粧《けしょう》で 顔《かお》は変《か》えられても
口《くち》の中《なか》は ごまかせないのです！
どっ

■5時間目《じかんめ》

聞《き》きたい話《はなし》・聞《き》きたくない話《はなし》
～どうして副流煙《ふくりゅうえん》が悪《わる》いの？～

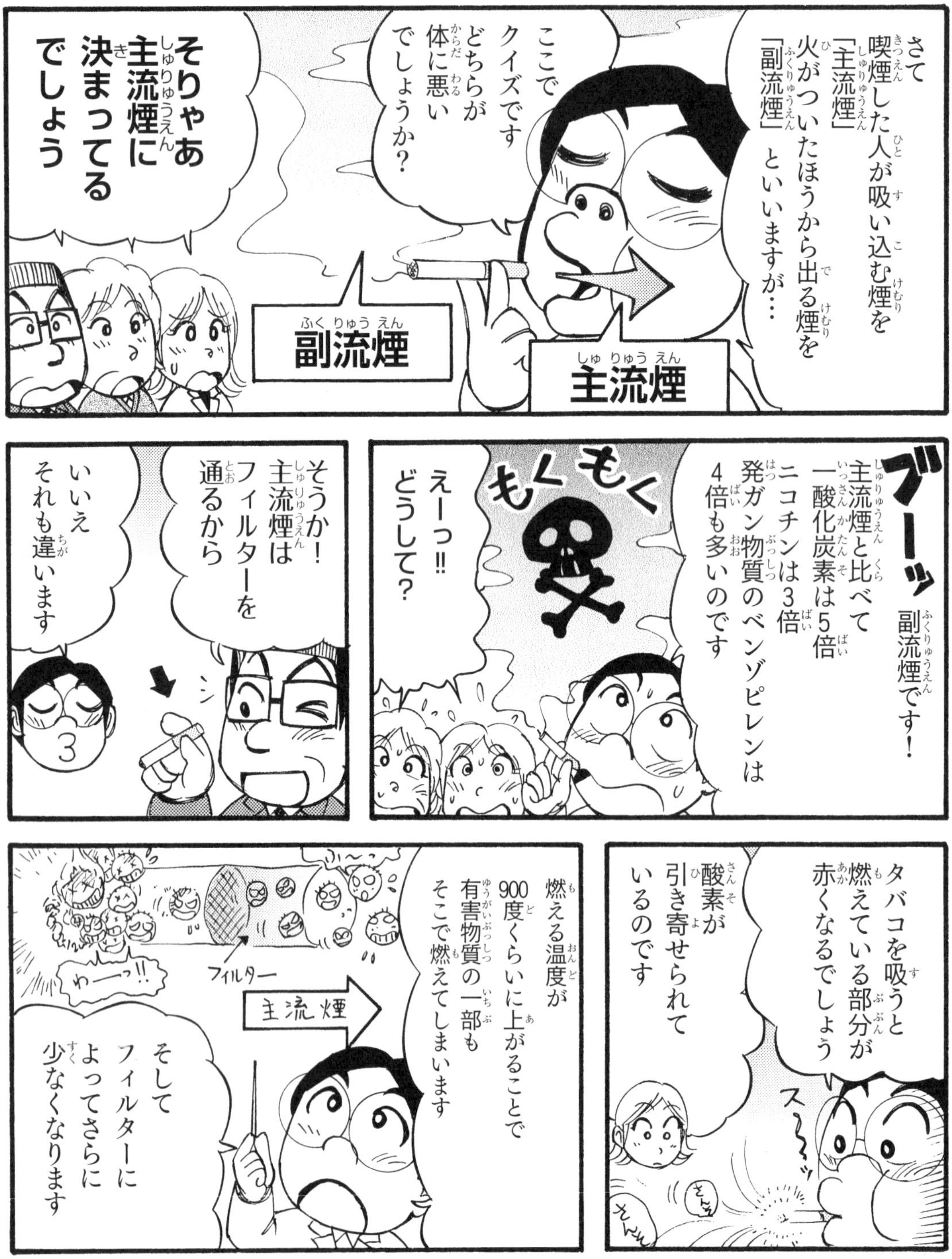

さて 喫煙《きつえん》した人《ひと》が吸《す》い込《こ》む煙《けむり》を「主流煙《しゅりゅうえん》」火《ひ》がついたほうから出《で》る煙《けむり》を「副流煙《ふくりゅうえん》」といいますが…
主流煙《しゅりゅうえん》
副流煙《ふくりゅうえん》
ここでクイズです どちらが体《からだ》に悪《わる》いでしょうか?
そりゃあ主流煙《しゅりゅうえん》に決《き》まってるでしょう
ブーッ
副流煙《ふくりゅうえん》です!
主流煙《しゅりゅうえん》と比《くら》べて 一酸化炭素《いっさんかたんそ》は5倍《ばい》 ニコチンは3倍《ばい》 発《はっ》ガン物質《ぶっしつ》のベンゾピレンは4倍《ばい》も多《おお》いのです
もくもく
えーっ!! どうして?
そうか! 主流煙《しゅりゅうえん》はフィルターを通《とお》るから
いいえ それも違《ちが》います
タバコを吸《す》うと燃《も》えている部分《ぶぶん》が赤《あか》くなるでしょう
酸素《さんそ》が引《ひ》き寄《よ》せられているのです
ス～～ッ
燃《も》える温度《おんど》が900度《ど》くらいに上《あ》がることで有害物質《ゆうがいぶっしつ》の一部《いちぶ》もそこで燃《も》えてしまいます
ふ～っ
フィルター
わーっ!!
主流煙
そしてフィルターによってさらに少《すく》なくなります

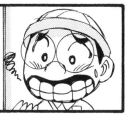

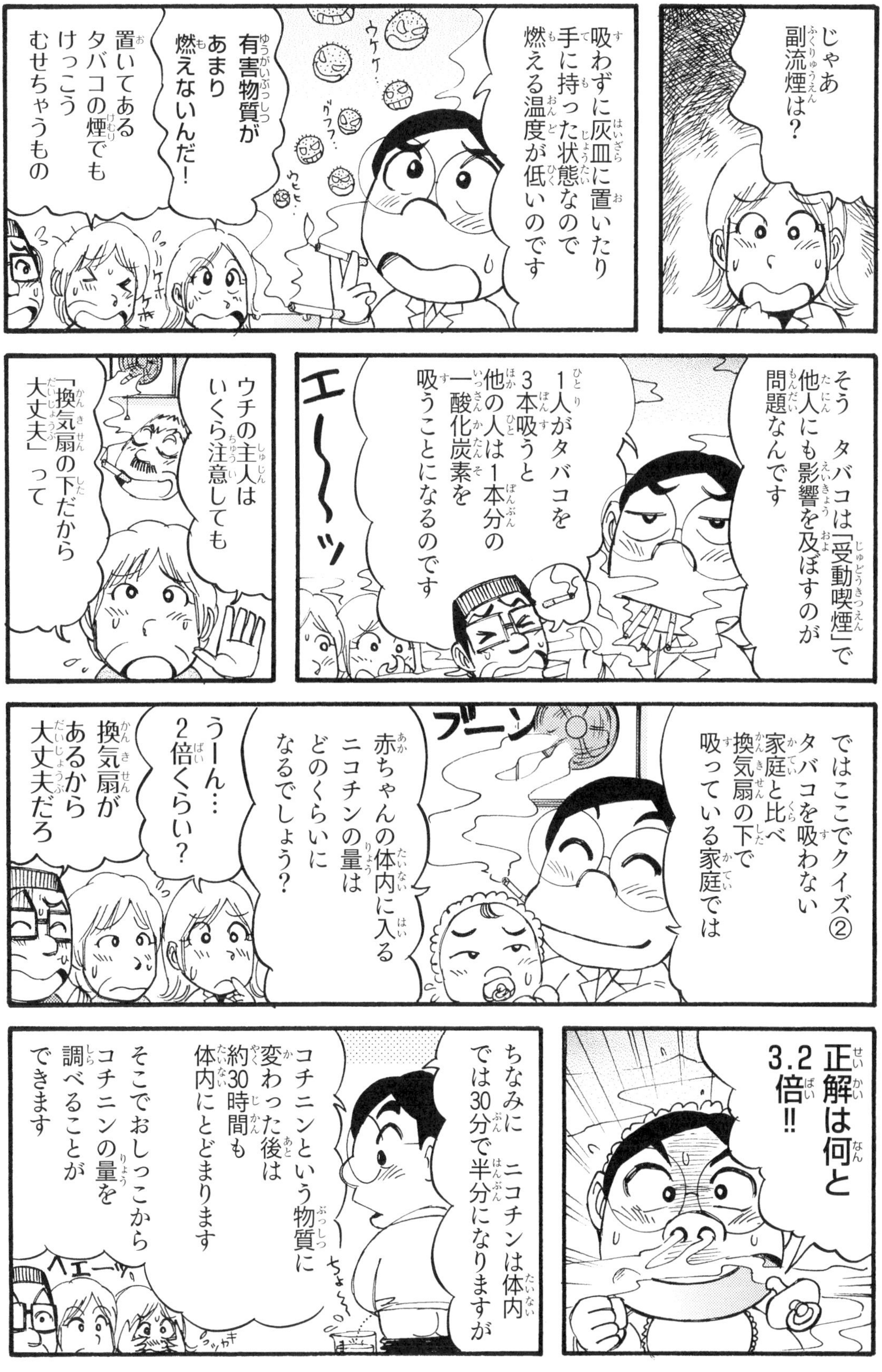
じゃあ 副流煙《ふくりゅうえん》は？
吸《す》わずに灰皿《はいざら》に置《お》いたり 手《て》に持《も》った状態《じょうたい》なので 燃《も》える温度《おんど》が低《ひく》いのです
ウケケ…
グフフ…
ウヒヒ…
有害物質《ゆうがいぶっしつ》が あまり 燃《も》えないんだ！
置《お》いてある タバコの煙《けむり》でも けっこう むせちゃうもの
そう タバコは「受動喫煙《じゅどうきつえん》」で 他人《たにん》にも影響《えいきょう》を及《およ》ぼすのが 問題《もんだい》なんです
1人《ひとり》がタバコを 3本《ぼん》吸《す》うと 他《ほか》の人《ひと》は1本分《ぽんぶん》の 一酸化炭素《いっさんかたんそ》を 吸《す》うことになるのです
エ〜〜ッ
ウチの主人《しゅじん》は いくら注意《ちゅうい》しても 「換気扇《かんきせん》の下《した》だから 大丈夫《だいじょうぶ》」って
ではここでクイズ② タバコを吸《す》わない 家庭《かてい》と比《くら》べ 換気扇《かんきせん》の下《した》で 吸《す》っている家庭《かてい》では
ブーン
赤《あか》ちゃんの体内《たいない》に入《はい》る ニコチンの量《りょう》は どのくらいに なるでしょう？
うーん… 2倍《ばい》くらい？
換気扇《かんきせん》が あるから 大丈夫《だいじょうぶ》だろ
正解《せいかい》は何《なん》と 3.2倍《ばい》!!
ちなみに ニコチンは体内《たいない》 では30分《ぷん》で半分《はんぶん》になりますが
コチニンという物質《ぶっしつ》に 変《か》わった後《あと》は 約《やく》30時間《じかん》も 体内《たいない》にとどまります
そこでおしっこから コチニンの量《りょう》を 調《しら》べることが できます
ヘエーッ

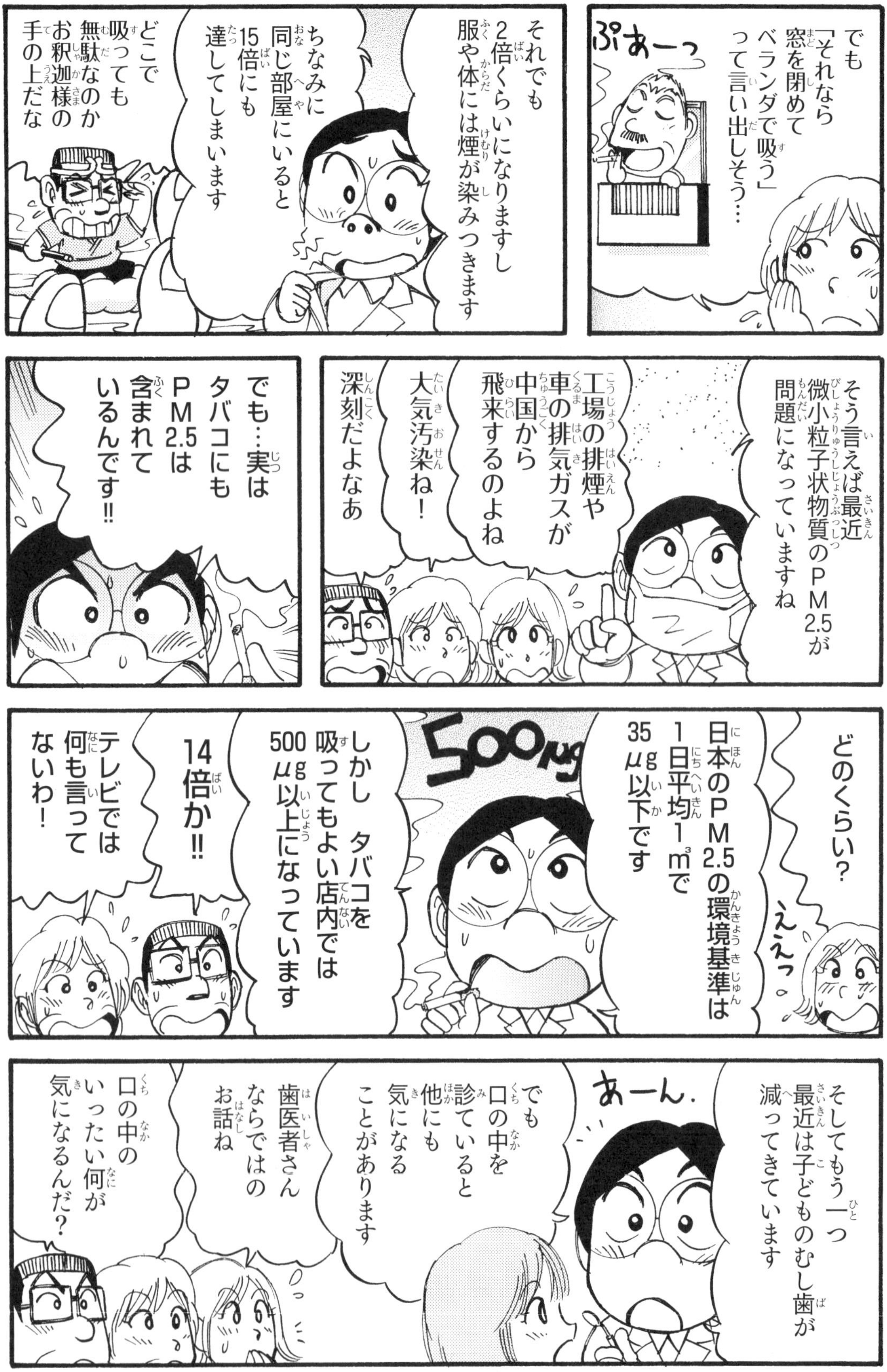
でも「それなら窓《まど》を閉《し》めてベランダで吸《す》う」って言《い》い出《だ》しそう…
ぷあーっ
それでも2倍《ばい》くらいになりますし服《ふく》や体《からだ》には煙《けむり》が染《し》みつきます
ちなみに同《おな》じ部屋《へや》にいると15倍《ばい》にも達《たっ》してしまいます
どこで吸《す》っても無駄《むだ》なのかお釈迦様《しゃかさま》の手《て》の上《うえ》だな
そう言《い》えば最近《さいきん》微小粒子状物質《びしょうりゅうしじょうぶっしつ》のPM2.5が問題《もんだい》になっていますね
工場《こうじょう》の排煙《はいえん》や車《くるま》の排気《はいき》ガスが中国《ちゅうごく》から飛来《ひらい》するのよね
大気汚染《たいきおせん》ね！
深刻《しんこく》だよなあ
でも…実《じつ》はタバコにもPM2.5は含《ふく》まれているんです!!
どのくらい？
日本《にほん》のPM2.5の環境基準《かんきょうきじゅん》は1日平均《にちへいきん》1㎥で35μg以下《いか》です
ええっ
500μg
しかし タバコを吸《す》ってもよい店内《てんない》では500μg以上《いじょう》になっています
14倍《ばい》か!!
テレビでは何《なに》も言《い》ってないわ！
そしてもう一《ひと》つ最近《さいきん》は子《こ》どものむし歯《ば》が減《へ》ってきています
あーん.
でも口《くち》の中《なか》を診《み》ていると他《ほか》にも気《き》になることがあります
歯医者《はいしゃ》さんならではのお話《はなし》ね
口《くち》の中《なか》のいったい何《なに》が気《き》になるんだ？

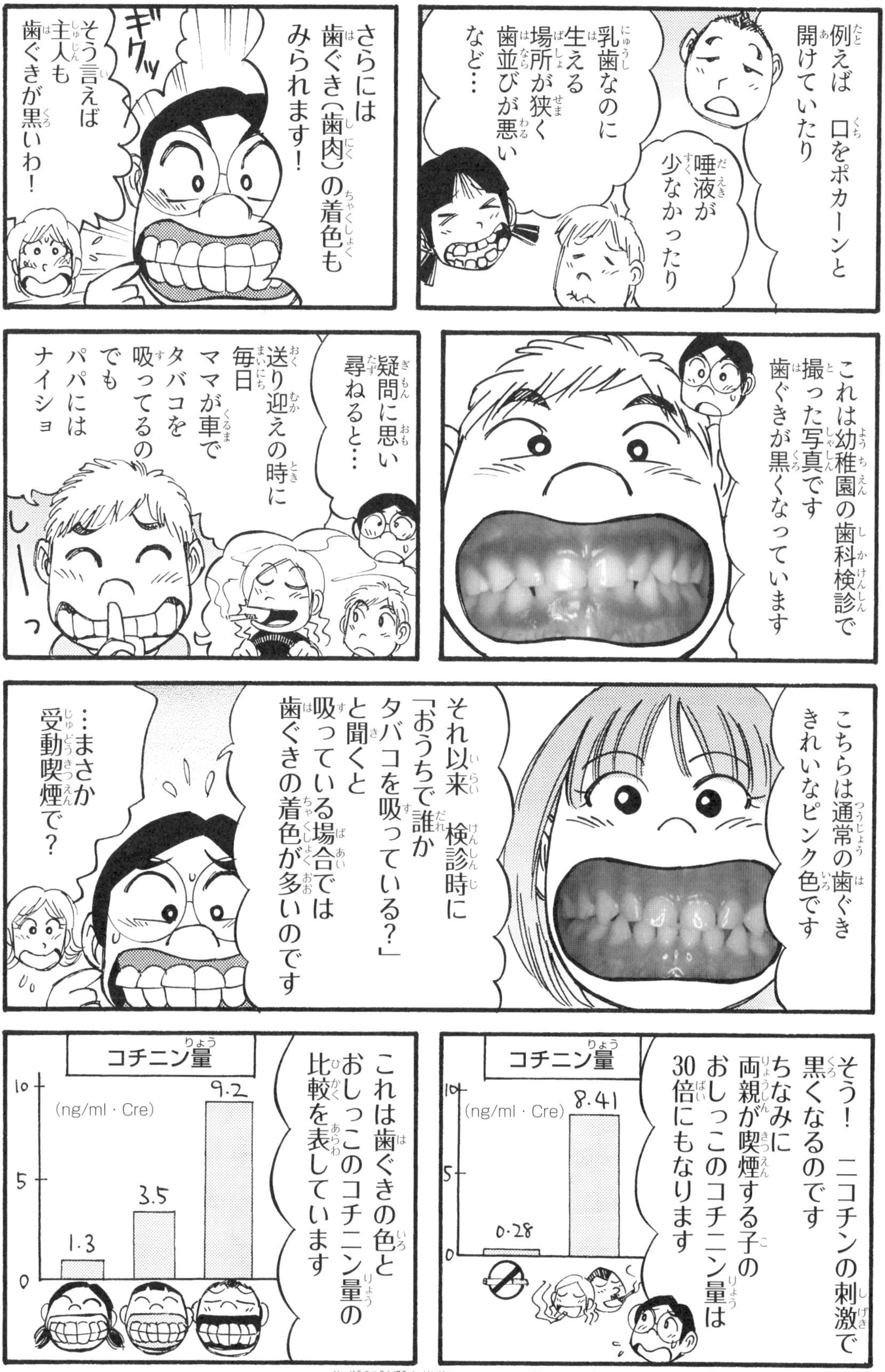
例《たと》えば　口《くち》をポカーンと開《あ》けていたり
唾液《だえき》が少《すく》なかったり
乳歯《にゅうし》なのに生《は》える場所《ばしょ》が狭《せま》く歯並《はなら》びが悪《わる》い　など…
さらには歯《は》ぐき(歯肉《しにく》)の着色《ちゃくしょく》もみられます!
ギクッ
そう言《い》えば主人《しゅじん》も歯《は》ぐきが黒《くろ》いわ!
これは幼稚園《ようちえん》の歯科検診《しかけんしん》で撮《と》った写真《しゃしん》です　歯《は》ぐきが黒《くろ》くなっています
疑問《ぎもん》に思《おも》い尋《たず》ねると…
送《おく》り迎《むか》えの時《とき》に毎日《まいにち》ママが車《くるま》でタバコを吸《す》ってるの　でもパパにはナイショ
しーっ
こちらは通常《つうじょう》の歯《は》ぐききれいなピンク色《いろ》です
それ以来《いらい》　検診時《けんしんじ》に「おうちで誰《だれ》かタバコを吸《す》っている?」と聞《き》くと吸《す》っている場合《ばあい》では歯《は》ぐきの着色《ちゃくしょく》が多《おお》いのです
…まさか受動喫煙《じゅどうきつえん》で?
そう!　ニコチンの刺激《しげき》で黒《くろ》くなるのです
ちなみに両親《りょうしん》が喫煙《きつえん》する子《こ》のおしっこのコチニン量《りょう》は30倍《ばい》にもなります
コチニン量《りょう》
(ng/ml・Cre)
10
5
0
0.28
8.41
これは歯《は》ぐきの色《いろ》とおしっこのコチニン量《りょう》の比較《ひかく》を表《あらわ》しています
コチニン量《りょう》
(ng/ml・Cre)
10
5
0
1.3
3.5
9.2

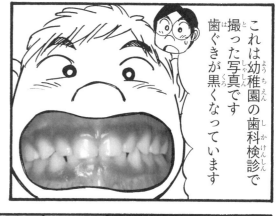

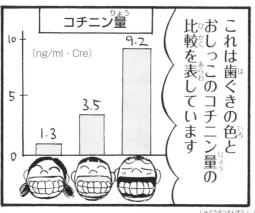

※受動喫煙防止啓発《じゅどうきつえんぼうしけいはつ》ポスター「歯《は》ぐきが知《し》らせるタバコの害《がい》」を、こいし歯科《しか》HP(http://www.834814.com)からダウンロードできます。ご活用《かつよう》ください。

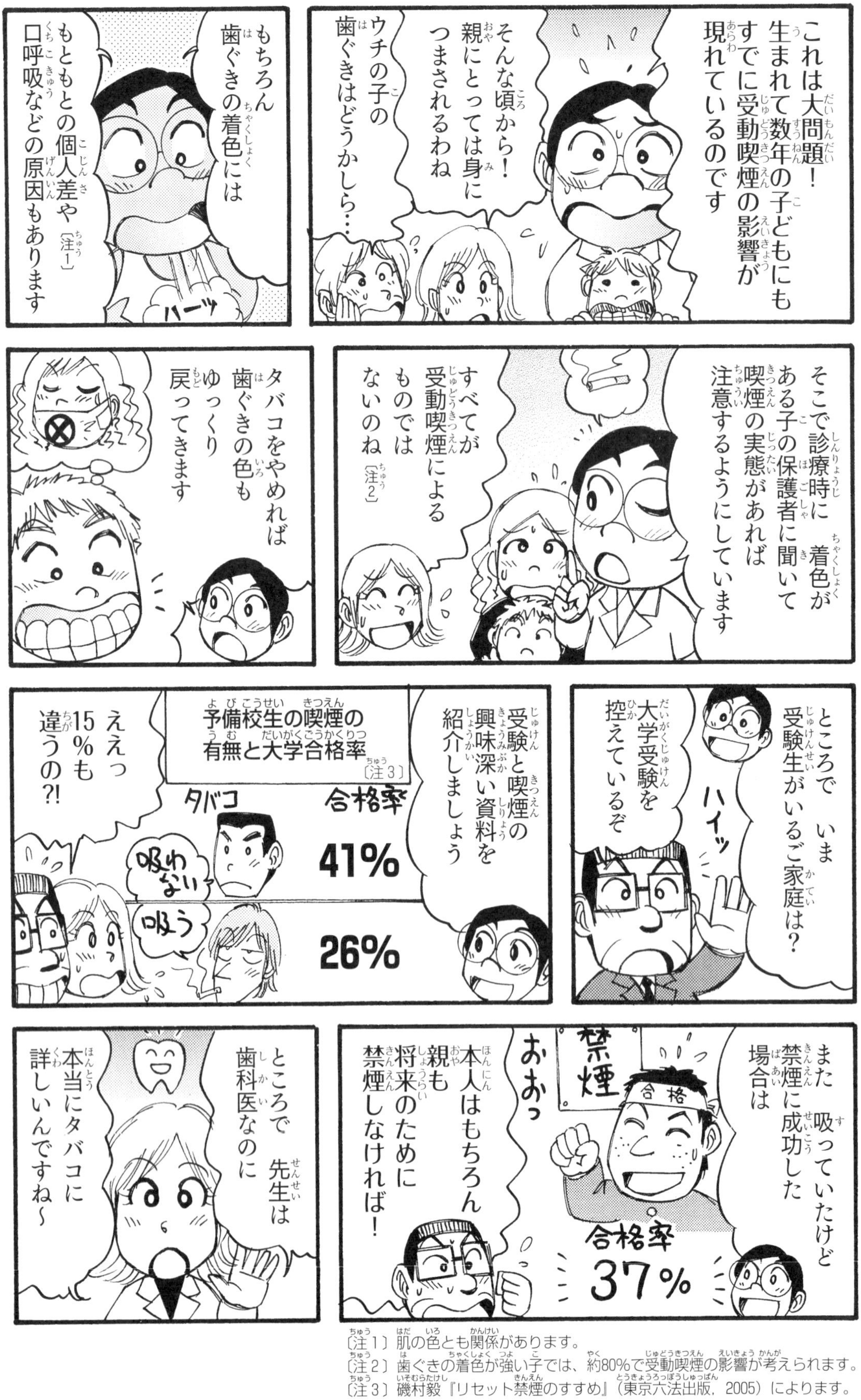
これは大問題《だいもんだい》！
生《う》まれて数年《すうねん》の子《こ》どもにもすでに受動喫煙《じゅどうきつえん》の影響《えいきょう》が現《あらわ》れているのです
そんな頃《ころ》から！親《おや》にとっては身《み》につまされるわね
ウチの子《こ》の歯《は》ぐきはどうかしら…
もちろん歯《は》ぐきの着色《ちゃくしょく》にはもともとの個人差《こじんさ》や〔注《ちゅう》1〕口呼吸《くちこきゅう》などの原因《げんいん》もあります
ハーッ
そこで診療時《しんりょうじ》に着色《ちゃくしょく》がある子《こ》の保護者《ほごしゃ》に聞《き》いて喫煙《きつえん》の実態《じったい》があれば注意《ちゅうい》するようにしています
すべてが受動喫煙《じゅどうきつえん》によるものではないのね〔注《ちゅう》2〕
タバコをやめれば歯《は》ぐきの色《いろ》もゆっくり戻《もど》ってきます
ところで いま受験生《じゅけんせい》がいるご家庭《かてい》は？
ハイッ
大学受験《だいがくじゅけん》を控《ひか》えているぞ
受験《じゅけん》と喫煙《きつえん》の興味深《きょうみぶか》い資料《しりょう》を紹介《しょうかい》しましょう
予備校生《よびこうせい》の喫煙《きつえん》の有無《うむ》と大学合格率《だいがくごうかくりつ》
〔注《ちゅう》3〕
タバコ
合格率
吸わない
41%
吸う
26%
ええっ15％も違《ちが》うの?!
また 吸《す》っていたけど禁煙《きんえん》に成功《せいこう》した場合《ばあい》は
禁煙
合格
合格率
37％
おおっ
本人《ほんにん》はもちろん親《おや》も将来《しょうらい》のために禁煙《きんえん》しなければ！
ところで 先生《せんせい》は歯科医《しかい》なのに本当《ほんとう》にタバコに詳《くわ》しいんですね～

〔注《ちゅう》1〕肌《はだ》の色《いろ》とも関係《かんけい》があります。
〔注《ちゅう》2〕歯《は》ぐきの着色《ちゃくしょく》が強《つよ》い子《こ》では、約《やく》80％で受動喫煙《じゅどうきつえん》の影響《えいきょう》が考《かんが》えられます。
〔注《ちゅう》3〕磯村毅《いそむらたけし》『リセット禁煙《きんえん》のすすめ』（東京六法出版《とうきょうろっぽうしゅっぱん》，2005）によります。

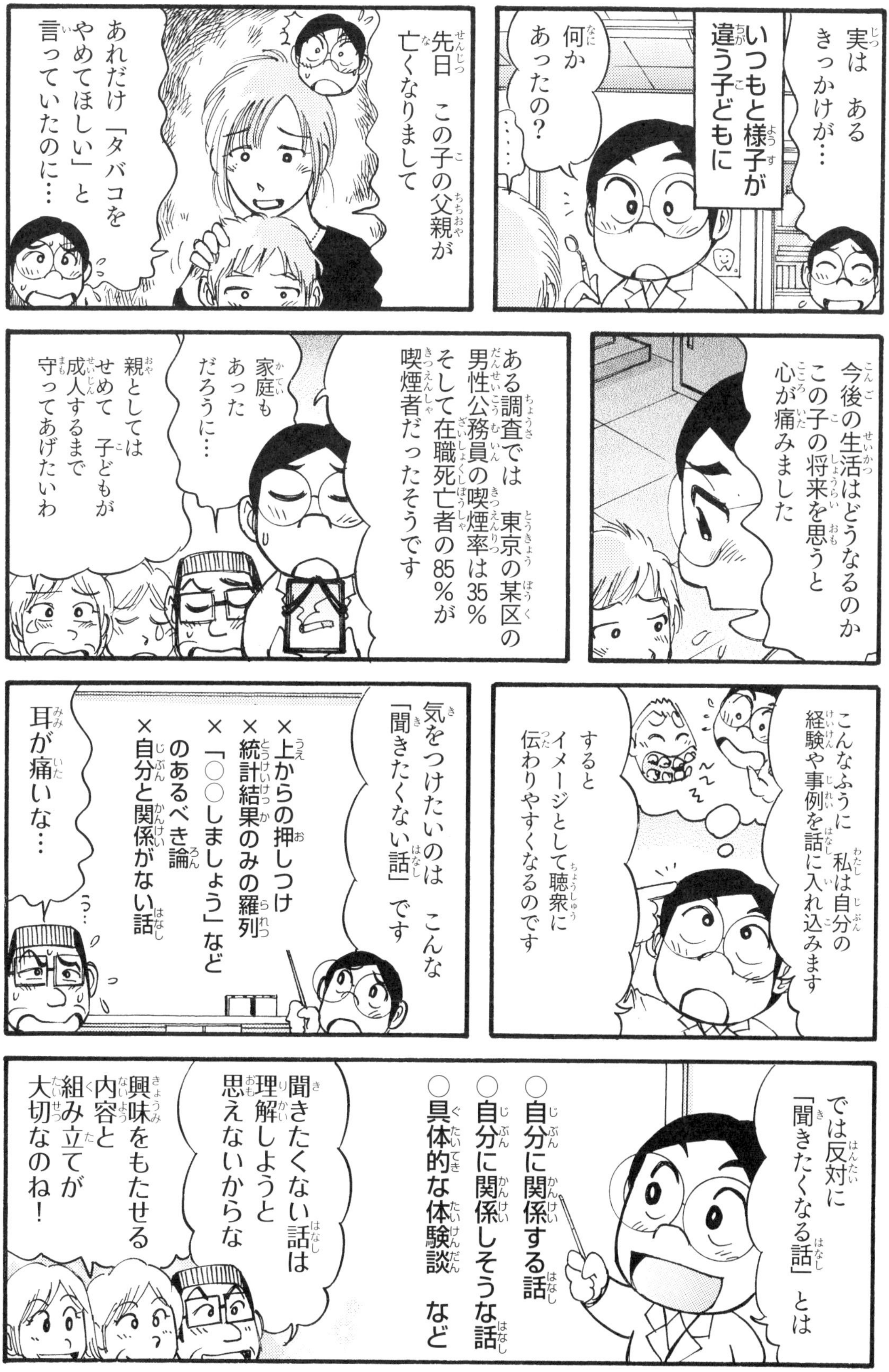
実《じつ》は　ある きっかけが…
いつもと様子《ようす》が違《ちが》う子《こ》どもに
何《なに》か あったの？
……
先日《せんじつ》　この子《こ》の父親《ちちおや》が亡《な》くなりまして
あれだけ「タバコをやめてほしい」と言《い》っていたのに…
今後《こんご》の生活《せいかつ》はどうなるのか この子《こ》の将来《しょうらい》を思《おも》うと 心《こころ》が痛《いた》みました
ある調査《ちょうさ》では　東京《とうきょう》の某区《ぼうく》の男性公務員《だんせいこうむいん》の喫煙率《きつえんりつ》は35％ そして在職死亡者《ざいしょくしぼうしゃ》の85％が喫煙者《きつえんしゃ》だったそうです
家庭《かてい》も あった だろうに…
親《おや》としては せめて　子《こ》どもが 成人《せいじん》するまで 守《まも》ってあげたいわ
こんなふうに　私《わたし》は自分《じぶん》の 経験《けいけん》や事例《じれい》を話《はなし》に入《い》れ込《こ》みます
すると イメージとして聴衆《ちょうしゅう》に 伝《つた》わりやすくなるのです
気《き》をつけたいのは　こんな「聞《き》きたくない話《はなし》」です
×上《うえ》からの押《お》しつけ
×統計結果《とうけいけっか》のみの羅列《られつ》
×「○○しましょう」などのあるべき論《ろん》
×自分《じぶん》と関係《かんけい》がない話《はなし》
耳《みみ》が痛《いた》いな…
う…
では反対《はんたい》に「聞《き》きたくなる話《はなし》」とは
○自分《じぶん》に関係《かんけい》する話《はなし》
○自分《じぶん》に関係《かんけい》しそうな話《はなし》
○具体的《ぐたいてき》な体験談《たいけんだん》　など
聞《き》きたくない話《はなし》は 理解《りかい》しようと 思《おも》えないからな
興味《きょうみ》をもたせる 内容《ないよう》と 組《く》み立《た》てが 大切《たいせつ》なのね！

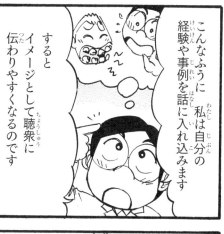

■6時間目《じかんめ》

納得《なっとく》するように話《はな》してみよう
～軽《かる》いタバコの裏話《うらばなし》～

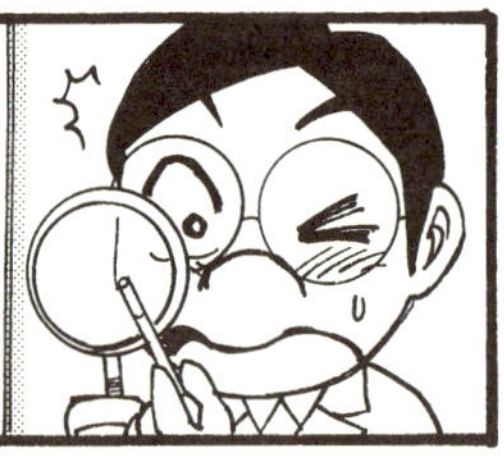

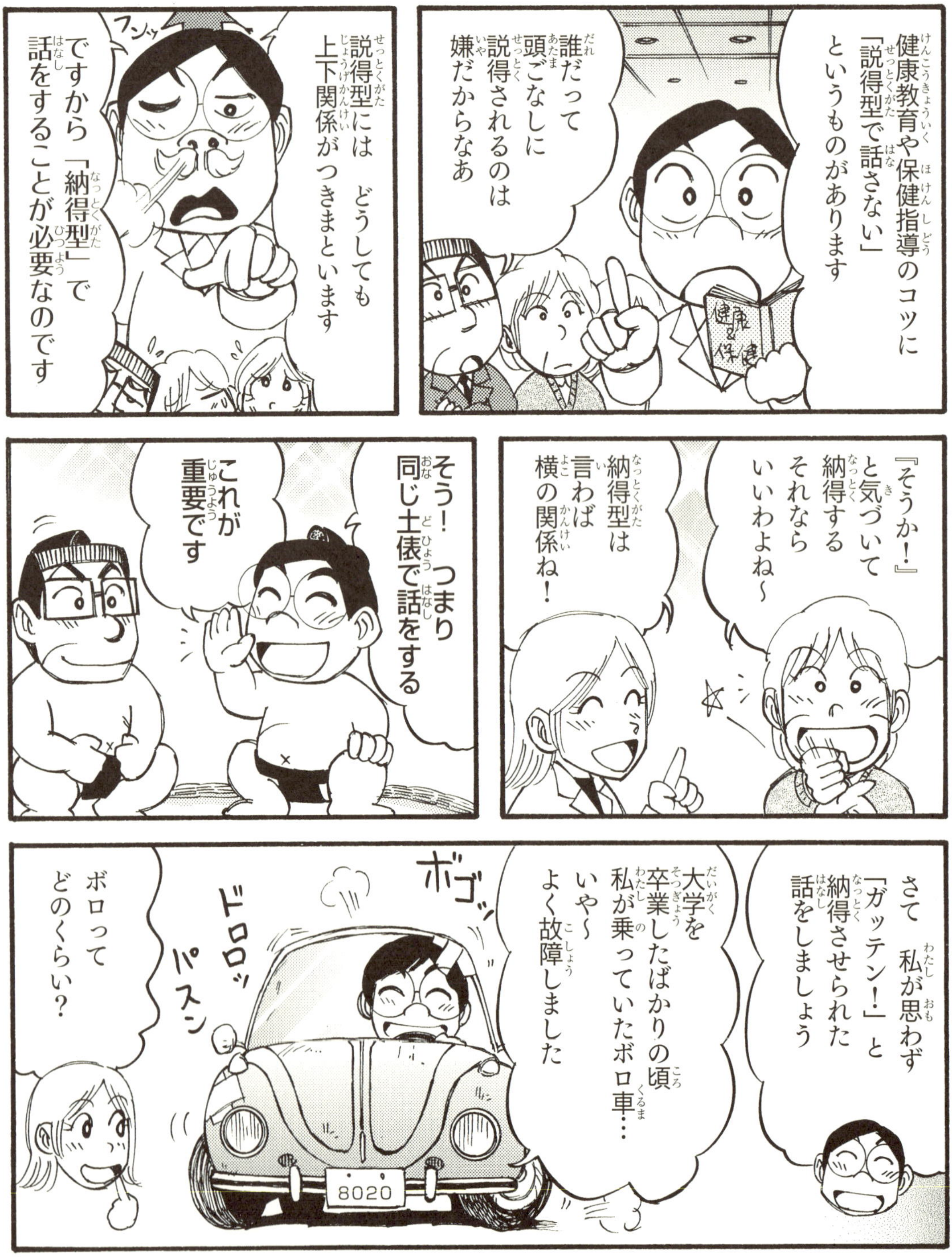

健康教育《けんこうきょういく》や保健指導《ほけんしどう》のコツに「説得型《せっとくがた》で話《はな》さない」というものがあります
誰《だれ》だって頭《あたま》ごなしに説得《せっとく》されるのは嫌《いや》だからなあ
フンッ
説得型《せっとくがた》には どうしても上下関係《じょうげかんけい》がつきまといます
ですから「納得型《なっとくがた》」で話《はなし》をすることが必要《ひつよう》なのです
『そうか！』と気《き》づいて納得《なっとく》するそれならいいわよね～
納得型《なっとくがた》は言《い》わば横《よこ》の関係《かんけい》ね！
そう！ つまり同《おな》じ土俵《どひょう》で話《はなし》をする
これが重要《じゅうよう》です
さて 私《わたし》が思《おも》わず「ガッテン！」と納得《なっとく》させられた話《はなし》をしましょう
大学《だいがく》を卒業《そつぎょう》したばかりの頃《ころ》私《わたし》が乗《の》っていたボロ車《くるま》…いや～よく故障《こしょう》しました
ボゴッ
ドロロッ
パスン
8020
ボロってどのくらい？

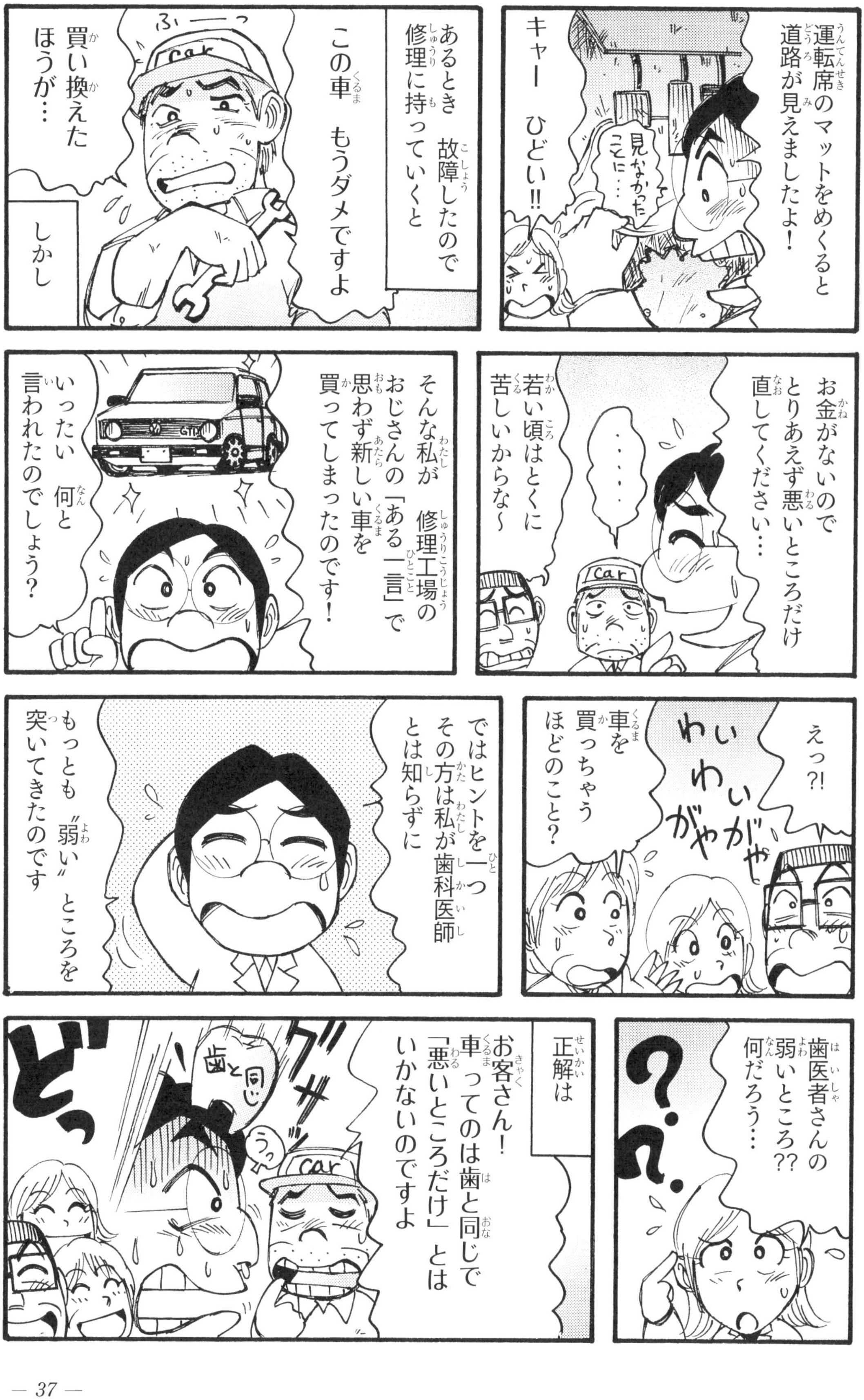
運転席《うんてんせき》のマットをめくると
道路《どうろ》が見《み》えましたよ!
キャー　ひどい!!
見なかったことに…
あるとき　故障《こしょう》したので
修理《しゅうり》に持《も》っていくと
ふーっ
この車《くるま》　もうダメですよ
買《か》い換《か》えた
ほうが…
しかし
お金《かね》がないので
とりあえず悪《わる》いところだけ
直《なお》してください…
・・・・・
若《わか》い頃《ころ》はとくに
苦《くる》しいからな〜
そんな私《わたし》が　修理工場《しゅうりこうじょう》の
おじさんの「ある一言《ひとこと》」で
思《おも》わず新《あたら》しい車《くるま》を
買《か》ってしまったのです!
いったい　何《なん》と
言《い》われたのでしょう?
えっ?!
わいわい
がやがや
車《くるま》を
買《か》っちゃう
ほどのこと?
ではヒントを一《ひと》つ
その方《かた》は私《わたし》が歯科医師《しかいし》
とは知《し》らずに
もっとも〝弱《よわ》い〟ところを
突《つ》いてきたのです
歯医者《はいしゃ》さんの
弱《よわ》いところ??
何《なん》だろう…
??
正解《せいかい》は
お客《きゃく》さん!
車《くるま》ってのは歯《は》と同《おな》じで
「悪《わる》いところだけ」とは
いかないのですよ
どっ
歯と同じ
グサッ
うっ

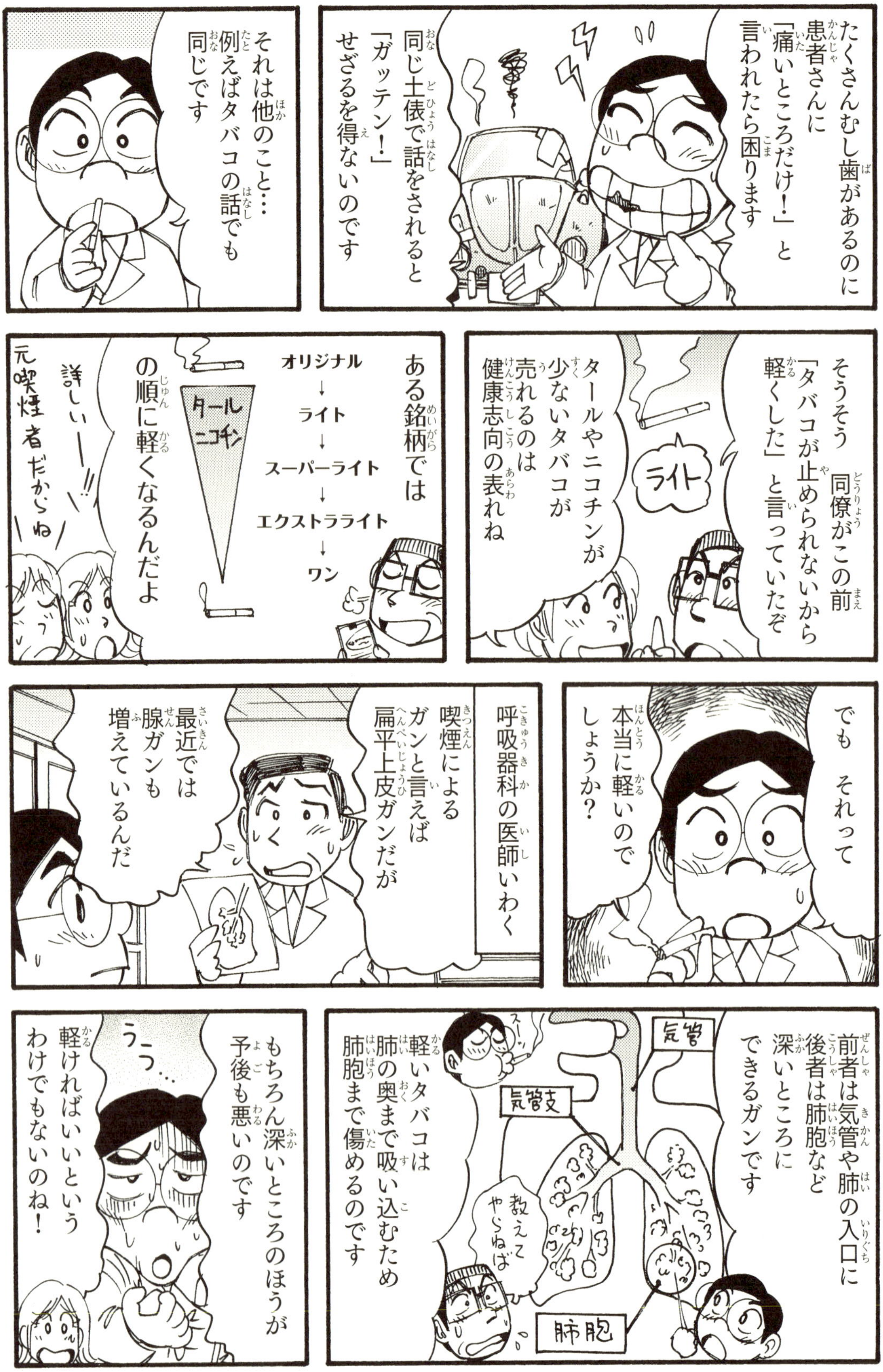
たくさんむし歯《ば》があるのに
患者《かんじゃ》さんに
「痛《いた》いところだけ!」と
言《い》われたら困《こま》ります
同《おな》じ土俵《どひょう》で話《はなし》をされると
「ガッテン!」
せざるを得《え》ないのです
それは他《ほか》のこと…
例《たと》えばタバコの話《はなし》でも
同《おな》じです
そうそう 同僚《どうりょう》がこの前《まえ》
「タバコが止《や》められないから
軽《かる》くした」と言《い》っていたぞ
ライト
タールやニコチンが
少《すく》ないタバコが
売《う》れるのは
健康志向《けんこうしこう》の表《あらわ》れね
ある銘柄《めいがら》では
オリジナル
↓
ライト
↓
スーパーライト
↓
エクストラライト
↓
ワン
タール
ニコチン
の順《じゅん》に軽《かる》くなるんだよ
詳しいー!!
元喫煙者だからね
でも それって
本当《ほんとう》に軽《かる》いので
しょうか?
呼吸器科《こきゅうきか》の医師《いし》いわく
喫煙《きつえん》による
ガンと言《い》えば
扁平上皮《へんぺいじょうひ》ガンだが
最近《さいきん》では
腺《せん》ガンも
増《ふ》えているんだ
前者《ぜんしゃ》は気管《きかん》や肺《はい》の入口《いりぐち》に
後者《こうしゃ》は肺胞《はいほう》など
深《ふか》いところに
できるガンです
気管
スーッ
気管支
肺胞
軽《かる》いタバコは
肺《はい》の奥《おく》まで吸《す》い込《こ》むため
肺胞《はいほう》まで傷《いた》めるのです
教えてやらねば
もちろん深《ふか》いところのほうが
予後《よご》も悪《わる》いのです
うう…
軽《かる》ければいいという
わけでもないのね!

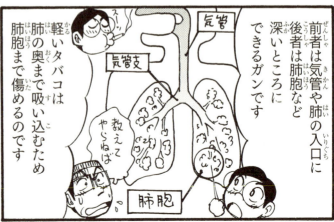

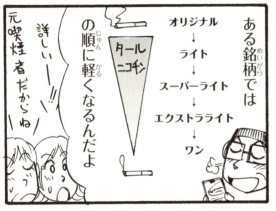

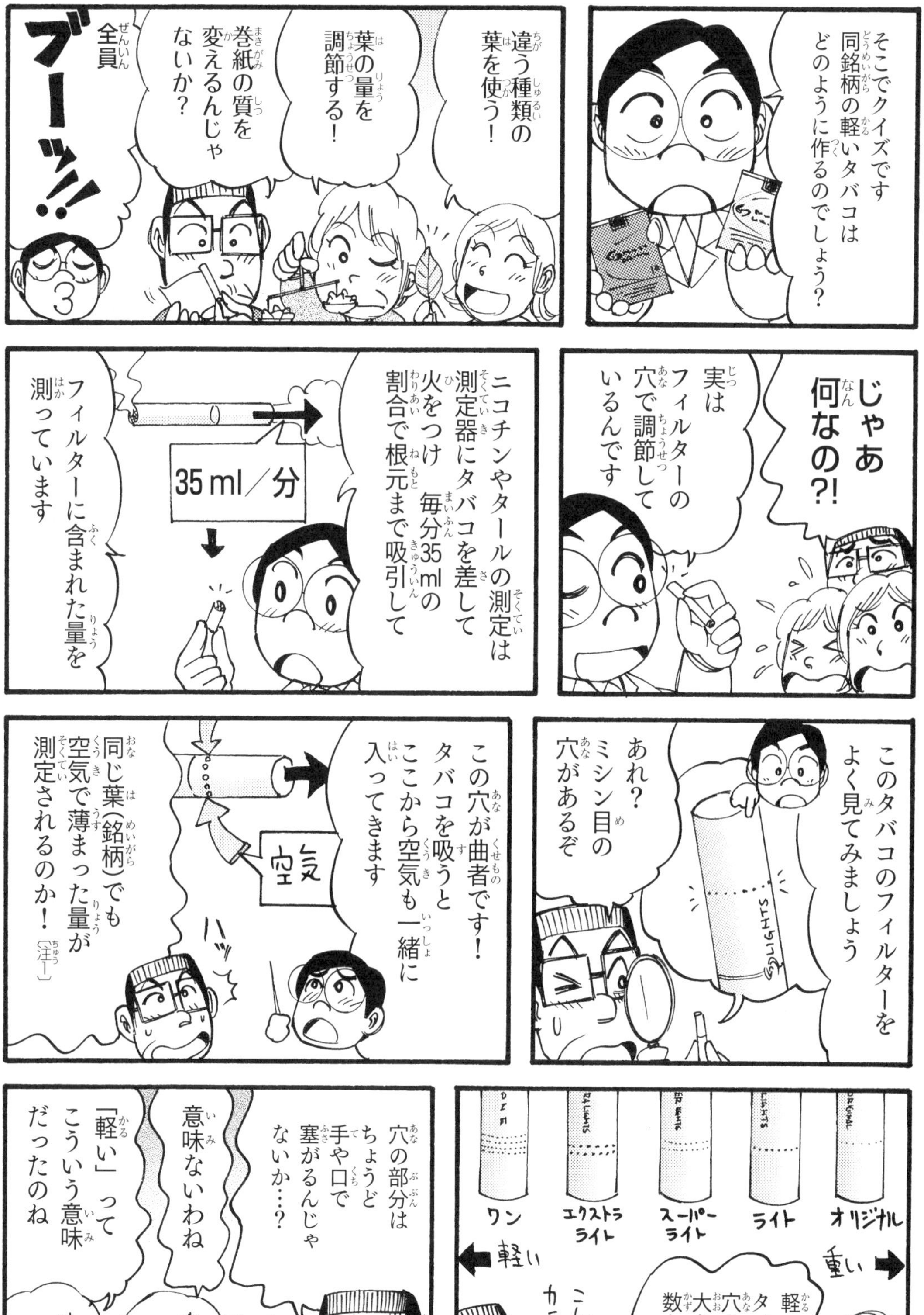

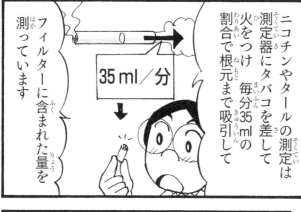

〔注《ちゅう》1〕佐藤功《さとういさお》：軽《かる》いタバコの嘘《うそ》、地域保健《ちいきほけん》2001年《ねん》10月号《がつごう》

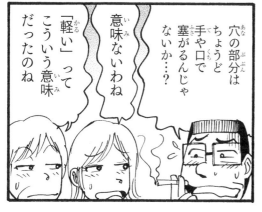

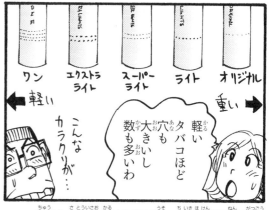

【参考《さんこう》】喫煙者《きつえんしゃ》の医療費《いりょうひ》は非喫煙者《ひきつえんしゃ》の約《やく》1.5倍《ばい》（60歳代男性《さいだいだんせい》）となっており、男性《だんせい》の医療費総額《いりょうひそうがく》のうち8.3%は喫煙《きつえん》によるものと推定《すいてい》されています。（吉澤信夫《よしざわのぶお》編著《へんちょ》：なるほどなっとくタバコ問答集《もんどうしゅう》、文芸社《ぶんげいしゃ》、2009年《ねん》）

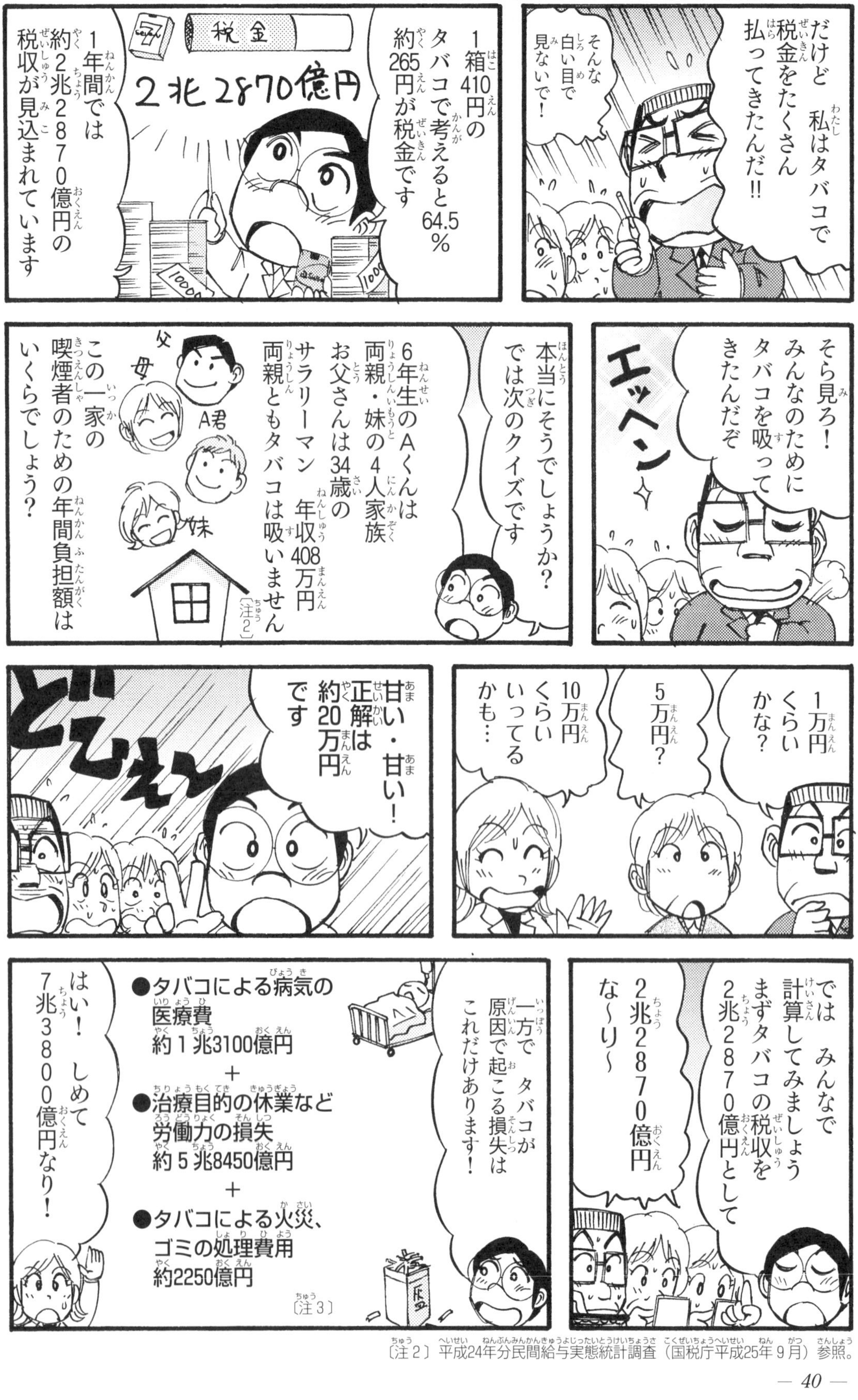

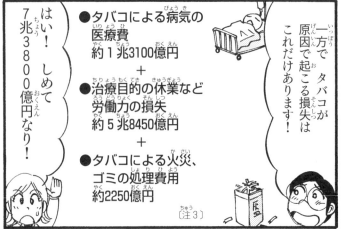

〔注《ちゅう》2〕平成《へいせい》24年分民間給与実態統計調査《ねんぶんみんかんきゅうよじったいとうけいちょうさ》（国税庁平成《こくぜいちょうへいせい》25年《ねん》9月《がつ》）参照《さんしょう》。

〔注《ちゅう》4〕2013年《ねん》6月現在《がつげんざい》。

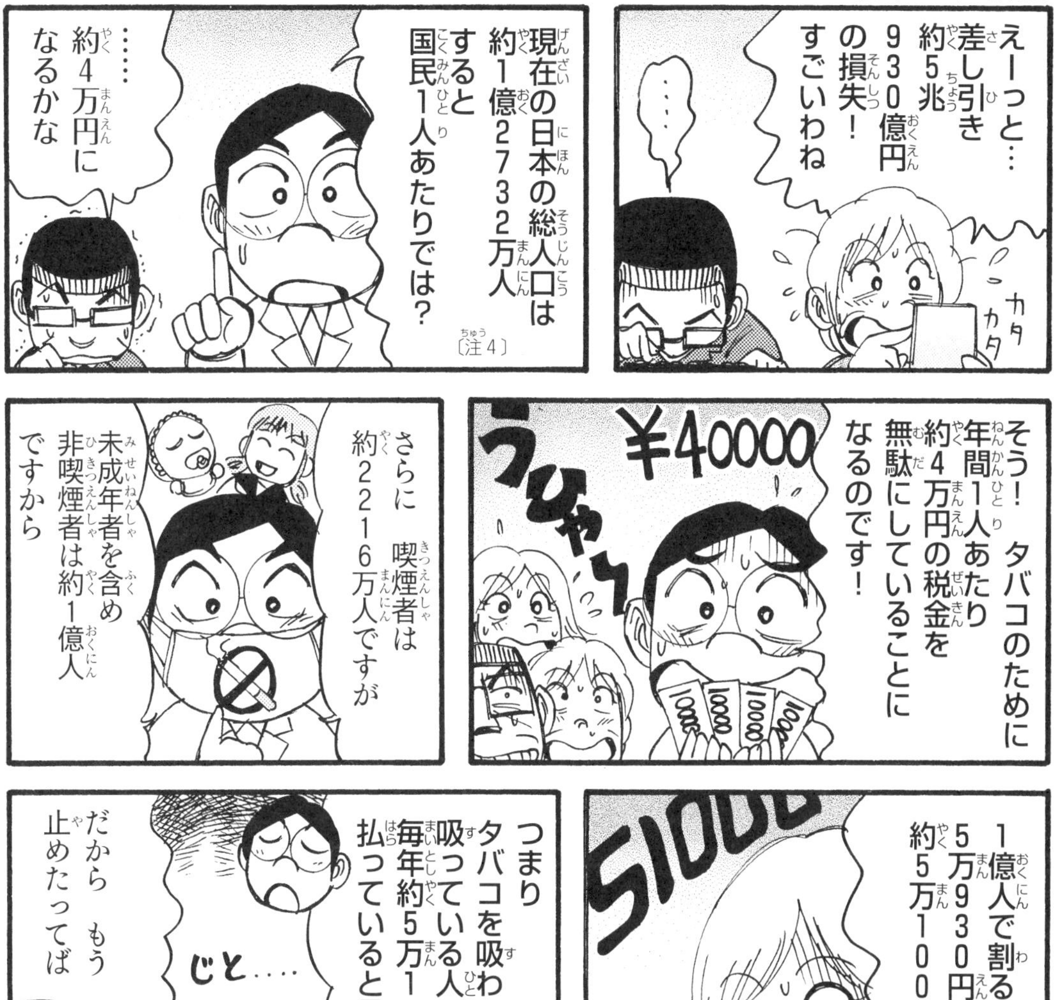
えーっと…差《さ》し引《ひ》き約《やく》5兆《ちょう》930億円《おくえん》の損失《そんしつ》！すごいわね
…
カタカタ
現在《げんざい》の日本《にほん》の総人口《そうじんこう》は約《やく》1億《おく》2732万人《まんにん》〔注《ちゅう》4〕
すると国民《こくみん》1人《ひとり》あたりでは？
……約《やく》4万円《まんえん》になるかな
そう！タバコのために年間《ねんかん》1人《ひとり》あたり約《やく》4万円《まんえん》の税金《ぜいきん》を無駄《むだ》にしていることになるのです！
¥40000
うひゃ〜
さらに 喫煙者《きつえんしゃ》は約《やく》2216万人《まんにん》ですが
未成年者《みせいねんしゃ》を含《ふく》め非喫煙者《ひきつえんしゃ》は約《やく》1億人《おくにん》ですから
1億人《おくにん》で割《わ》ると…5万《まん》930円《えん》で約《やく》5万《まん》1000円《えん》！
51000
カタ カタ
つまりタバコを吸《す》わない人《ひと》は吸《す》っている人《ひと》に対《たい》して毎年約《まいとしやく》5万《まん》1000円《えん》を払《はら》っていると言《い》えます
じと….
だから もう止《や》めたってば
4人家族《にんかぞく》なら1年《ねん》で20万円以上《まんえんいじょう》！家族《かぞく》で温泉《おんせん》に行《い》ってごちそうを食《た》べても…
十分《じゅうぶん》おつりが来《く》るのか〜つくづく止《や》めてよかったよ

〔注《ちゅう》3〕医療経済研究機構《いりょうけいざいけんきゅうきこう》：たばこ税増税《ぜいぞうぜい》の効果《こうか》・影響等《えいきょうとう》に関《かん》する調査研究報告書《ちょうさけんきゅうほうこくしょ》、2002年《ねん》
文部科学省《もんぶかがくしょう》：高校生用喫煙防止教育《こうこうせいようきつえんぼうしきょういく》パンフレット　たばこをめぐる３つの扉《とびら》　君《きみ》たちの未来《みらい》のために、日本学校保健会《にほんがっこうほけんかい》、2004年《ねん》
（http://www.hokenkai.or.jp/3/3-5/3-51-02.html）よりダウンロード可能《かのう》です。

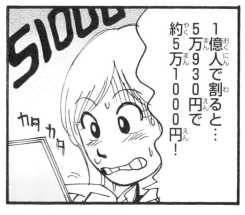

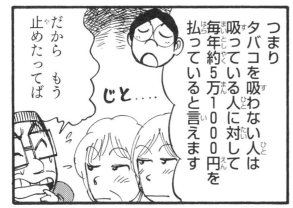

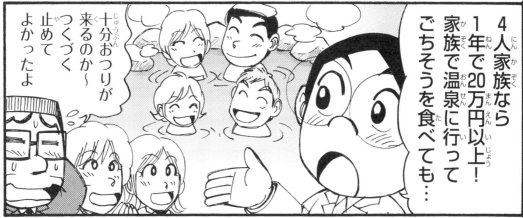

■7時間目《じかんめ》

心《こころ》を揺《ゆ》さぶるテクニック
～コーヒーを飲《の》みながら考《かんが》えてみよう～

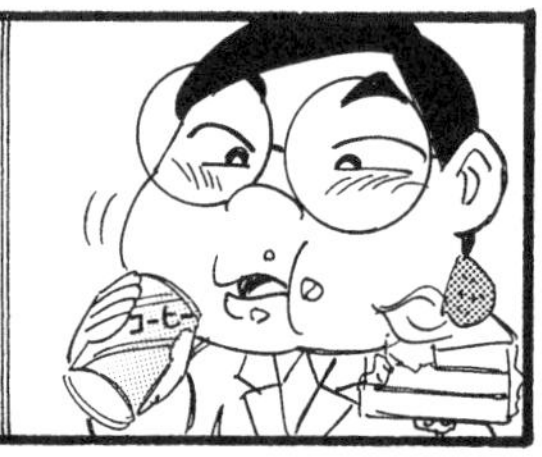
コーヒー

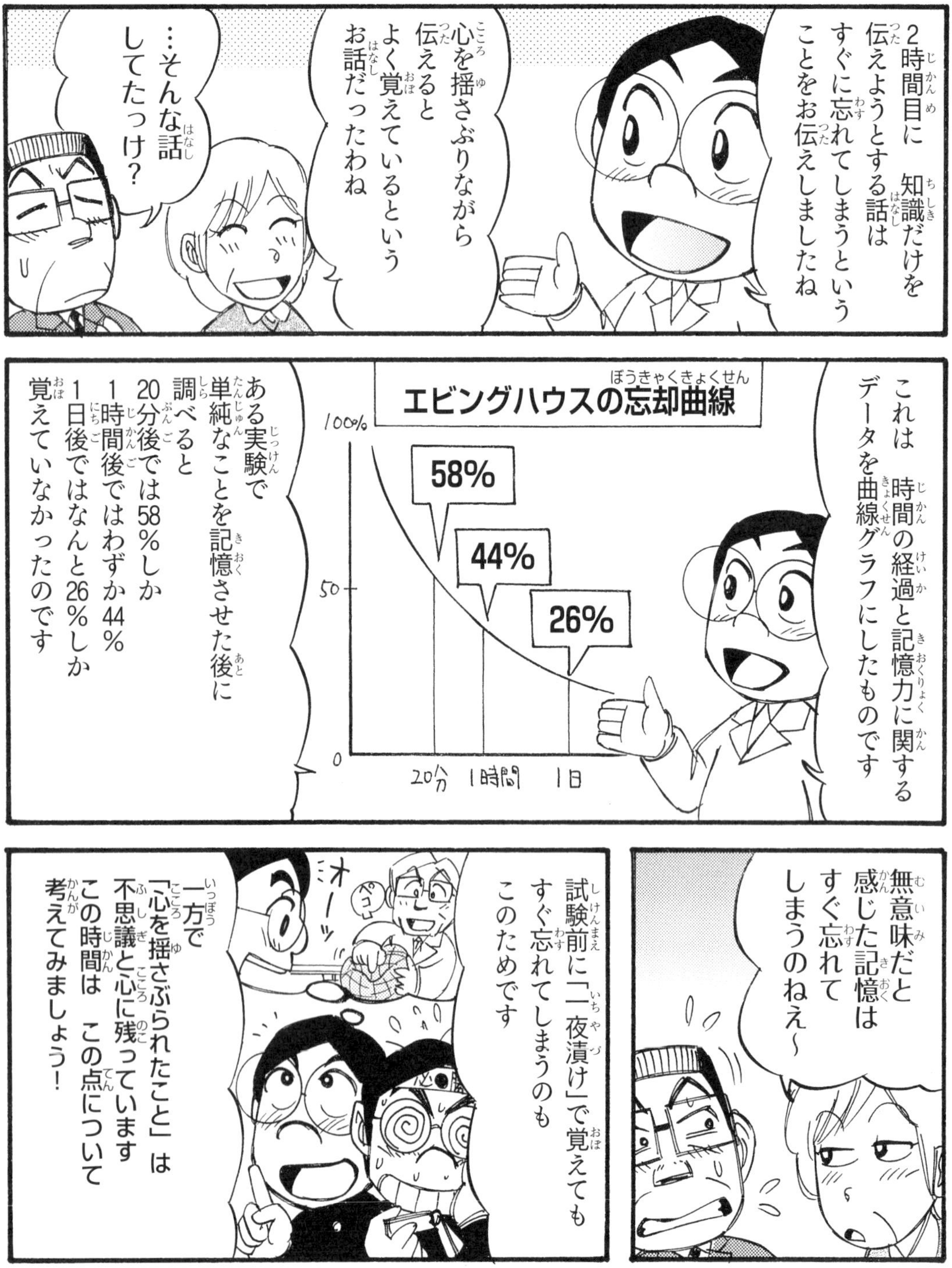
2時間目《じかんめ》に　知識《ちしき》だけを伝《つた》えようとする話《はなし》はすぐに忘《わす》れてしまうということをお伝《つた》えしましたね
心《こころ》を揺《ゆ》さぶりながら伝《つた》えるとよく覚《おぼ》えているというお話《はなし》だったわね
…そんな話《はなし》してたっけ？
これは　時間《じかん》の経過《けいか》と記憶力《きおくりょく》に関《かん》するデータを曲線《きょくせん》グラフにしたものです
エビングハウスの忘却曲線《ぼうきゃくきょくせん》
100%
50
0
58%
44%
26%
20分
1時間
1日
ある実験《じっけん》で単純《たんじゅん》なことを記憶《きおく》させた後《あと》に調《しら》べると20分後《ぷんご》では58％しか1時間後《じかんご》ではわずか44％1日後《にちご》ではなんと26％しか覚《おぼ》えていなかったのです
無意味《むいみ》だと感《かん》じた記憶《きおく》はすぐ忘《わす》れてしまうのねえ～
試験前《しけんまえ》に「一夜漬《いちやづ》け」で覚《おぼ》えてもすぐ忘《わす》れてしまうのもこのためです
オーッ
ペコ
一方《いっぽう》で「心《こころ》を揺《ゆ》さぶられたこと」は不思議《ふしぎ》と心《こころ》に残《のこ》っていますこの時間《じかん》は　この点《てん》について考《かんが》えてみましょう！

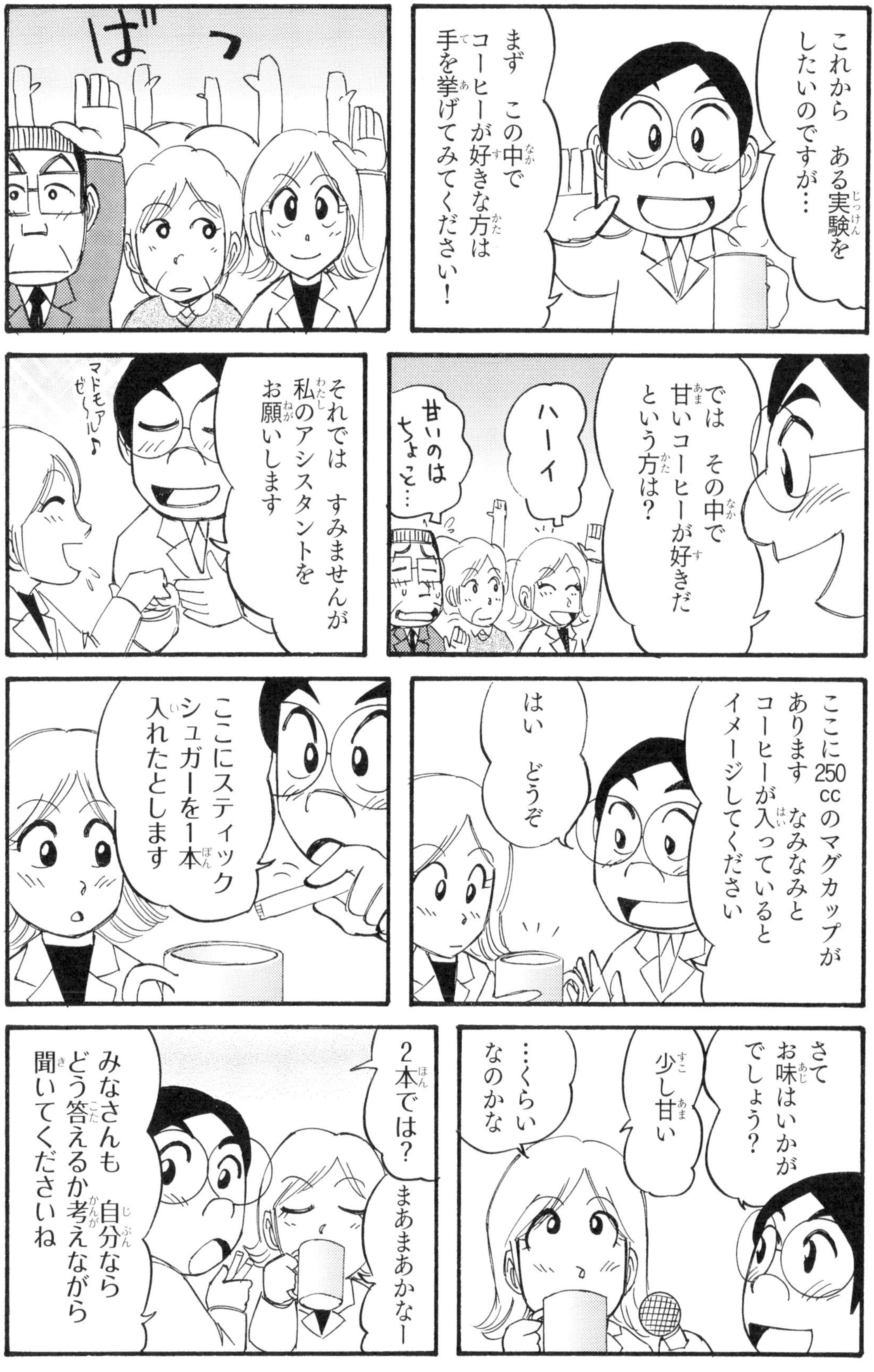

これから ある実験《じっけん》をしたいのですが…
まず この中《なか》でコーヒーが好《す》きな方《かた》は手《て》を挙《あ》げてみてください！
ばっ
では その中《なか》で甘《あま》いコーヒーが好《す》きだという方《かた》は？
ハーイ
甘いのはちょっと…
それでは すみませんが私《わたし》のアシスタントをお願《ねが》いします
マドモアゼ〜ル♪
ここに250ccのマグカップがあります なみなみとコーヒーが入《はい》っているとイメージしてください
はい どうぞ
ここにスティックシュガーを1本《ぽん》入《い》れたとします
さて お味《あじ》はいかがでしょう？
少《すこ》し甘《あま》い
…くらいなのかな
2本《ほん》では？
まあまあかなー
みなさんも 自分《じぶん》ならどう答《こた》えるか考《かんが》えながら聞《き》いてくださいね

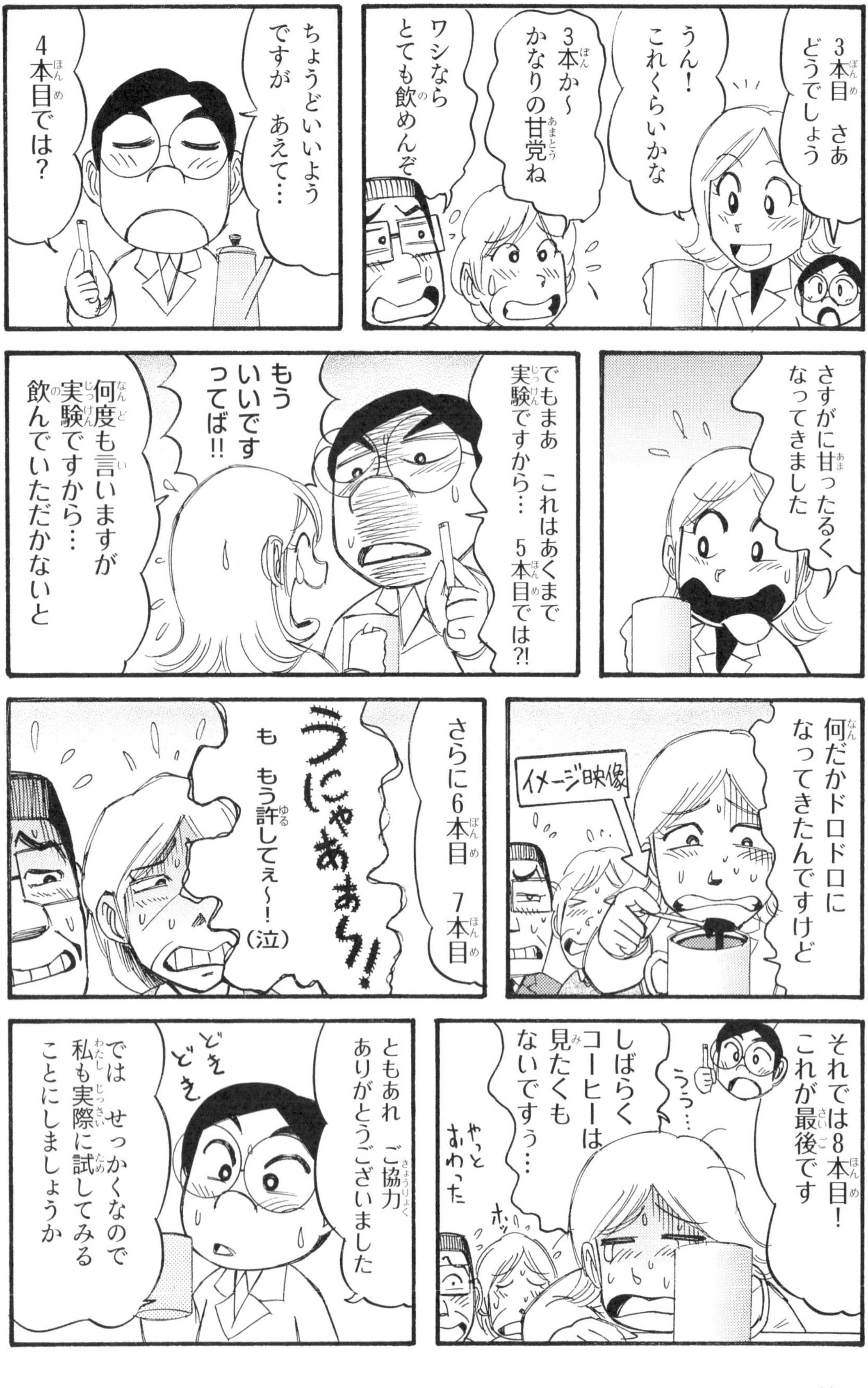
3本目《ぼんめ》 さぁ どうでしょう
うん！ これくらいかな
3本《ぼん》か～ かなりの甘党《あまとう》ね
ワシなら とても飲《の》めんぞ
ちょうどいいようですが あえて…
4本目《ほんめ》では？
さすがに甘《あま》ったるくなってきました
でもまぁ これはあくまで実験《じっけん》ですから… 5本目《ほんめ》では?!
もう いいです ってば!!
何度《なんど》も言《い》いますが 実験《じっけん》ですから… 飲《の》んでいただかないと
何《なん》だかドロドロになってきたんですけど
イメージ映像
さらに6本目《ほんめ》 7本目《ほんめ》
うにゃあああ!!
も もう許《ゆる》してぇ～！(泣)
それでは8本目《ほんめ》！ これが最後《さいご》です
ううう…
しばらくコーヒーは見《み》たくもないですぅ…
やっと おわった
ホッ
ともあれ ご協力《きょうりょく》ありがとうございました
どき どき
では せっかくなので 私《わたし》も実際《じっさい》に試《ため》してみることにしましょうか

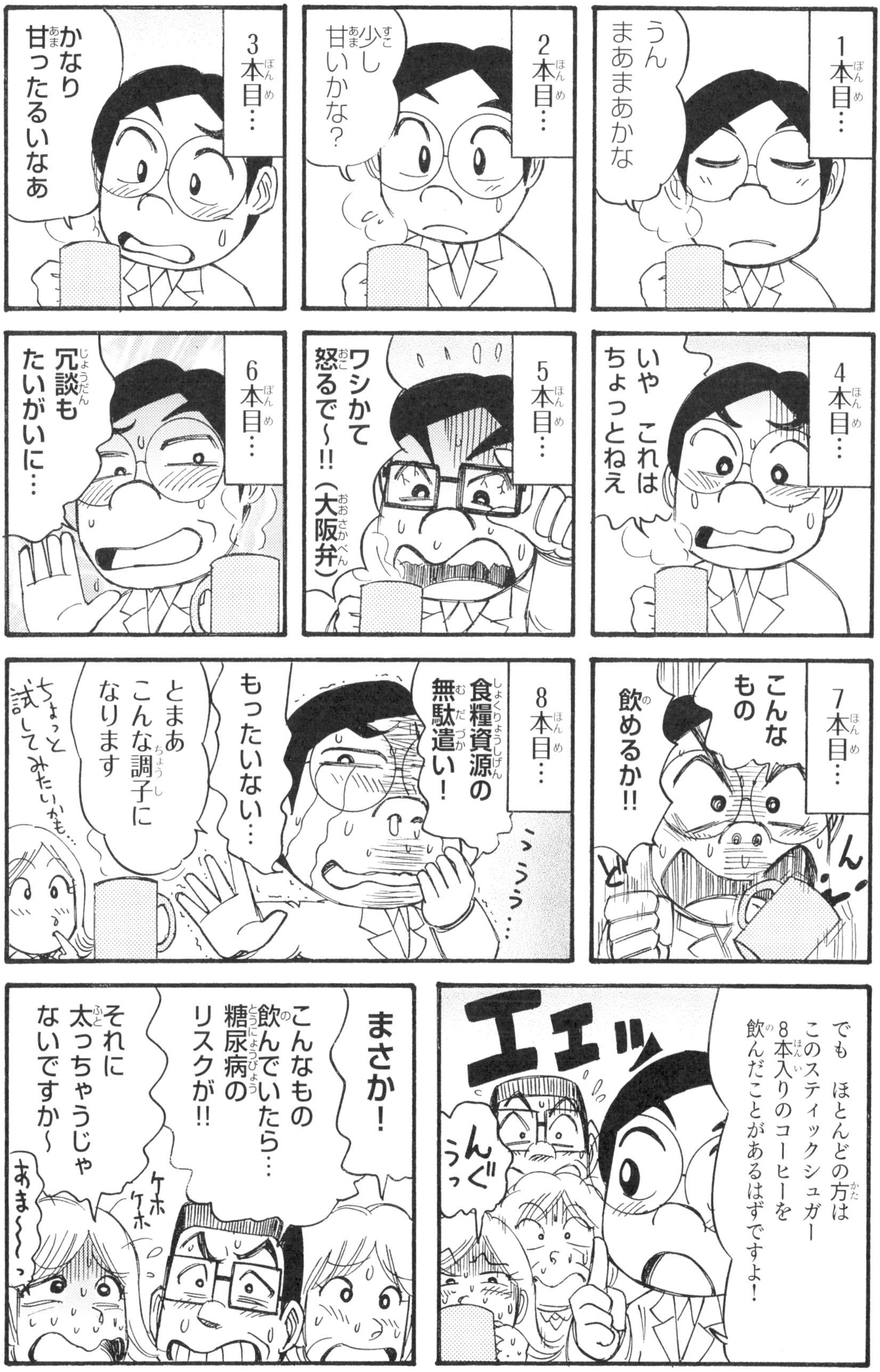
1本目《ぼんめ》…
うん まあまあかな
2本目《ほんめ》…
少《すこ》し 甘《あま》いかな?
3本目《ぼんめ》…
かなり 甘《あま》ったるいなぁ
4本目《ほんめ》…
いや これは ちょっとねえ
5本目《ほんめ》…
ワシかて 怒《おこ》るで~!! (大阪弁《おおさかべん》)
6本目《ぼんめ》…
冗談《じょうだん》も たいがいに…
7本目《ほんめ》…
こんな もの 飲《の》めるか!!
ど
ん
8本目《ほんめ》…
食糧資源《しょくりょうしげん》の 無駄遣《むだづか》い!
うううう…
もったいない…
とまあ こんな調子《ちょうし》に なります
ちょっと試してみたいかも…
でも ほとんどの方《かた》は このスティックシュガー 8本入《ほんい》りのコーヒーを 飲《の》んだことがあるはずですよ!
エェッ
んぐっ
う
まさか!
こんなもの 飲《の》んでいたら… 糖尿病《とうにょうびょう》の リスクが!!
それに 太《ふと》っちゃうじゃ ないですか~
ケホ ケホ
あま~~っ

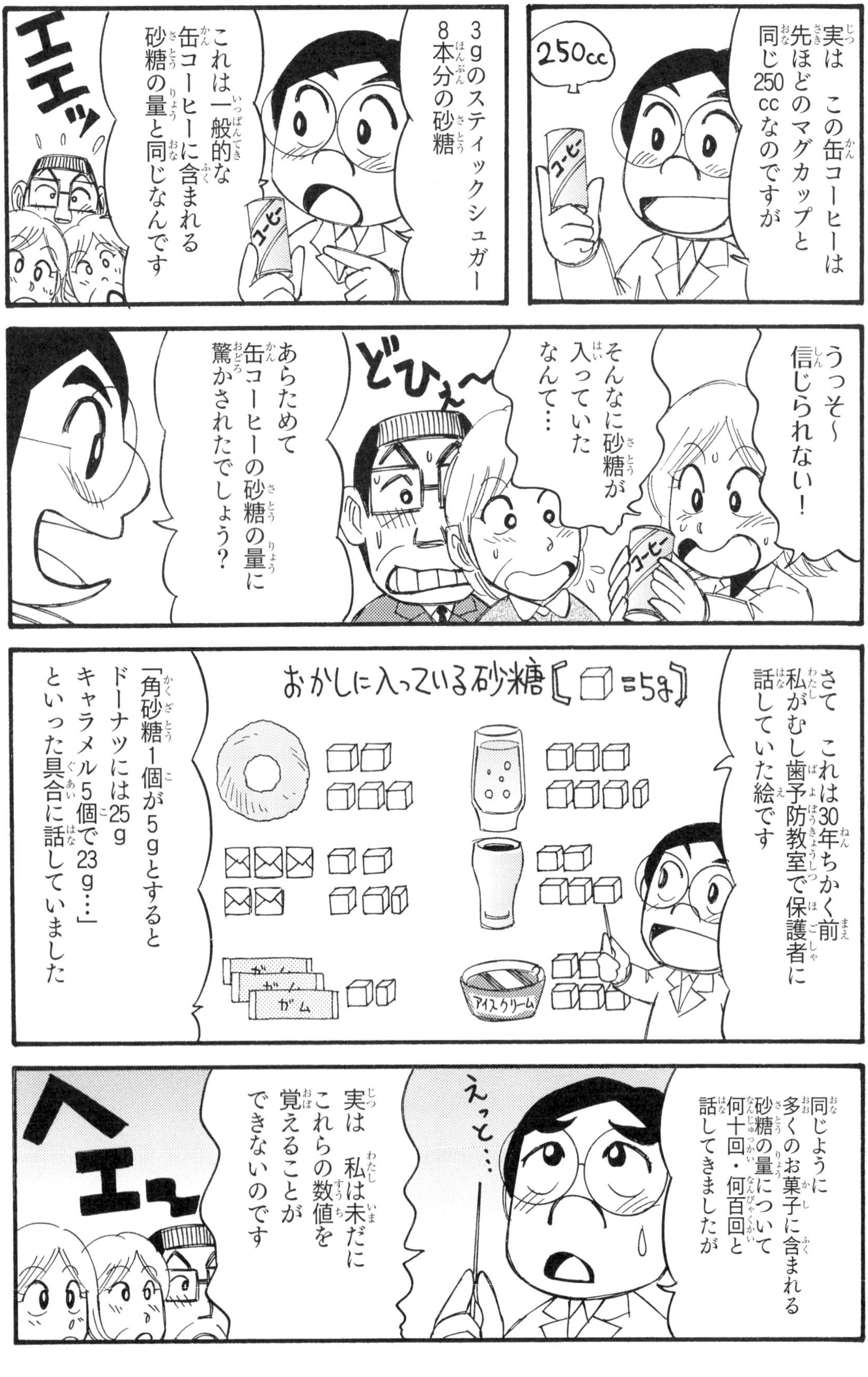
実《じつ》は　この缶《かん》コーヒーは
先《さき》ほどのマグカップと
同《おな》じ250ccなのですが
250cc
3gのスティックシュガー
8本分《ほんぶん》の砂糖《さとう》
これは一般的《いっぱんてき》な
缶《かん》コーヒーに含《ふく》まれる
砂糖《さとう》の量《りょう》と同《おな》じなんです
エエッ
うっそ〜
信《しん》じられない!
そんなに砂糖《さとう》が
入《はい》っていた
なんて…
どひぇ〜
あらためて
缶《かん》コーヒーの砂糖《さとう》の量《りょう》に
驚《おどろ》かされたでしょう?
さて　これは30年《ねん》ちかく前《まえ》
私《わたし》がむし歯《ば》予防《よぼう》教室《きょうしつ》で保護者《ほごしゃ》に
話《はな》していた絵《え》です
おかしに入っている砂糖〔□=5g〕
ガム
ガム
ガム
アイスクリーム
「角砂糖《かくざとう》1個《こ》が5gとすると
ドーナツには25g
キャラメル5個《こ》で23g…」
といった具合《ぐあい》に話《はな》していました
同《おな》じように
多《おお》くのお菓子《かし》に含《ふく》まれる
砂糖《さとう》の量《りょう》について
何十回《なんじゅっかい》・何百回《なんびゃくかい》と
話《はな》してきましたが
えっと…
実《じつ》は　私《わたし》は未《いま》だに
これらの数値《すうち》を
覚《おぼ》えることが
できないのです
ヘエ〜

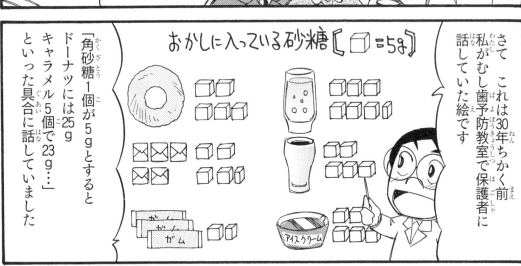

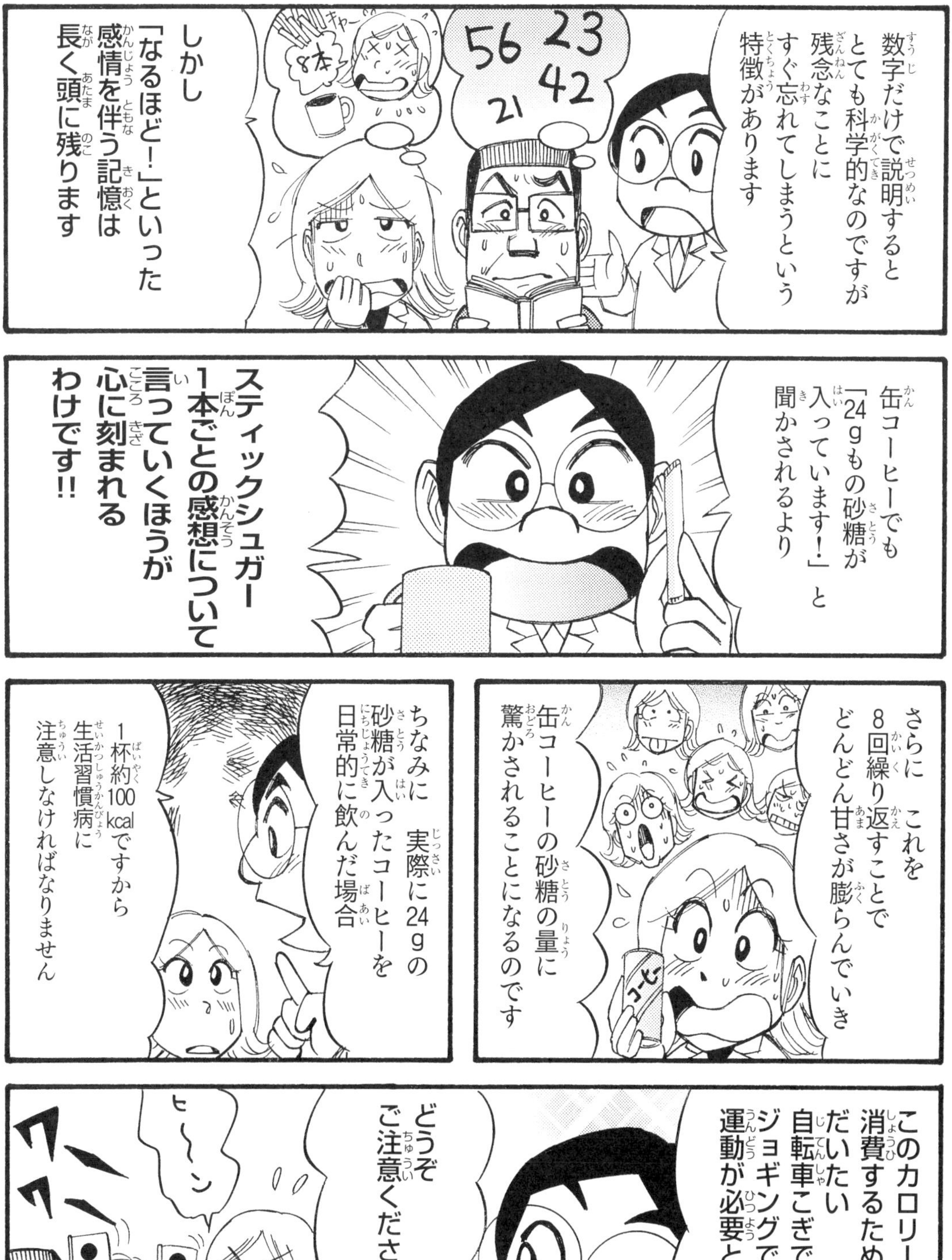

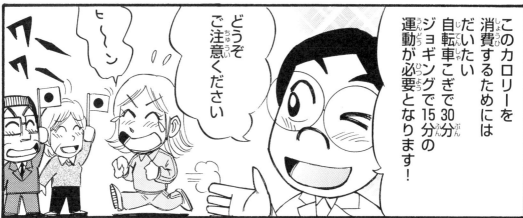

数字《すうじ》だけで説明《せつめい》すると
とても科学的《かがくてき》なのですが
残念《ざんねん》なことに
すぐ忘《わす》れてしまうという
特徴《とくちょう》があります
56 23
42
21
8本
キャー
しかし
「なるほど!」といった
感情《かんじょう》を伴《ともな》う記憶《きおく》は
長《なが》く頭《あたま》に残《のこ》ります
缶《かん》コーヒーでも
「24gもの砂糖《さとう》が
入《はい》っています!」と
聞《き》かされるより
スティックシュガー
1本《ぽん》ごとの感想《かんそう》について
言《い》っていくほうが
心《こころ》に刻《きざ》まれる
わけです!!
さらに これを
8回《かい》繰《く》り返《かえ》すことで
どんどん甘《あま》さが膨《ふく》らんでいき
缶《かん》コーヒーの砂糖《さとう》の量《りょう》に
驚《おどろ》かされることになるのです
ちなみに 実際《じっさい》に24gの
砂糖《さとう》が入《はい》ったコーヒーを
日常的《にちじょうてき》に飲《の》んだ場合《ばあい》
1杯《ぱい》約《やく》100kcalですから
生活習慣病《せいかつしゅうかんびょう》に
注意《ちゅうい》しなければなりません
このカロリーを
消費《しょうひ》するためには
だいたい
自転車《じてんしゃ》こぎで30分《ぷん》
ジョギングで15分《ふん》の
運動《うんどう》が必要《ひつよう》となります!
どうぞ
ご注意《ちゅうい》ください
ヒ〜〜ン
ワーワー

■8時間目《じかんめ》

タバコを吸《す》う人《ひと》にやさしい生命保険《せいめいほけん》・吸《す》わない人《ひと》にやさしい生命保険《せいめいほけん》

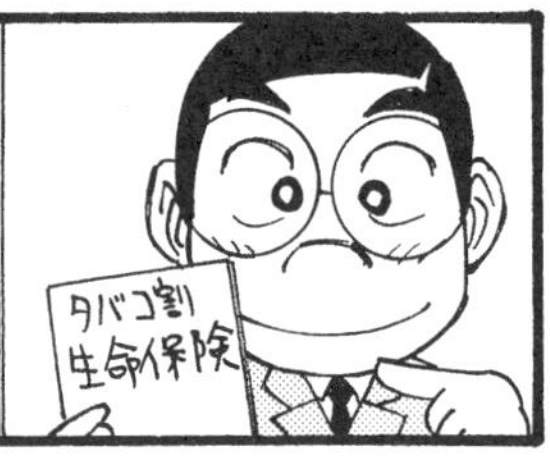
タバコ割
生命保険

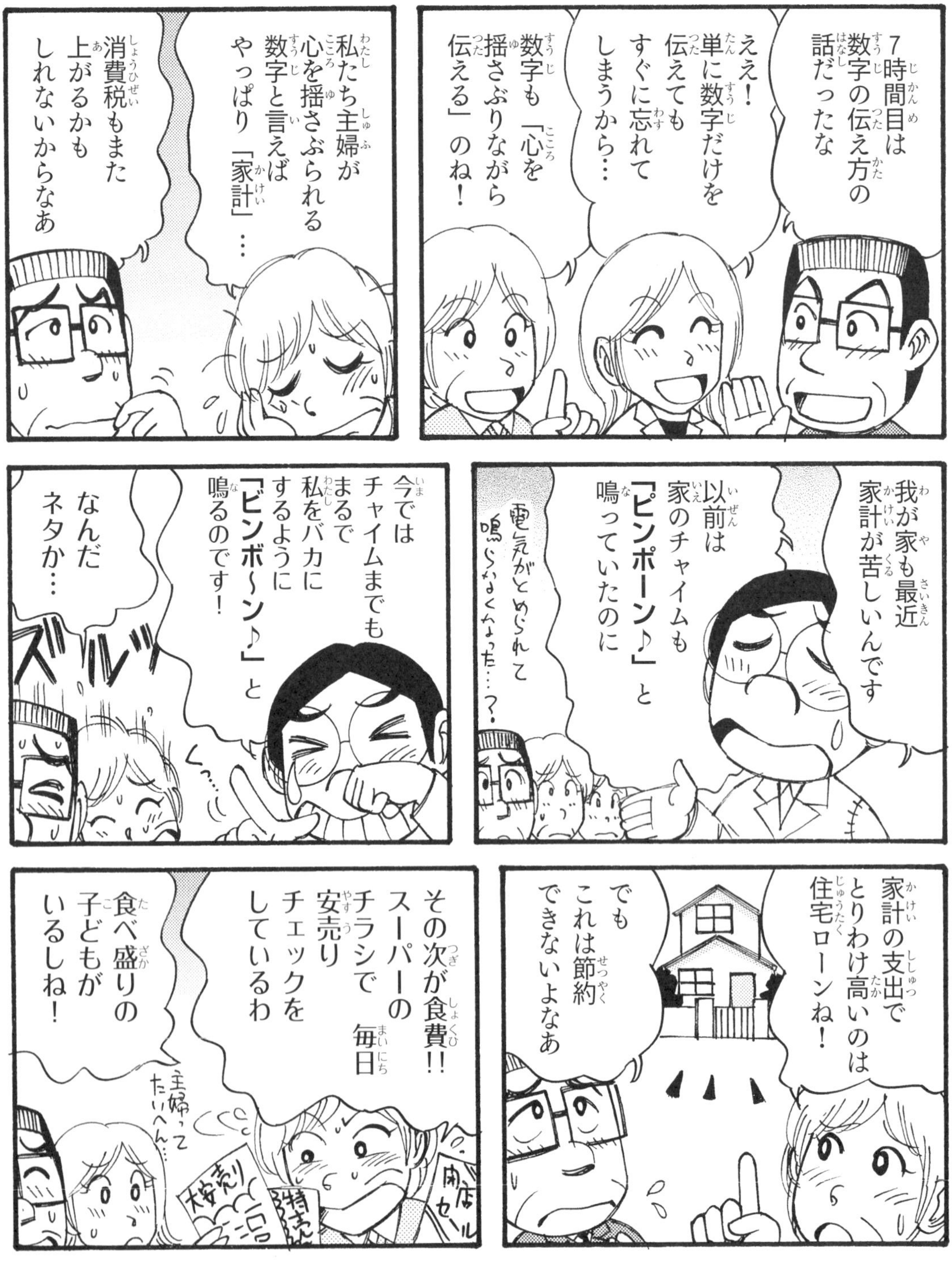
7時間目《じかんめ》は数字《すうじ》の伝《つた》え方《かた》の話《はなし》だったな
ええ！単《たん》に数字《すうじ》だけを伝《つた》えてもすぐに忘《わす》れてしまうから…
数字《すうじ》も「心《こころ》を揺《ゆ》さぶりながら伝《つた》える」のね！
私《わたし》たち主婦《しゅふ》が心《こころ》を揺《ゆ》さぶられる数字《すうじ》と言《い》えばやっぱり「家計《かけい》」…
消費税《しょうひぜい》もまた上《あ》がるかもしれないからなあ
我《わ》が家《や》も最近《さいきん》家計《かけい》が苦《くる》しいんです
以前《いぜん》は家《いえ》のチャイムも「ピンポーン♪」と鳴《な》っていたのに
電気がとめられて鳴らなくなった…？
今《いま》ではチャイムまでもまるで私《わたし》をバカにするように「ビンボ〜ン♪」と鳴《な》るのです！
ズルッ
なんだネタか…
家計《かけい》の支出《ししゅつ》でとりわけ高《たか》いのは住宅《じゅうたく》ローンね！
でもこれは節約《せつやく》できないよなあ
その次《つぎ》が食費《しょくひ》!!スーパーのチラシで毎日《まいにち》安売《やすう》りチェックをしているわ
食《た》べ盛《ざか》りの子《こ》どもがいるしね！
主婦ってたいへん…

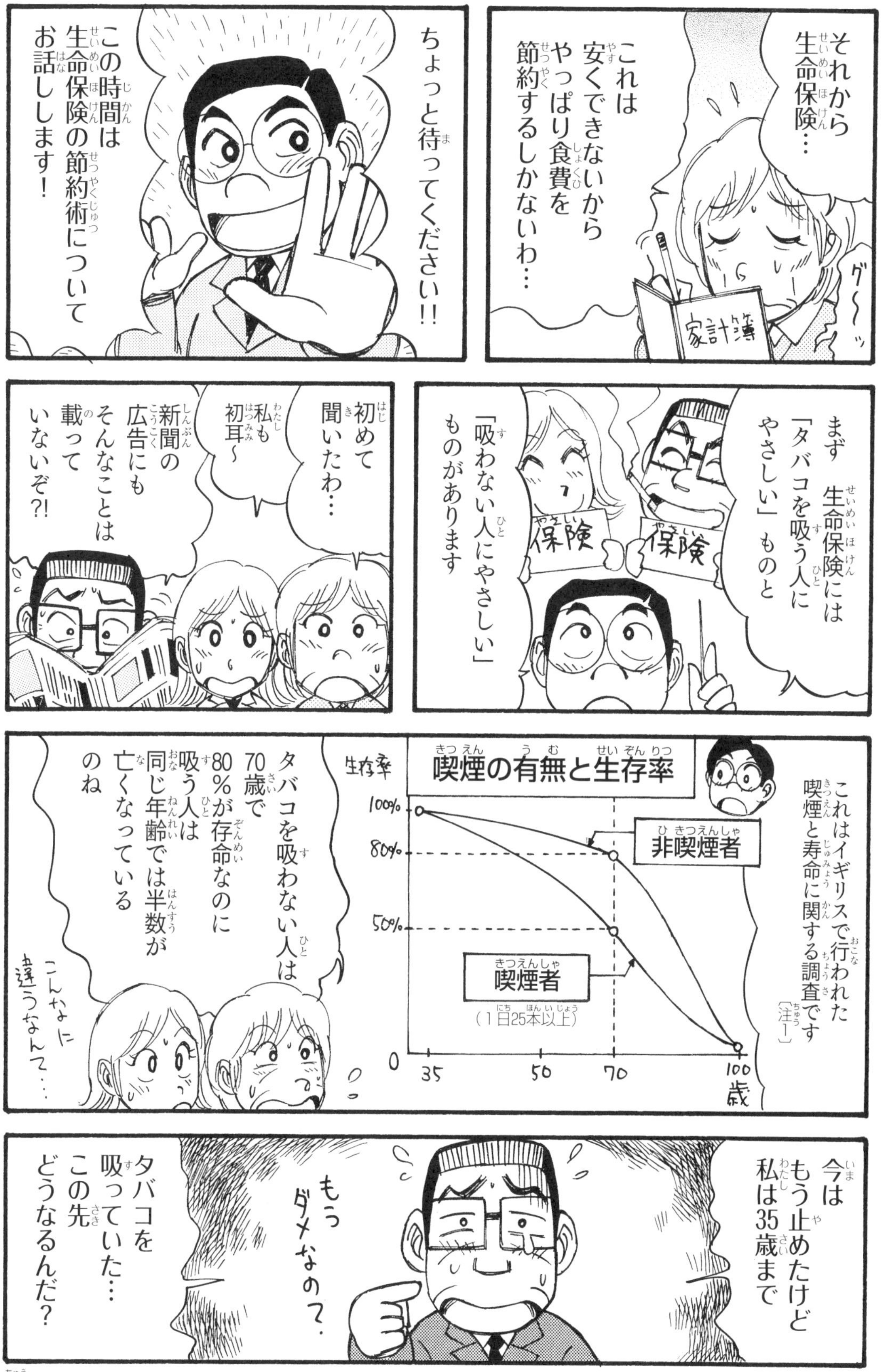

それから
生命《せいめい》保険《ほけん》…
これは
安《やす》くできないから
やっぱり食費《しょくひ》を
節約《せつやく》するしかないわ…
家計簿
グ〜ッ
ちょっと待《ま》ってください!!
この時間《じかん》は
生命《せいめい》保険《ほけん》の節約術《せつやくじゅつ》について
お話《はな》しします!
まず 生命《せいめい》保険《ほけん》には
「タバコを吸《す》う人《ひと》に
やさしい」ものと
「吸《す》わない人《ひと》にやさしい」
ものがあります
やさしい保険
やさしい保険
初《はじ》めて
聞《き》いたわ…
私《わたし》も
初耳《はつみみ》〜
新聞《しんぶん》の
広告《こうこく》にも
そんなことは
載《の》って
いないぞ?!
これはイギリスで行《おこな》われた
喫煙《きつえん》と寿命《じゅみょう》に関《かん》する調査《ちょうさ》です
〔注《ちゅう》1〕
喫煙《きつえん》の有無《うむ》と生存率《せいぞんりつ》
生存率
100%
80%
50%
0
非喫煙者《ひきつえんしゃ》
喫煙者《きつえんしゃ》
（1日《にち》25本《ほん》以上《いじょう》）
35
50
70
100
歳
タバコを吸《す》わない人《ひと》は
70歳《さい》で
80%が存命《ぞんめい》なのに
吸《す》う人《ひと》は
同《おな》じ年齢《ねんれい》では半数《はんすう》が
亡《な》くなっている
のね
こんなに
違うなんて…
今《いま》は
もう止《や》めたけど
私《わたし》は35歳《さい》まで
もう
ダメなの?
タバコを
吸《す》っていた…
この先《さき》
どうなるんだ?

〔注《ちゅう》1〕Doll et al. Mortality in relation to smoking:40 years' observations on male British doctors. Brit Med J 1994;309:901-911

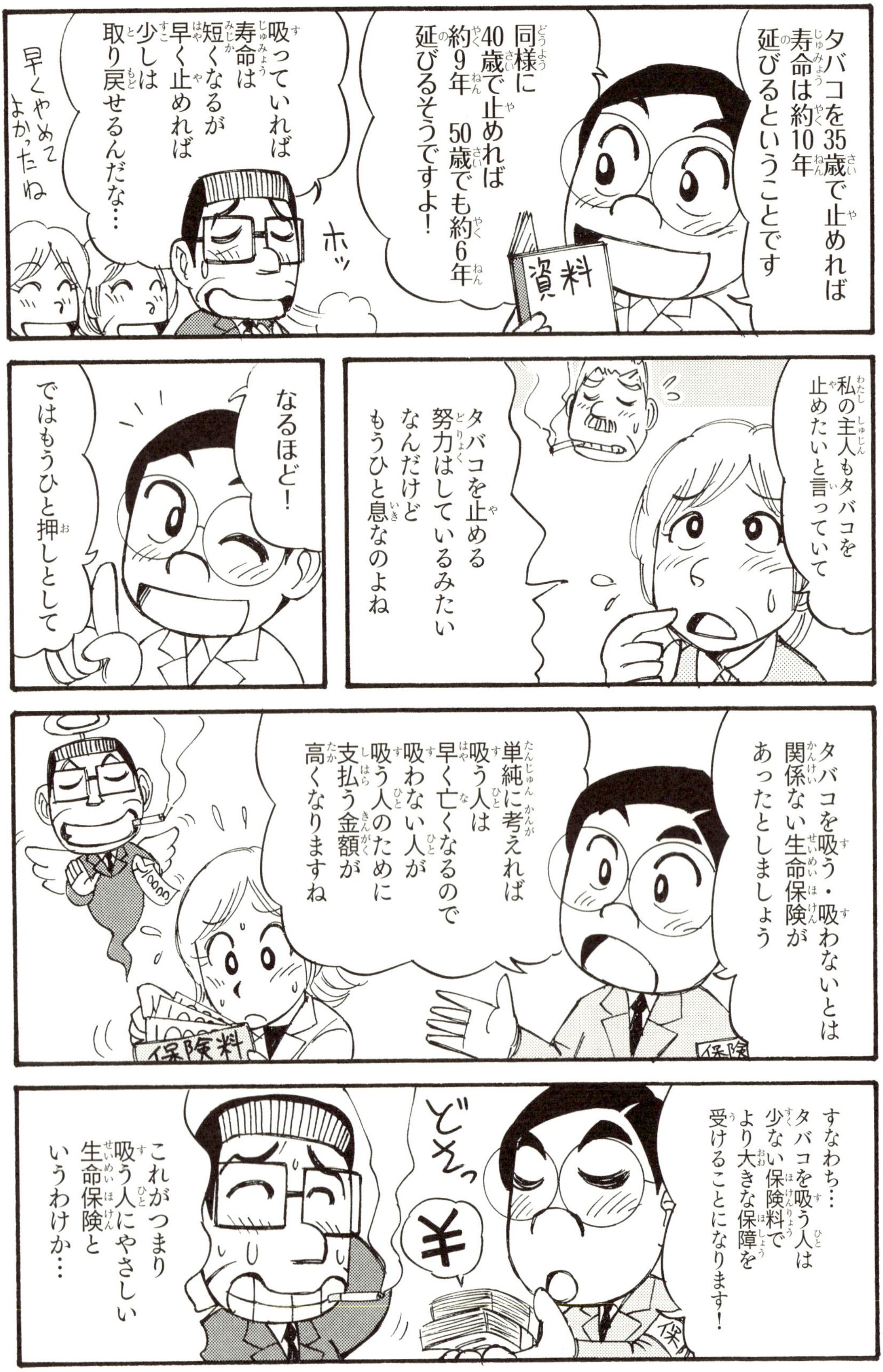
タバコを35歳《さい》で止《や》めれば寿命《じゅみょう》は約《やく》10年《ねん》延《の》びるということです
同様《どうよう》に40歳《さい》で止《や》めれば約《やく》9年《ねん》 50歳《さい》でも約《やく》6年《ねん》延《の》びるそうですよ！
資料
ホッ
吸《す》っていれば寿命《じゅみょう》は短《みじか》くなるが早《はや》く止《や》めれば少《すこ》しは取《と》り戻《もど》せるんだな…
早くやめてよかったね
私《わたし》の主人《しゅじん》もタバコを止《や》めたいと言《い》っていて
タバコを止《や》める努力《どりょく》はしているみたいなんだけどもうひと息《いき》なのよね
なるほど！
ではもうひと押《お》しとして
タバコを吸《す》う・吸《す》わないとは関係《かんけい》ない生命保険《せいめいほけん》があったとしましょう
単純《たんじゅん》に考《かんが》えれば吸《す》う人《ひと》は早《はや》く亡《な》くなるので吸《す》わない人《ひと》が吸《す》う人《ひと》のために支払《しはら》う金額《きんがく》が高《たか》くなりますね
保険
保険料
すなわち…タバコを吸《す》う人《ひと》は少《すく》ない保険料《ほけんりょう》でより大《おお》きな保障《ほしょう》を受《う》けることになります！
どそっ
¥
これがつまり吸《す》う人《ひと》にやさしい生命保険《せいめいほけん》というわけか…

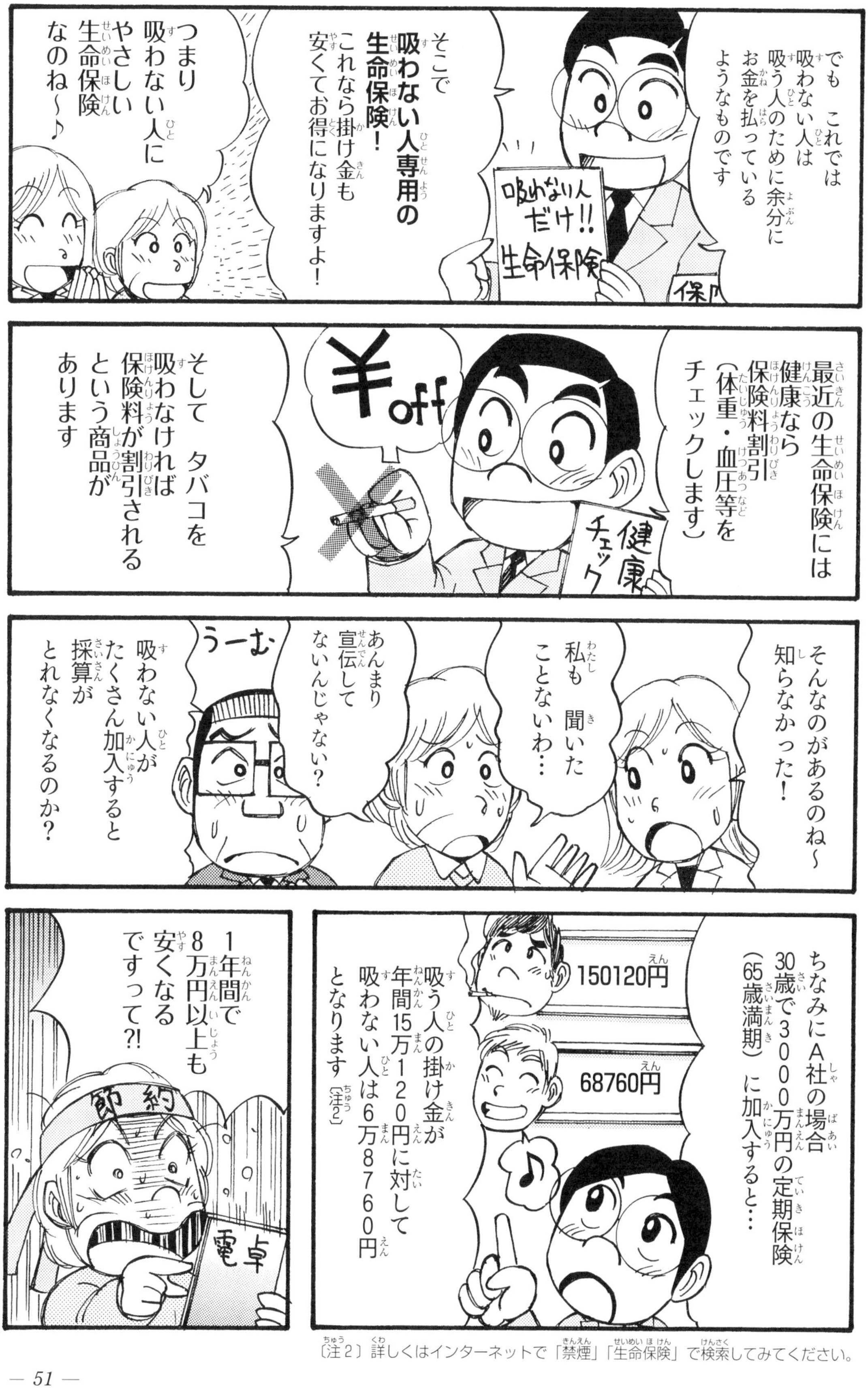
でも　これでは吸《す》わない人《ひと》は吸《す》う人《ひと》のために余分《よぶん》にお金《かね》を払《はら》っているようなものです
吸わない人だけ!! 生命保険
そこで吸《す》わない人《ひと》専用《せんよう》の生命保険《せいめいほけん》！これなら掛《か》け金《きん》も安《やす》くてお得《とく》になりますよ！
つまり吸《す》わない人《ひと》にやさしい生命保険《せいめいほけん》なのね〜♪
最近《さいきん》の生命保険《せいめいほけん》には健康《けんこう》なら保険料割引《ほけんりょうわりびき》（体重《たいじゅう》・血圧等《けつあつなど》をチェックします）
健康チェック
¥off
そして　タバコを吸《す》わなければ保険料《ほけんりょう》が割引《わりびき》されるという商品《しょうひん》があります
そんなのがあるのね〜知《し》らなかった！
私《わたし》も　聞《き》いたことないわ…
あんまり宣伝《せんでん》してないんじゃない？
うーむ
吸《す》わない人《ひと》がたくさん加入《かにゅう》すると採算《さいさん》がとれなくなるのか？
ちなみにA社《しゃ》の場合《ばあい》30歳《さい》で3000万円《まんえん》の定期保険《ていきほけん》（65歳満期《さいまんき》）に加入《かにゅう》すると…
150120円《えん》
68760円《えん》
吸《す》う人《ひと》の掛《か》け金《きん》が年間《ねんかん》15万《まん》120円《えん》に対《たい》して吸《す》わない人《ひと》は6万《まん》8760円《えん》となります〔注《ちゅう》2〕
1年間《ねんかん》で8万円《まんえん》以上《いじょう》も安《やす》くなるですって?!
節約
電卓

〔注《ちゅう》2〕詳《くわ》しくはインターネットで「禁煙《きんえん》」「生命保険《せいめいほけん》」で検索《けんさく》してみてください。

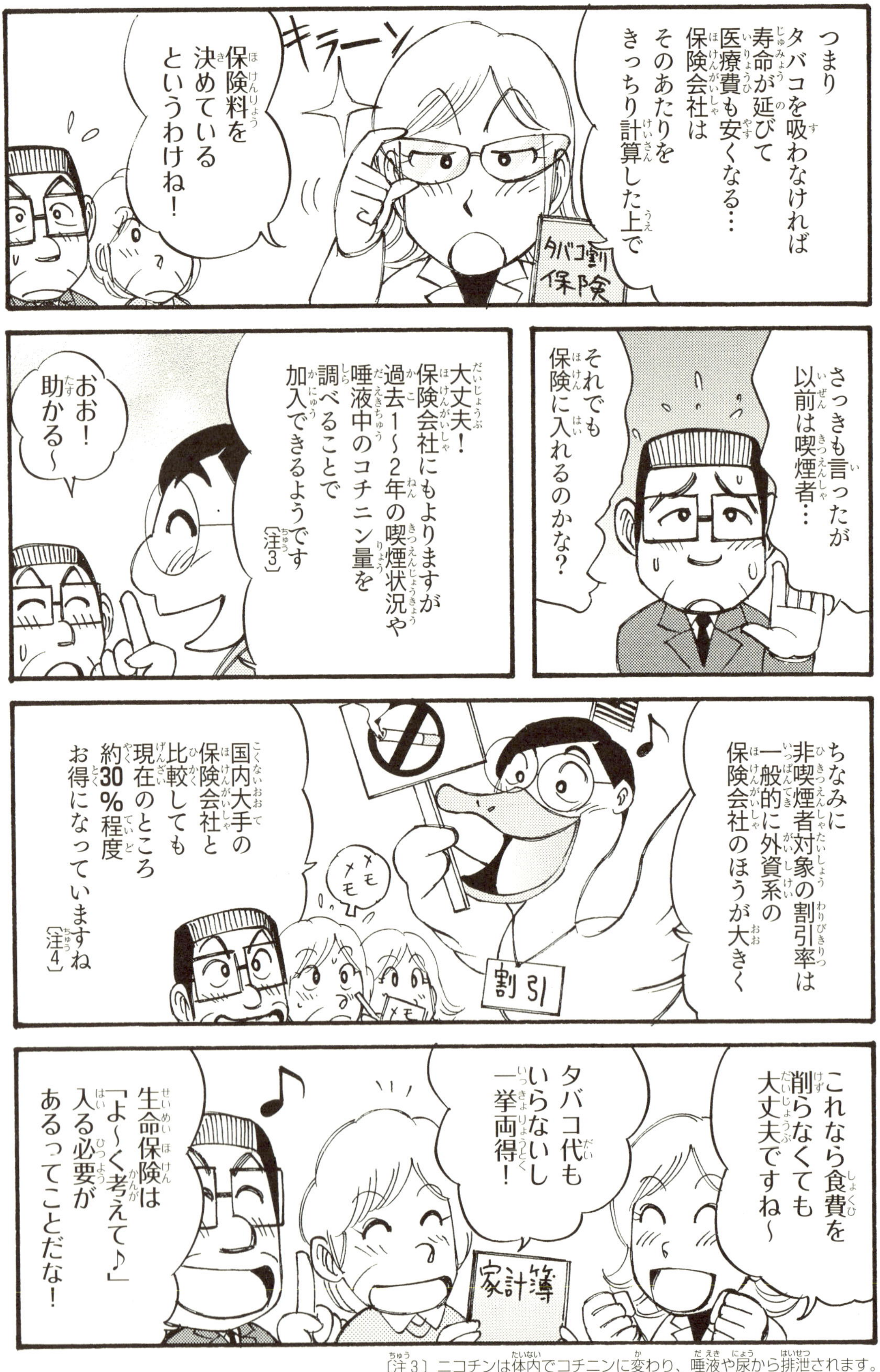
つまり タバコを吸《す》わなければ 寿命《じゅみょう》が延《の》びて 医療費《いりょうひ》も安《やす》くなる… 保険会社《ほけんがいしゃ》は そのあたりを きっちり計算《けいさん》した上《うえ》で
キラーン
タバコ割 保険
保険料《ほけんりょう》を 決《き》めている というわけね！
さっきも言《い》ったが 以前《いぜん》は喫煙者《きつえんしゃ》…
それでも 保険《ほけん》に入《はい》れるのかな？
大丈夫《だいじょうぶ》！ 保険会社《ほけんがいしゃ》にもよりますが 過去《かこ》1～2年《ねん》の喫煙状況《きつえんじょうきょう》や 唾液中《だえきちゅう》のコチニン量《りょう》を 調《しら》べることで 加入《かにゅう》できるようです〔注《ちゅう》3〕
おお！ 助《たす》かる～
ちなみに 非喫煙者対象《ひきつえんしゃたいしょう》の割引率《わりびきりつ》は 一般的《いっぱんてき》に外資系《がいしけい》の 保険会社《ほけんがいしゃ》のほうが大《おお》きく
割引
メモ メモ
メモ
国内大手《こくないおおて》の 保険会社《ほけんがいしゃ》と 比較《ひかく》しても 現在《げんざい》のところ 約《やく》30％程度《ていど》 お得《とく》になっていますね〔注《ちゅう》4〕
これなら食費《しょくひ》を 削《けず》らなくても 大丈夫《だいじょうぶ》ですね～
タバコ代《だい》も いらないし 一挙両得《いっきょりょうとく》！
家計簿
生命保険《せいめいほけん》は 「よ～く考《かんが》えて♪」 入《はい》る必要《ひつよう》が あるってことだな！

〔注《ちゅう》3〕ニコチンは体内《たいない》でコチニンに変《か》わり、唾液《だえき》や尿《にょう》から排泄《はいせつ》されます。

〔注《ちゅう》4〕非喫煙者対象《ひきつえんしゃたいしょう》の割引制度《わりびきせいど》がある火災保険《かさいほけん》もあります。

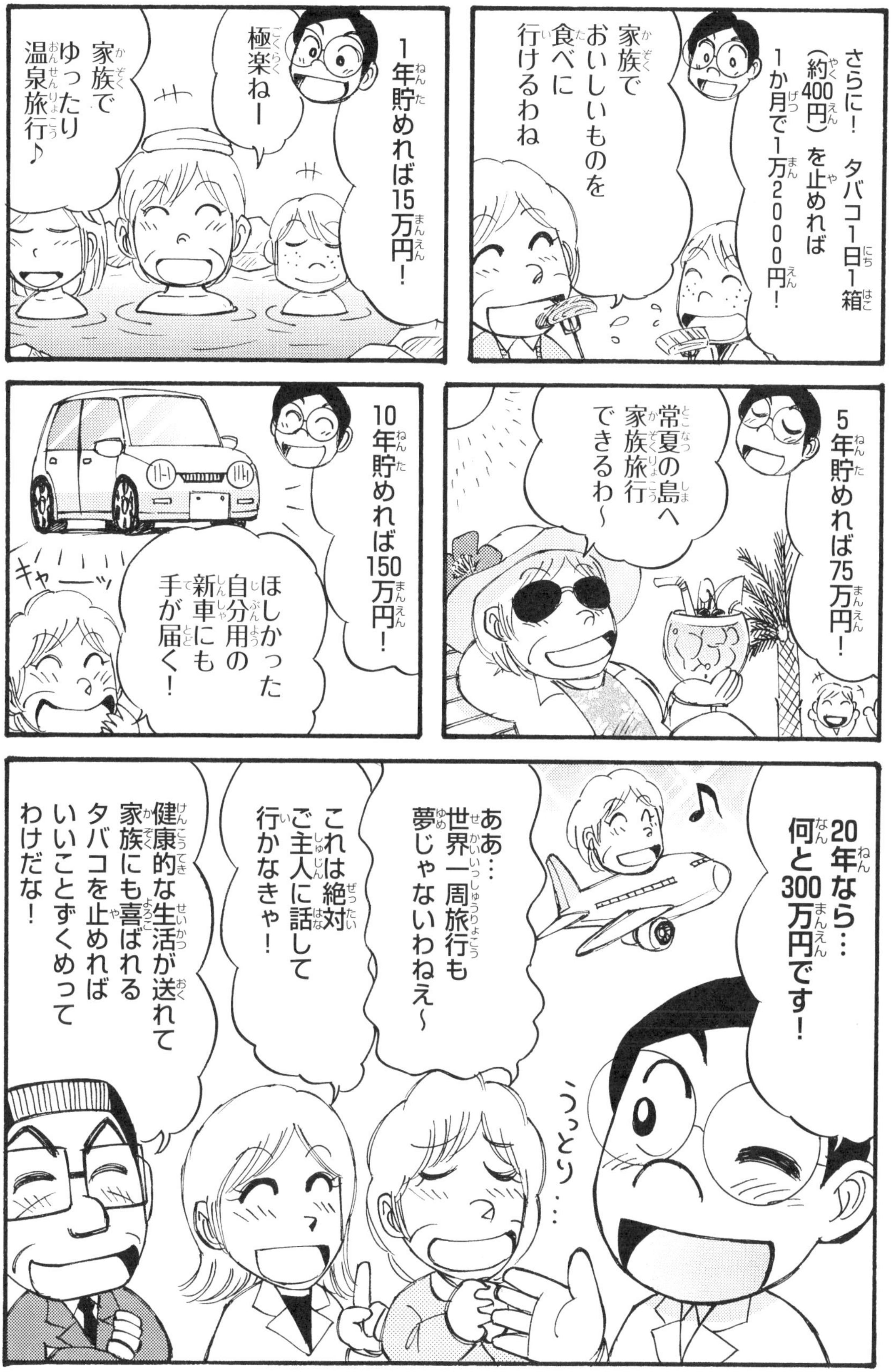
さらに！ タバコ1日《にち》1箱《はこ》（約《やく》400円《えん》）を止《や》めれば 1か月《げつ》で1万《まん》2000円《えん》！
家族《かぞく》で おいしいものを 食《た》べに 行《い》けるわね
1年《ねん》貯《た》めれば15万円《まんえん》！
極楽《ごくらく》ねー
家族《かぞく》で ゆったり 温泉旅行《おんせんりょこう》♪
5年《ねん》貯《た》めれば75万円《まんえん》！
常夏《とこなつ》の島《しま》へ 家族旅行《かぞくりょこう》できるわ〜
10年《ねん》貯《た》めれば150万円《まんえん》！
ほしかった 自分用《じぶんよう》の 新車《しんしゃ》にも 手《て》が届《とど》く！
キャーーッ
20年《ねん》なら… 何《なん》と300万円《まんえん》です！
ああ… 世界一周旅行《せかいいっしゅうりょこう》も 夢《ゆめ》じゃないわねえ〜
これは絶対《ぜったい》 ご主人《しゅじん》に話《はな》して 行《い》かなきゃ！
健康的《けんこうてき》な生活《せいかつ》が送《おく》れて 家族《かぞく》にも喜《よろこ》ばれる タバコを止《や》めれば いいことずくめって わけだな！
うっとり…

■9時間目《じかんめ》

きれいな空気《くうき》でおもてなし
～東京《とうきょう》オリンピック招致《しょうち》のヒミツ!?～

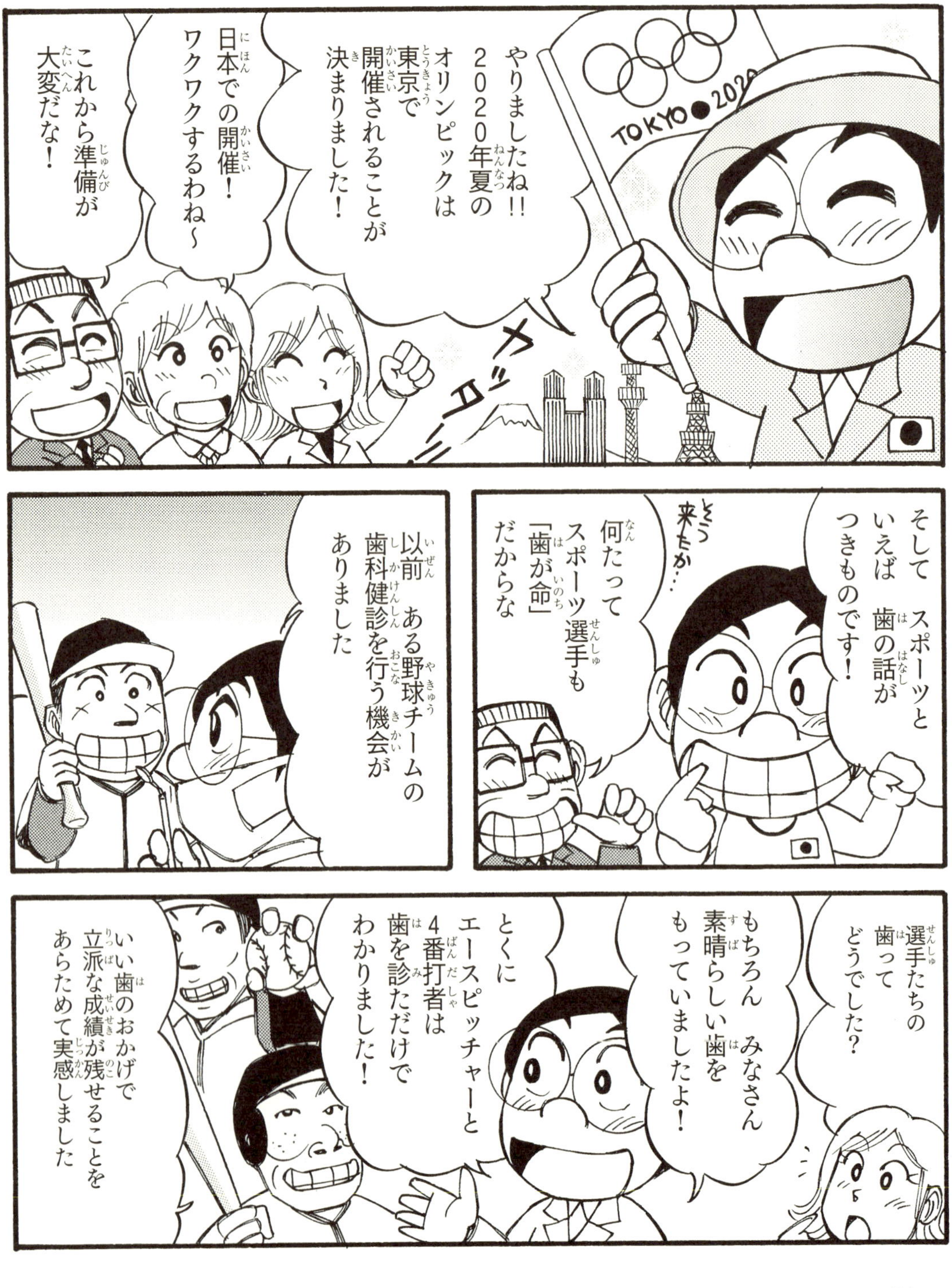
TOKYO 2020
やりましたね!! 2020年夏《ねんなつ》のオリンピックは東京《とうきょう》で開催《かいさい》されることが決《き》まりました!
日本《にほん》での開催《かいさい》! ワクワクするわね～
これから準備《じゅんび》が大変《たいへん》だな!
そして スポーツといえば 歯《は》の話《はなし》がつきものです!
とう来たか…
何《なん》たって スポーツ選手《せんしゅ》も「歯《は》が命《いのち》」だからな
以前《いぜん》 ある野球《やきゅう》チームの歯科健診《しかけんしん》を行《おこな》う機会《きかい》がありました
選手《せんしゅ》たちの歯《は》って どうでした?
もちろん みなさん素晴《すば》らしい歯《は》をもっていましたよ!
とくにエースピッチャーと4番打者《ばんだしゃ》は歯《は》を診《み》ただけでわかりました!
いい歯《は》のおかげで立派《りっぱ》な成績《せいせき》が残《のこ》せることをあらためて実感《じっかん》しました

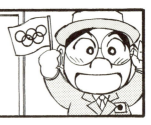

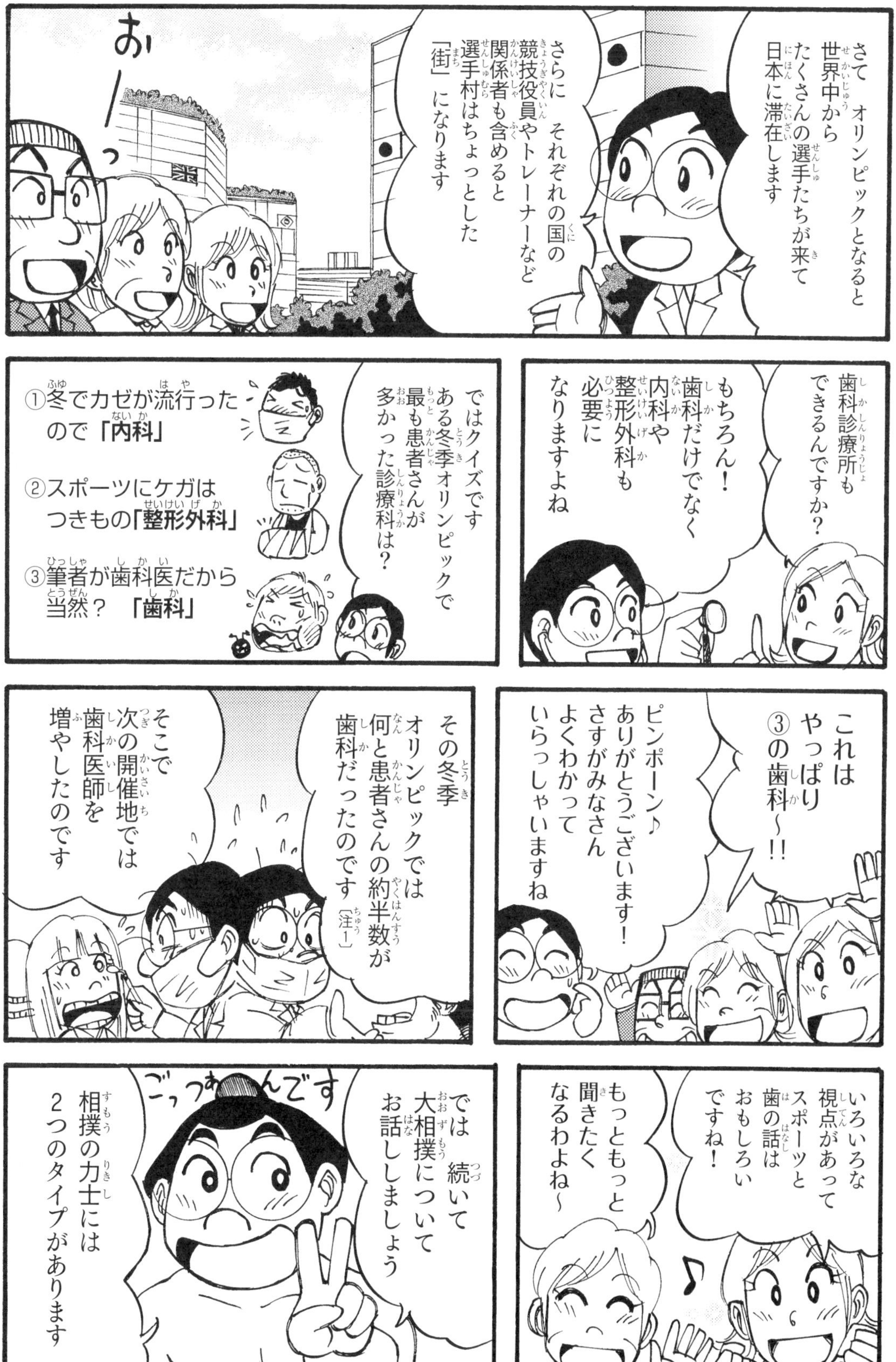
さて オリンピックとなると 世界中《せかいじゅう》から たくさんの選手《せんしゅ》たちが来《き》て 日本《にほん》に滞在《たいざい》します
さらに それぞれの国《くに》の 競技役員《きょうぎやくいん》やトレーナーなど 関係者《かんけいしゃ》も含《ふく》めると 選手村《せんしゅむら》はちょっとした 「街《まち》」になります
おー!っ
歯科診療所《しかしんりょうじょ》も できるんですか?
もちろん! 歯科《しか》だけでなく 内科《ないか》や 整形外科《せいけいげか》も 必要《ひつよう》に なりますよね
ではクイズです ある冬季《とうき》オリンピックで 最《もっと》も患者《かんじゃ》さんが 多《おお》かった診療科《しんりょうか》は?
①冬《ふゆ》でカゼが流行《はや》ったので「内科《ないか》」
②スポーツにケガはつきもの「整形外科《せいけいげか》」
③筆者《ひっしゃ》が歯科医《しかい》だから当然《とうぜん》? 「歯科《しか》」
これは やっぱり ③の歯科《しか》〜!!
ピンポーン♪ ありがとうございます! さすがみなさん よくわかって いらっしゃいますね
その冬季《とうき》 オリンピックでは 何《なん》と患者《かんじゃ》さんの約半数《やくはんすう》が 歯科《しか》だったのです〔注《ちゅう》1〕
そこで 次《つぎ》の開催地《かいさいち》では 歯科医師《しかいし》を 増《ふ》やしたのです
いろいろな 視点《してん》があって スポーツと 歯《は》の話《はなし》は おもしろい ですね!
もっともっと 聞《き》きたく なるわよね〜
では 続《つづ》いて 大相撲《おおずもう》について お話《はな》ししましょう
ごっつぁんです
相撲《すもう》の力士《りきし》には 2つのタイプがあります

〔注《ちゅう》1〕1994年《ねん》リレハンメル冬季《とうき》オリンピック大会《たいかい》。

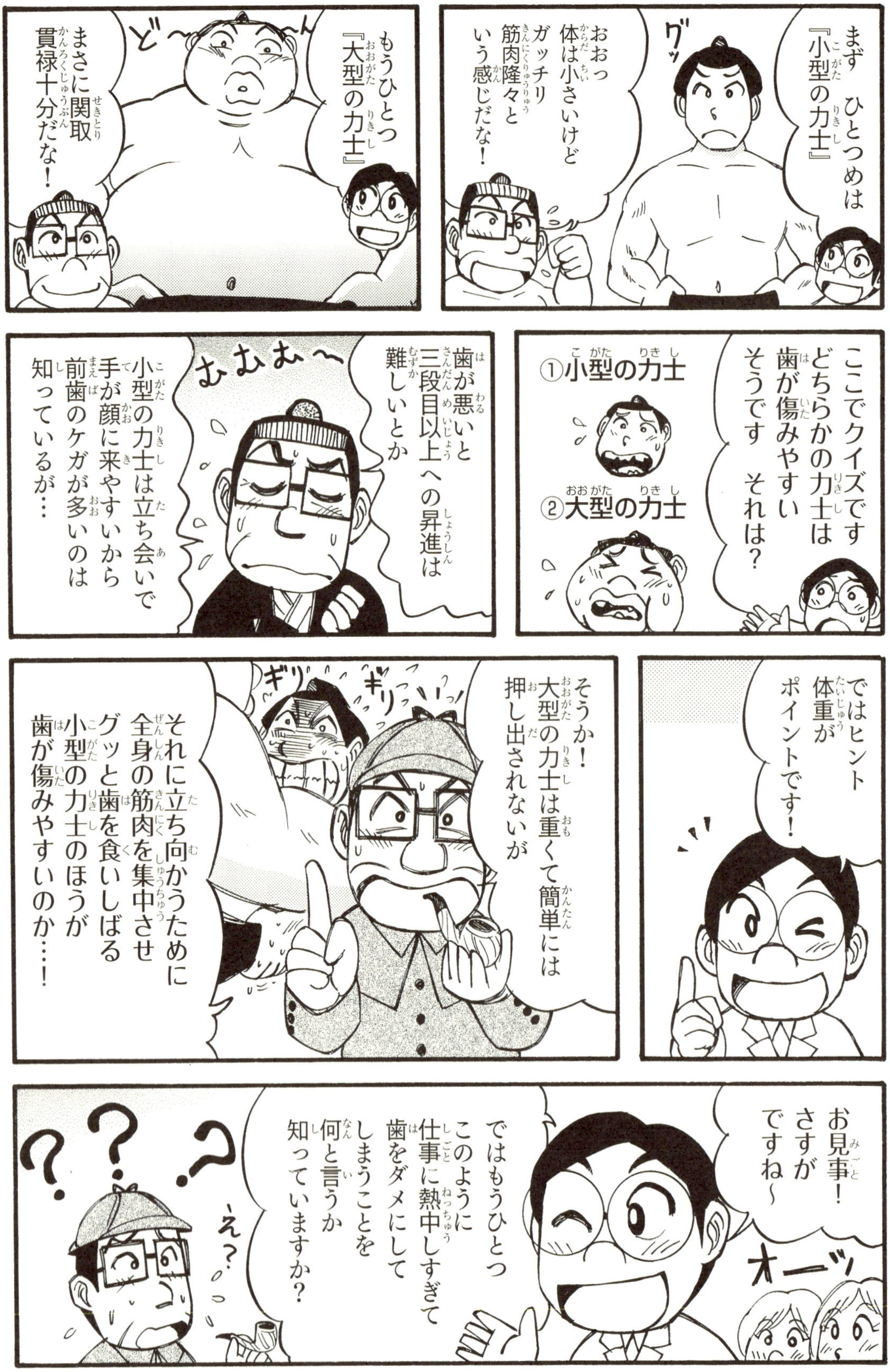
まず ひとつめは『小型《こがた》の力士《りきし》』
グッ
おおっ 体《からだ》は小《ちい》さいけど ガッチリ 筋肉隆々《きんにくりゅうりゅう》と いう感《かん》じだな！
もうひとつ『大型《おおがた》の力士《りきし》』
ど～～ん
まさに関取《せきとり》 貫禄十分《かんろくじゅうぶん》だな！
ここでクイズです どちらかの力士《りきし》は 歯《は》が傷《いた》みやすい そうです それは？
①小型《こがた》の力士《りきし》
②大型《おおがた》の力士《りきし》
むむむ～
歯《は》が悪《わる》いと 三段目《さんだんめ》以上《いじょう》への昇進《しょうしん》は 難《むずか》しいとか
小型《こがた》の力士《りきし》は立《た》ち会《あ》いで 手《て》が顔《かお》に来《き》やすいから 前歯《まえば》のケガが多《おお》いのは 知《し》っているが…
ではヒント 体重《たいじゅう》が ポイントです！
そうか！ 大型《おおがた》の力士《りきし》は重《おも》くて簡単《かんたん》には 押《お》し出《だ》されないが
ギリ ギリッ
それに立《た》ち向《む》かうために 全身《ぜんしん》の筋肉《きんにく》を集中《しゅうちゅう》させ グッと歯《は》を食《く》いしばる 小型《こがた》の力士《りきし》のほうが 歯《は》が傷《いた》みやすいのか…！
お見事《みごと》！ さすが ですね～
オーッ
ではもうひとつ このように 仕事《しごと》に熱中《ねっちゅう》しすぎて 歯《は》をダメにして しまうことを 何《なん》と言《い》うか 知《し》っていますか？
え？
？？？

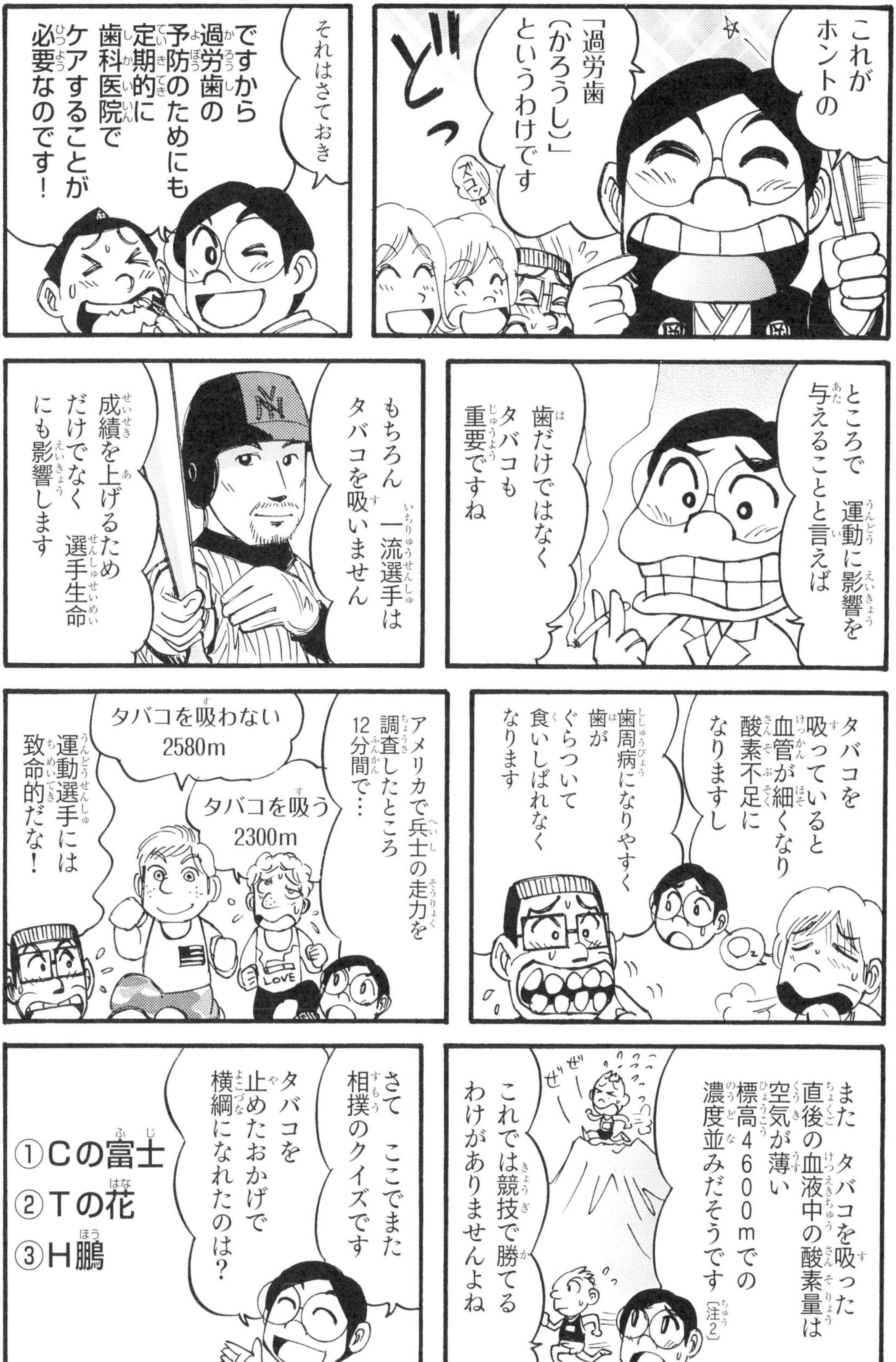
これがホントの
「過労歯（かろうし）」というわけです
ズコッ
どっ
それはさておき
ですから過労歯《かろうし》の予防《よぼう》のためにも定期的《ていきてき》に歯科医院《しかいいん》でケアすることが必要《ひつよう》なのです！
ところで　運動《うんどう》に影響《えいきょう》を与《あた》えることと言《い》えば
歯《は》だけではなくタバコも重要《じゅうよう》ですね
もちろん　一流選手《いちりゅうせんしゅ》はタバコを吸《す》いません
成績《せいせき》を上《あ》げるためだけでなく　選手生命《せんしゅせいめい》にも影響《えいきょう》します
タバコを吸《す》っていると血管《けっかん》が細《ほそ》くなり酸素不足《さんそぶそく》になりますし
歯周病《ししゅうびょう》になりやすく歯《は》がぐらついて食《く》いしばれなくなります
アメリカで兵士《へいし》の走力《そうりょく》を調査《ちょうさ》したところ12分間《ふんかん》で…
タバコを吸《す》わない
2580m
タバコを吸《す》う
2300m
LOVE
運動選手《うんどうせんしゅ》には致命的《ちめいてき》だな！
また　タバコを吸《す》った直後《ちょくご》の血液中《けつえきちゅう》の酸素量《さんそりょう》は空気《くうき》が薄《うす》い標高《ひょうこう》4600mでの濃度《のうど》並《な》みだそうです〔注《ちゅう》2〕
ぜ　ぜ
これでは競技《きょうぎ》で勝《か》てるわけがありませんよね
さて　ここでまた相撲《すもう》のクイズです
タバコを止《や》めたおかげで横綱《よこづな》になれたのは？
①Cの富士《ふじ》
②Tの花《はな》
③H鵬《ほう》

〔注《ちゅう》2〕アルプス山脈《さんみゃく》のマッターホルン山頂《さんちょう》と同《おな》じくらいの酸素濃度《さんそのうど》です。

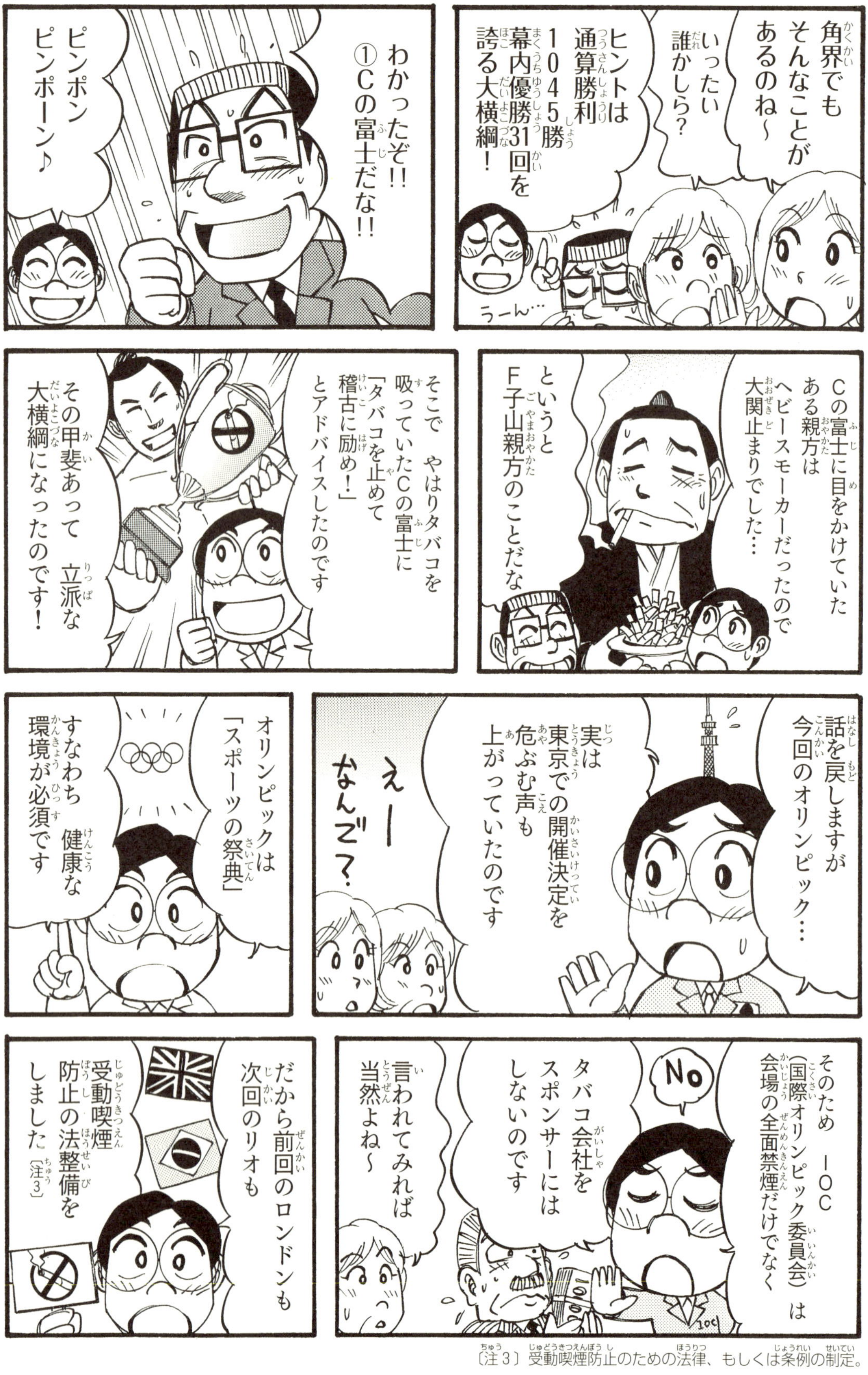
角界《かくかい》でも そんなことが あるのね～
いったい 誰《だれ》かしら？
ヒントは 通算勝利《つうさんしょうり》 1045勝《しょう》 幕内優勝《まくうちゆうしょう》31回《かい》を 誇《ほこ》る大横綱《だいよこづな》！
う～ん…
わかったぞ!! ①Cの富士《ふじ》だな!!
ピンポン ピンポーン♪
Cの富士《ふじ》に目《め》をかけていた ある親方《おやかた》は ヘビースモーカーだったので 大関止《おおぜきど》まりでした…
というと F子山親方《ごやまおやかた》のことだな
そこで やはりタバコを 吸《す》っていたCの富士《ふじ》に 「タバコを止《や》めて 稽古《けいこ》に励《はげ》め！」 とアドバイスしたのです
その甲斐《かい》あって 立派《りっぱ》な 大横綱《だいよこづな》になったのです！
話《はなし》を戻《もど》しますが 今回《こんかい》のオリンピック…
実《じつ》は 東京《とうきょう》での開催決定《かいさいけってい》を 危《あや》ぶむ声《こえ》も 上《あ》がっていたのです
えー なんでー？
オリンピックは 「スポーツの祭典《さいてん》」
すなわち 健康《けんこう》な 環境《かんきょう》が必須《ひっす》です
そのため IOC（国際《こくさい》オリンピック委員会《いいんかい》）は 会場《かいじょう》の全面禁煙《ぜんめんきんえん》だけでなく
No
タバコ会社《がいしゃ》を スポンサーには しないのです
言《い》われてみれば 当然《とうぜん》よね～
IOC
だから前回《ぜんかい》のロンドンも 次回《じかい》のリオも 受動喫煙《じゅどうきつえん》 防止《ぼうし》の法整備《ほうせいび》を しました〔注《ちゅう》3〕

〔注《ちゅう》3〕受動喫煙防止《じゅどうきつえんぼうし》のための法律《ほうりつ》、もしくは条例《じょうれい》の制定《せいてい》。

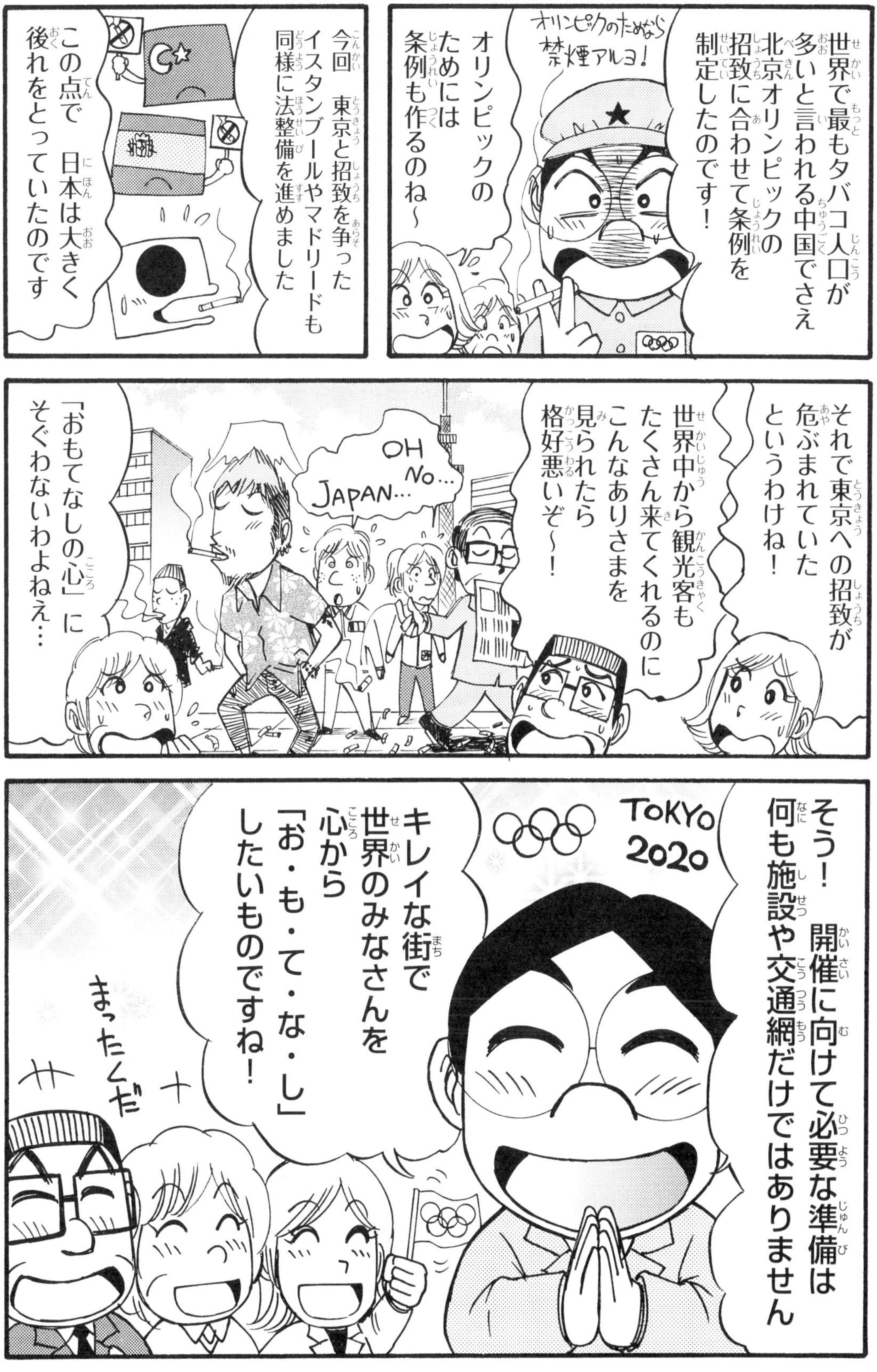
世界《せかい》で最《もっと》もタバコ人口《じんこう》が
多《おお》いと言《い》われる中国《ちゅうごく》でさえ
北京《ペきん》オリンピックの
招致《しょうち》に合《あ》わせて条例《じょうれい》を
制定《せいてい》したのです！
オリンピックのためなら禁煙アルヨ！
オリンピックの
ためには
条例《じょうれい》も作《つく》るのね～
今回《こんかい》 東京《とうきょう》と招致《しょうち》を争《あらそ》った
イスタンブールやマドリードも
同様《どうよう》に法整備《ほうせいび》を進《すす》めました
この点《てん》で 日本《にほん》は大《おお》きく
後《おく》れをとっていたのです
それで東京《とうきょう》への招致《しょうち》が
危《あや》ぶまれていた
というわけね！
世界中《せかいじゅう》から観光客《かんこうきゃく》も
たくさん来《き》てくれるのに
こんなありさまを
見《み》られたら
格好悪《かっこうわる》いぞ～！
OH NO…
JAPAN…
「おもてなしの心《こころ》」に
そぐわないわよねえ…
そう！ 開催《かいさい》に向《む》けて必要《ひつよう》な準備《じゅんび》は
何《なに》も施設《しせつ》や交通網《こうつうもう》だけではありません
TOKYO 2020
キレイな街《まち》で
世界《せかい》のみなさんを
心《こころ》から
「お・も・て・な・し」
したいものですね！
まったくだ

■10時間目《じかんめ》

ストップ・ザ・口呼吸《くちこきゅう》！
「鼻《はな》」は天然《てんねん》のマスク

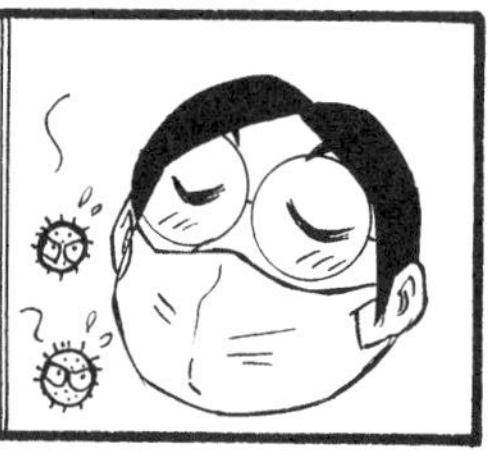

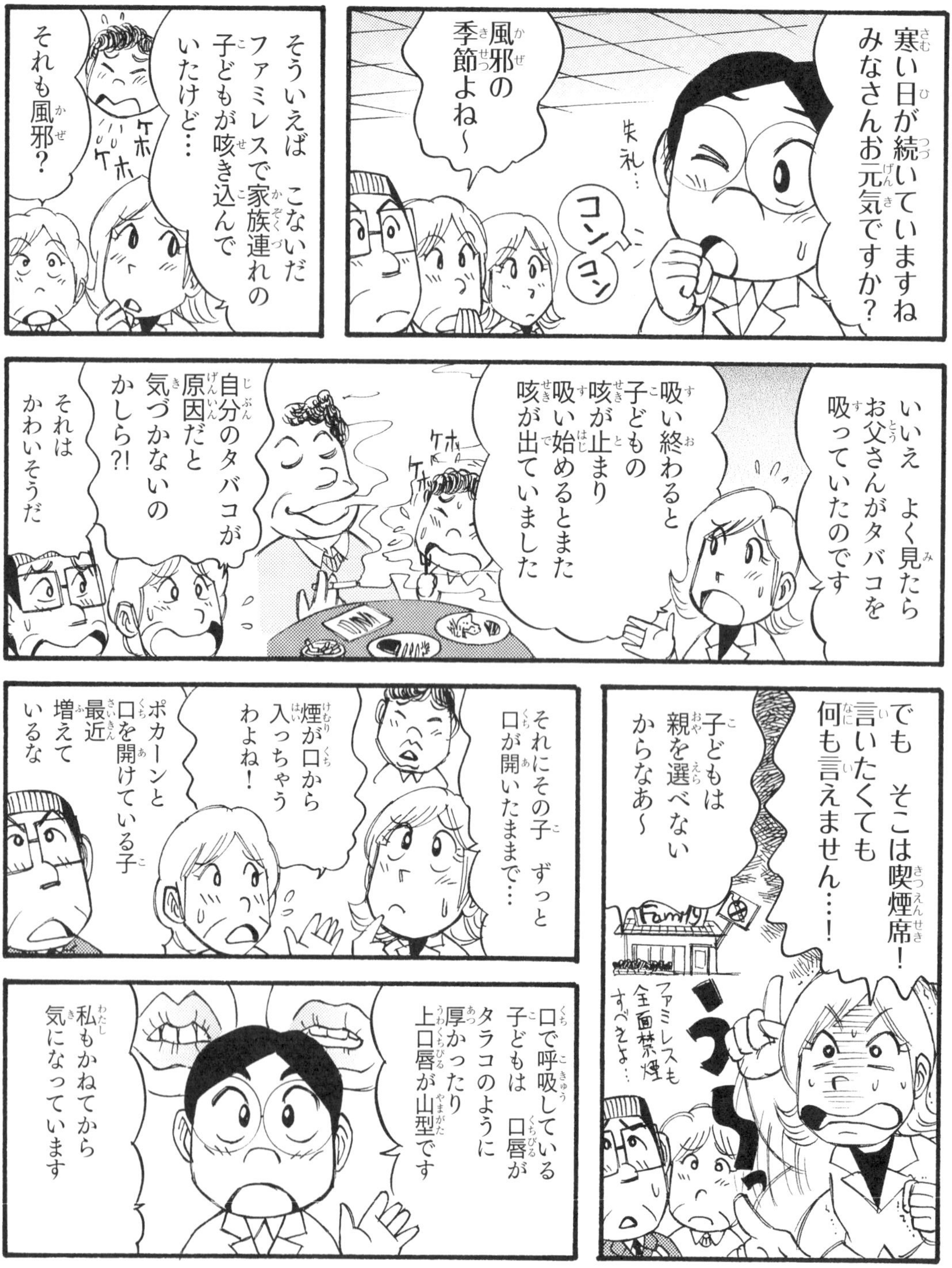

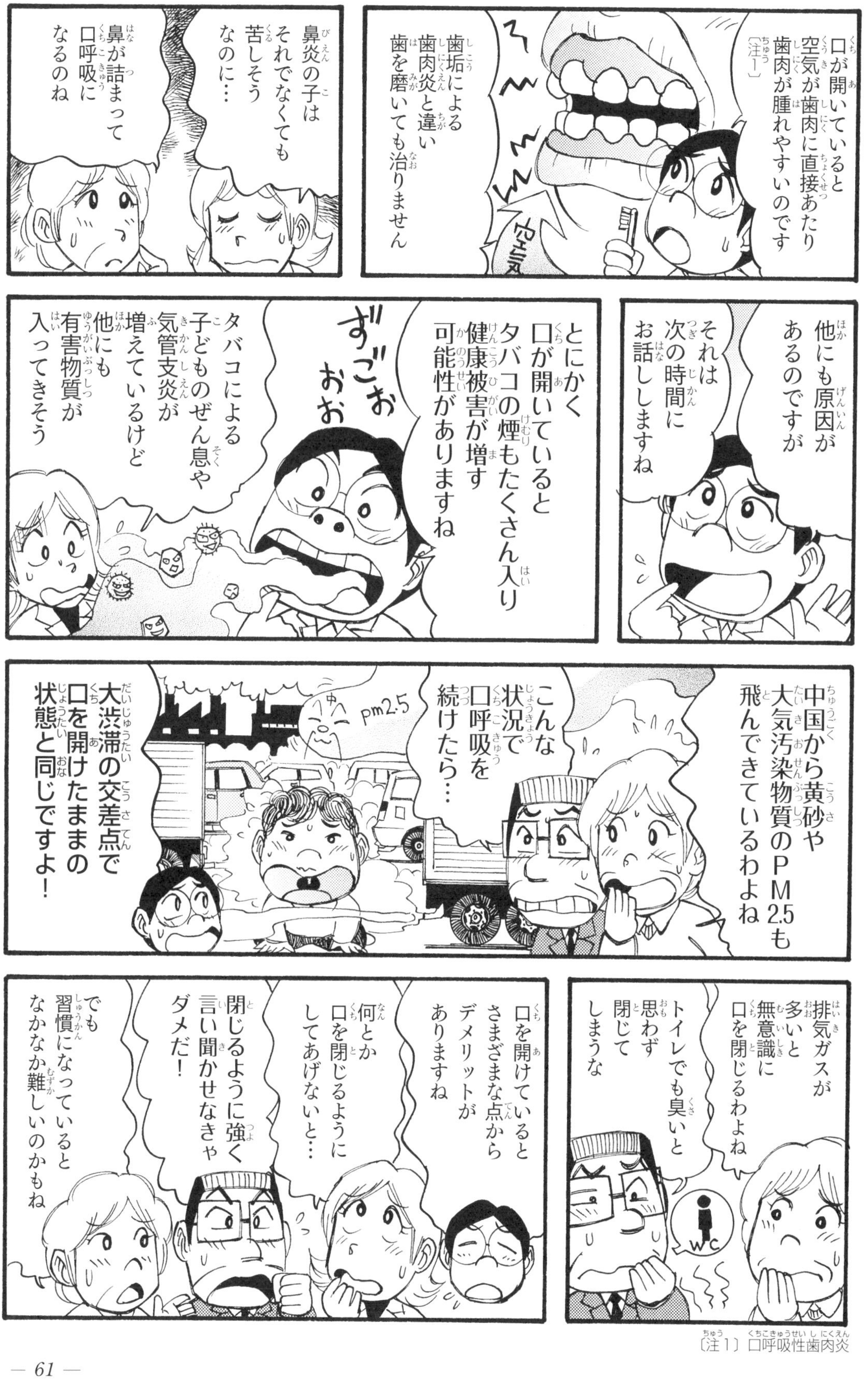
口《くち》が開《あ》いていると空気《くうき》が歯肉《しにく》に直接《ちょくせつ》あたり歯肉《しにく》が腫《は》れやすいのです〔注《ちゅう》1〕
歯垢《しこう》による歯肉炎《しにくえん》と違《ちが》い歯《は》を磨《みが》いても治《なお》りません
空気
鼻炎《びえん》の子《こ》はそれでなくても苦《くる》しそうなのに…
鼻《はな》が詰《つ》まって口呼吸《くちこきゅう》になるのね
他《ほか》にも原因《げんいん》があるのですが
それは次《つぎ》の時間《じかん》にお話《はな》ししますね
とにかく口《くち》が開《あ》いているとタバコの煙《けむり》もたくさん入《はい》り健康被害《けんこうひがい》が増《ま》す可能性《かのうせい》がありますね
ずごおお
タバコによる子《こ》どものぜん息《そく》や気管支炎《きかんしえん》が増《ふ》えているけど他《ほか》にも有害物質《ゆうがいぶっしつ》が入《はい》ってきそう
中国《ちゅうごく》から黄砂《こうさ》や大気汚染物質《たいきおせんぶっしつ》のPM2.5も飛《と》んできているわよね
こんな状況《じょうきょう》で口呼吸《くちこきゅう》を続《つづ》けたら…
中
pm2.5
大渋滞《だいじゅうたい》の交差点《こうさてん》で口《くち》を開《あ》けたままの状態《じょうたい》と同《おな》じですよ!
排気《はいき》ガスが多《おお》いと無意識《むいしき》に口《くち》を閉《と》じるわよね
トイレでも臭《くさ》いと思《おも》わず閉《と》じてしまうな
WC
口《くち》を開《あ》けているとさまざまな点《てん》からデメリットがありますね
何《なん》とか口《くち》を閉《と》じるようにしてあげないと…
閉《と》じるように強《つよ》く言《い》い聞《き》かせなきゃダメだ!
でも習慣《しゅうかん》になっているとなかなか難《むずか》しいのかもね

〔注《ちゅう》1〕口呼吸性歯肉炎《くちこきゅうせいしにくえん》

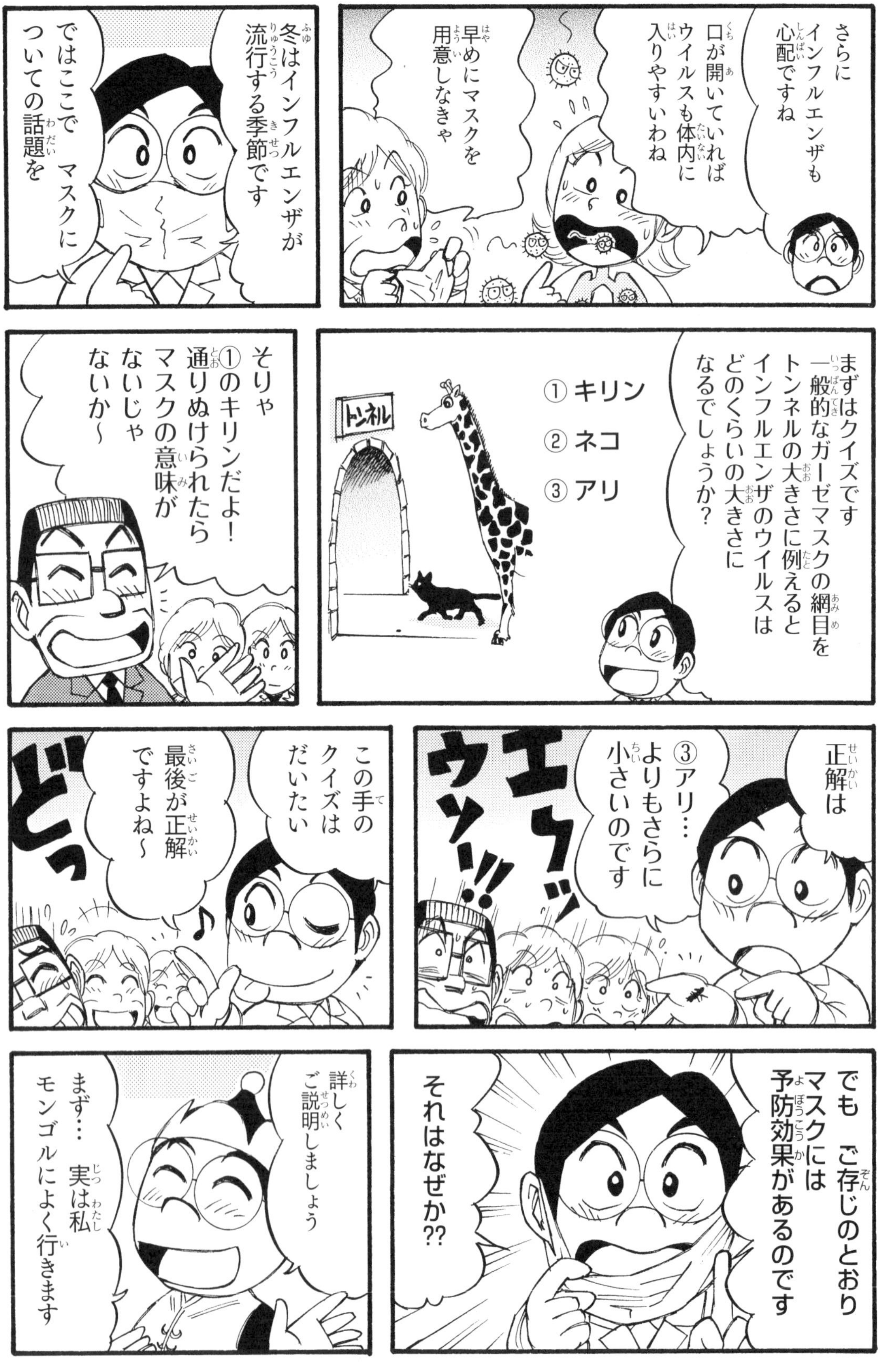

さらに インフルエンザも 心配《しんぱい》ですね
口《くち》が開《あ》いていれば ウイルスも体内《たいない》に 入《はい》りやすいわね
早《はや》めにマスクを 用意《ようい》しなきゃ
冬《ふゆ》はインフルエンザが 流行《りゅうこう》する季節《きせつ》です
ではここで マスクに ついての話題《わだい》を
まずはクイズです 一般的《いっぱんてき》なガーゼマスクの網目《あみめ》を トンネルの大《おお》きさに例《たと》えると インフルエンザのウイルスは どのくらいの大《おお》きさに なるでしょうか?
① キリン
② ネコ
③ アリ
トンネル
そりゃ ①のキリンだよ! 通《とお》りぬけられたら マスクの意味《いみ》が ないじゃ ないか〜
正解《せいかい》は
③アリ… よりもさらに 小《ちい》さいのです
エ〜ッ
ウッ!!
この手《て》の クイズは だいたい 最後《さいご》が正解《せいかい》 ですよね〜
どっ
でも ご存《ぞん》じのとおり マスクには 予防効果《よぼうこうか》があるのです
それはなぜか??
詳《くわ》しく ご説明《せつめい》しましょう
まず… 実《じつ》は私《わたし》 モンゴルによく行《い》きます

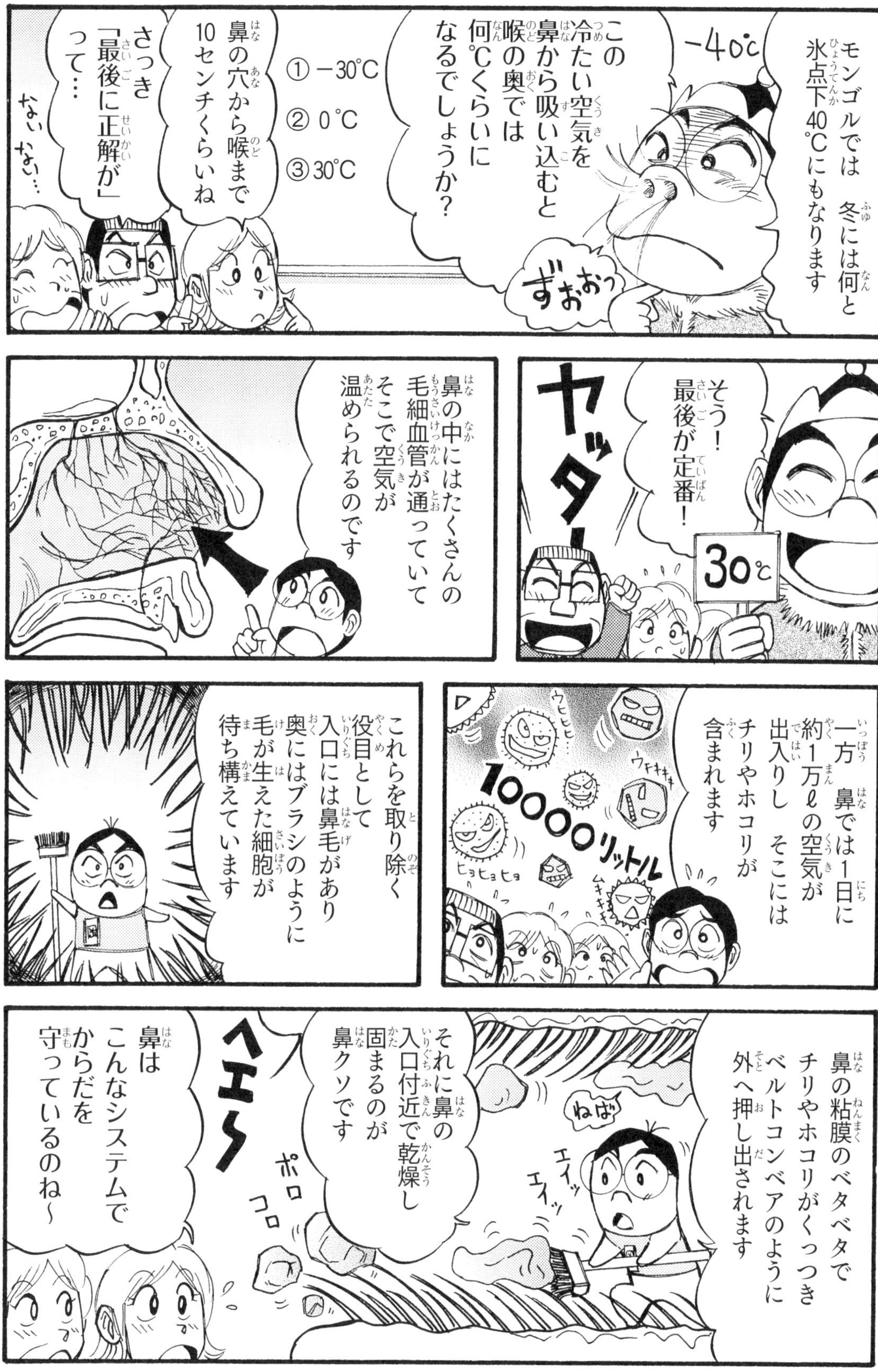
モンゴルでは 冬《ふゆ》には何《なん》と氷点下《ひょうてんか》40℃にもなります
−40℃
ずおおっ
この冷《つめ》たい空気《くうき》を鼻《はな》から吸《す》い込《こ》むと喉《のど》の奥《おく》では何《なん》℃くらいになるでしょうか?
① −30℃
② 0℃
③ 30℃
鼻《はな》の穴《あな》から喉《のど》まで10センチくらいね
さっき「最後《さいご》に正解《せいかい》が」って…
ないない…
そう! 最後《さいご》が定番《ていばん》!
ヤッター
30℃
鼻《はな》の中《なか》にはたくさんの毛細血管《もうさいけっかん》が通《とお》っていてそこで空気《くうき》が温《あたた》められるのです
一方《いっぽう》 鼻《はな》では1日《にち》に約《やく》1万《まん》ℓの空気《くうき》が出入《ではい》りし そこにはチリやホコリが含《ふく》まれます
ウヒヒヒ…
ウキキキキ
10000リットル
ヒョヒョヒョ
ムキキキ
これらを取《と》り除《のぞ》く役目《やくめ》として入口《いりぐち》には鼻毛《はなげ》があり奥《おく》にはブラシのように毛《け》が生《は》えた細胞《さいぼう》が待《ま》ち構《かま》えています
鼻《はな》の粘膜《ねんまく》のベタベタでチリやホコリがくっつきベルトコンベアのように外《そと》へ押《お》し出《だ》されます
ねばっ
エイッ
エイッ
それに鼻《はな》の入口付近《いりぐちふきん》で乾燥《かんそう》し固《かた》まるのが鼻《はな》クソです
ポロ
コロ
ヘエ〜
鼻《はな》はこんなシステムでからだを守《まも》っているのね〜

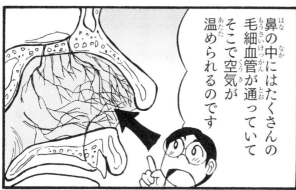

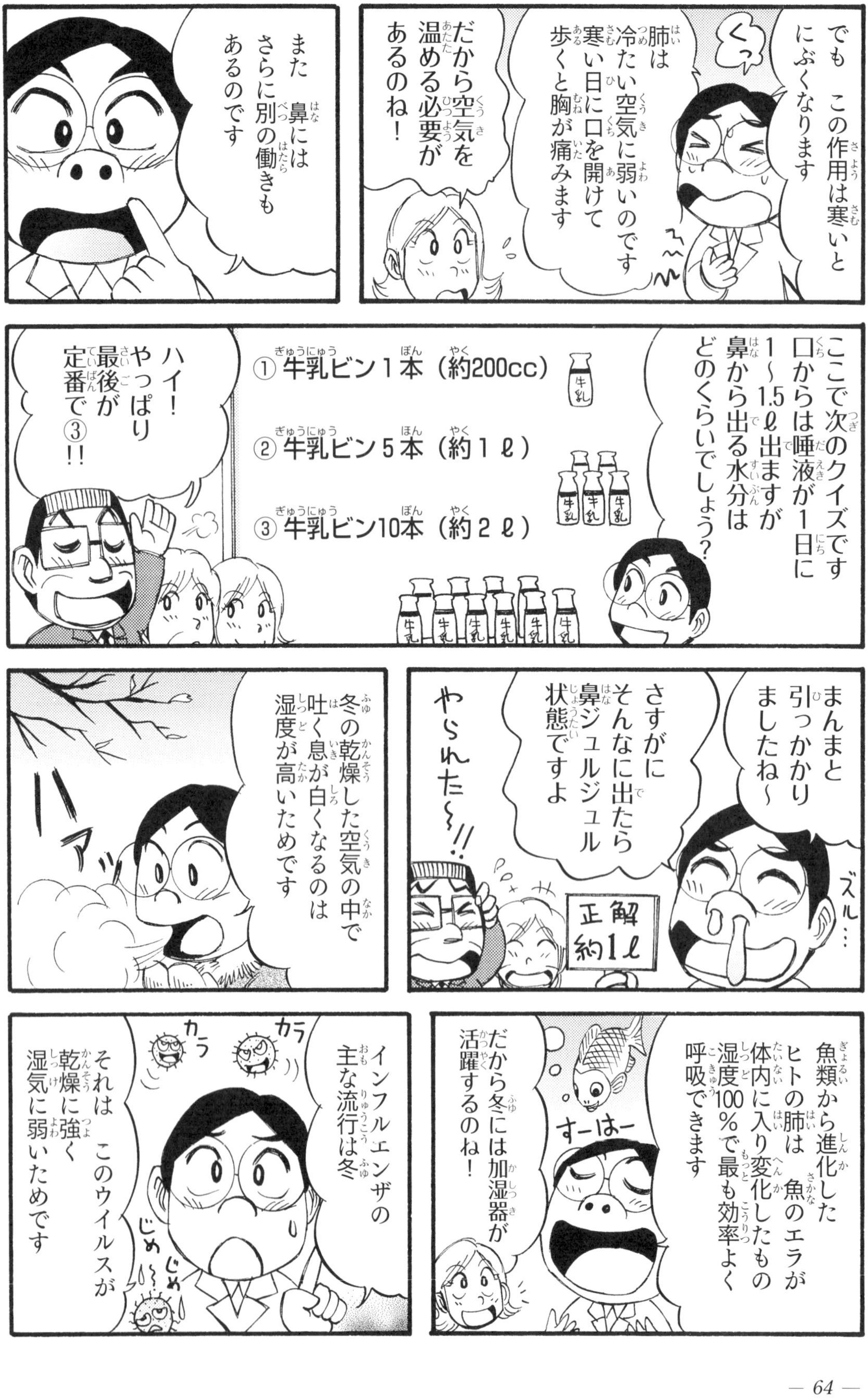
でも この作用《さよう》は寒《さむ》いと にぶくなります
くっ
肺《はい》は 冷《つめ》たい空気《くうき》に弱《よわ》いのです 寒《さむ》い日《ひ》に口《くち》を開《あ》けて 歩《ある》くと胸《むね》が痛《いた》みます
だから空気《くうき》を 温《あたた》める必要《ひつよう》が あるのね!
また 鼻《はな》には さらに別《べつ》の働《はたら》きも あるのです
ここで次《つぎ》のクイズです 口《くち》からは唾液《だえき》が1日《にち》に 1～1.5ℓ出《で》ますが 鼻《はな》から出《で》る水分《すいぶん》は どのくらいでしょう?
① 牛乳《ぎゅうにゅう》ビン1本《ぽん》（約《やく》200cc）
② 牛乳《ぎゅうにゅう》ビン5本《ほん》（約《やく》1ℓ）
③ 牛乳《ぎゅうにゅう》ビン10本《ぽん》（約《やく》2ℓ）
ハイ! やっぱり 最後《さいご》が 定番《ていばん》で③!!
まんまと 引《ひ》っかかり ましたね～
さすがに そんなに出《で》たら 鼻《はな》ジュルジュル 状態《じょうたい》ですよ
ズル…
やられた～!!
正解 約1ℓ
冬《ふゆ》の乾燥《かんそう》した空気《くうき》の中《なか》で 吐《は》く息《いき》が白《しろ》くなるのは 湿度《しつど》が高《たか》いためです
ハアッ
魚類《ぎょるい》から進化《しんか》した ヒトの肺《はい》は 魚《さかな》のエラが 体内《たいない》に入《はい》り変化《へんか》したもの 湿度《しつど》100％で最《もっと》も効率《こうりつ》よく 呼吸《こきゅう》できます
すーはー
だから冬《ふゆ》には加湿器《かしつき》が 活躍《かつやく》するのね!
インフルエンザの 主《おも》な流行《りゅうこう》は冬《ふゆ》
カラ
カラ
それは このウイルスが 乾燥《かんそう》に強《つよ》く 湿気《しっけ》に弱《よわ》いためです
じめ～
じめ

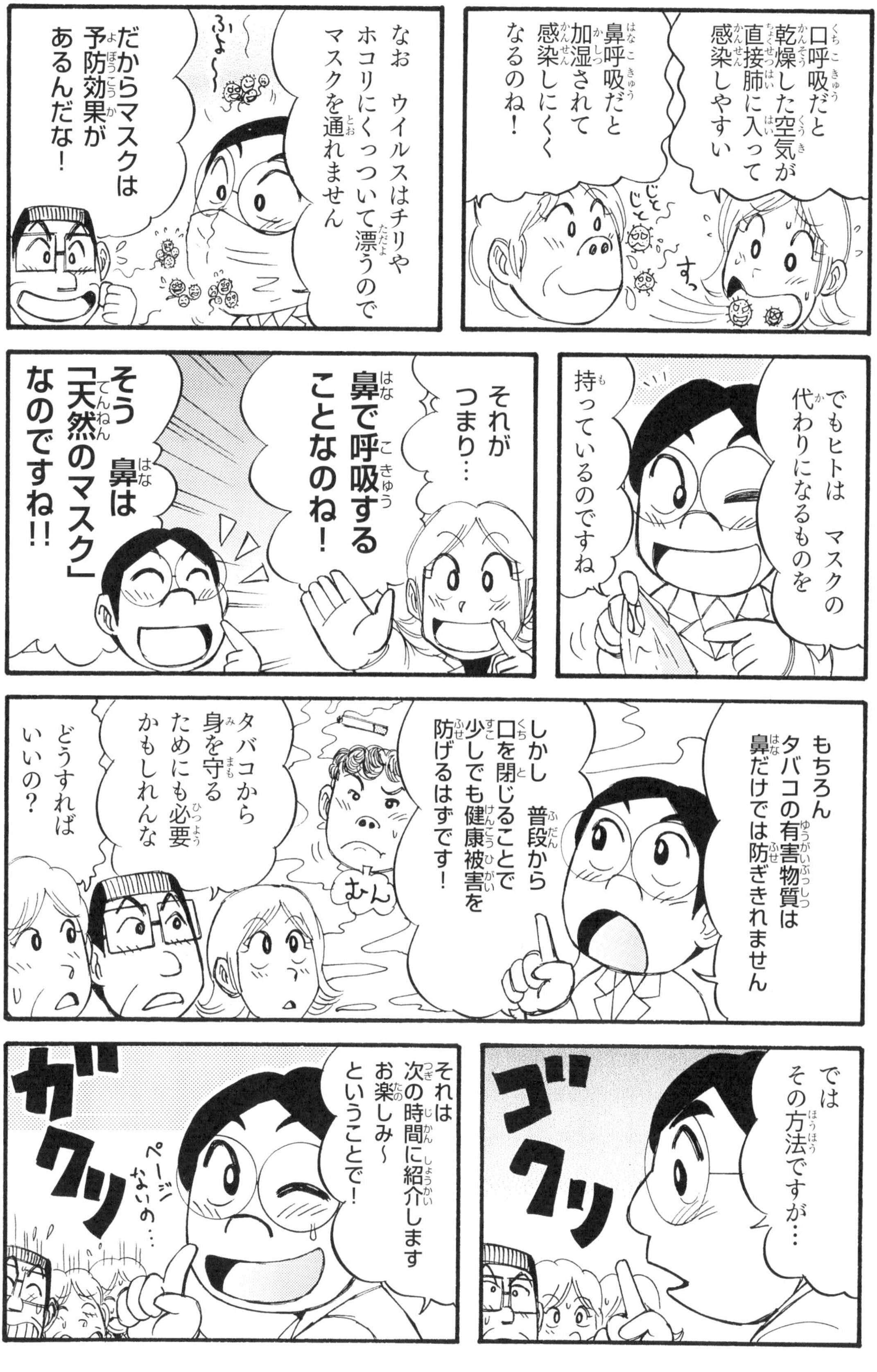
口呼吸《くちこきゅう》だと 乾燥《かんそう》した空気《くうき》が 直接肺《ちょくせつはい》に入《はい》って 感染《かんせん》しやすい
鼻呼吸《はなこきゅう》だと 加湿《かしつ》されて 感染《かんせん》しにくく なるのね！
じとじと
すっ
なお ウイルスはチリや ホコリにくっついて漂《ただよ》うので マスクを通《とお》れません
ふよ〜
だからマスクは 予防効果《よぼうこうか》が あるんだな！
でもヒトは マスクの 代《か》わりになるものを 持《も》っているのですね
それが つまり…
鼻《はな》で呼吸《こきゅう》する ことなのね！
そう 鼻《はな》は 「天然《てんねん》のマスク」 なのですね!!
もちろん タバコの有害物質《ゆうがいぶっしつ》は 鼻《はな》だけでは防《ふせ》ぎきれません
しかし 普段《ふだん》から 口《くち》を閉《と》じることで 少《すこ》しでも健康被害《けんこうひがい》を 防《ふせ》げるはずです！
むん
タバコから 身《み》を守《まも》る ためにも必要《ひつよう》 かもしれんな
どうすれば いいの？
では その方法《ほうほう》ですが…
ゴクリ
それは 次《つぎ》の時間《じかん》に紹介《しょうかい》します お楽《たの》しみ〜 ということで！
ガクリ
ページ ないの…

■11時間目《じかんめ》

ストップ・ザ・口呼吸《くちこきゅう》！
みんなで「あいうべ体操《たいそう》」

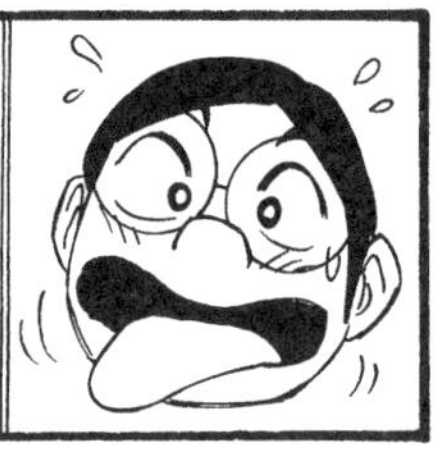

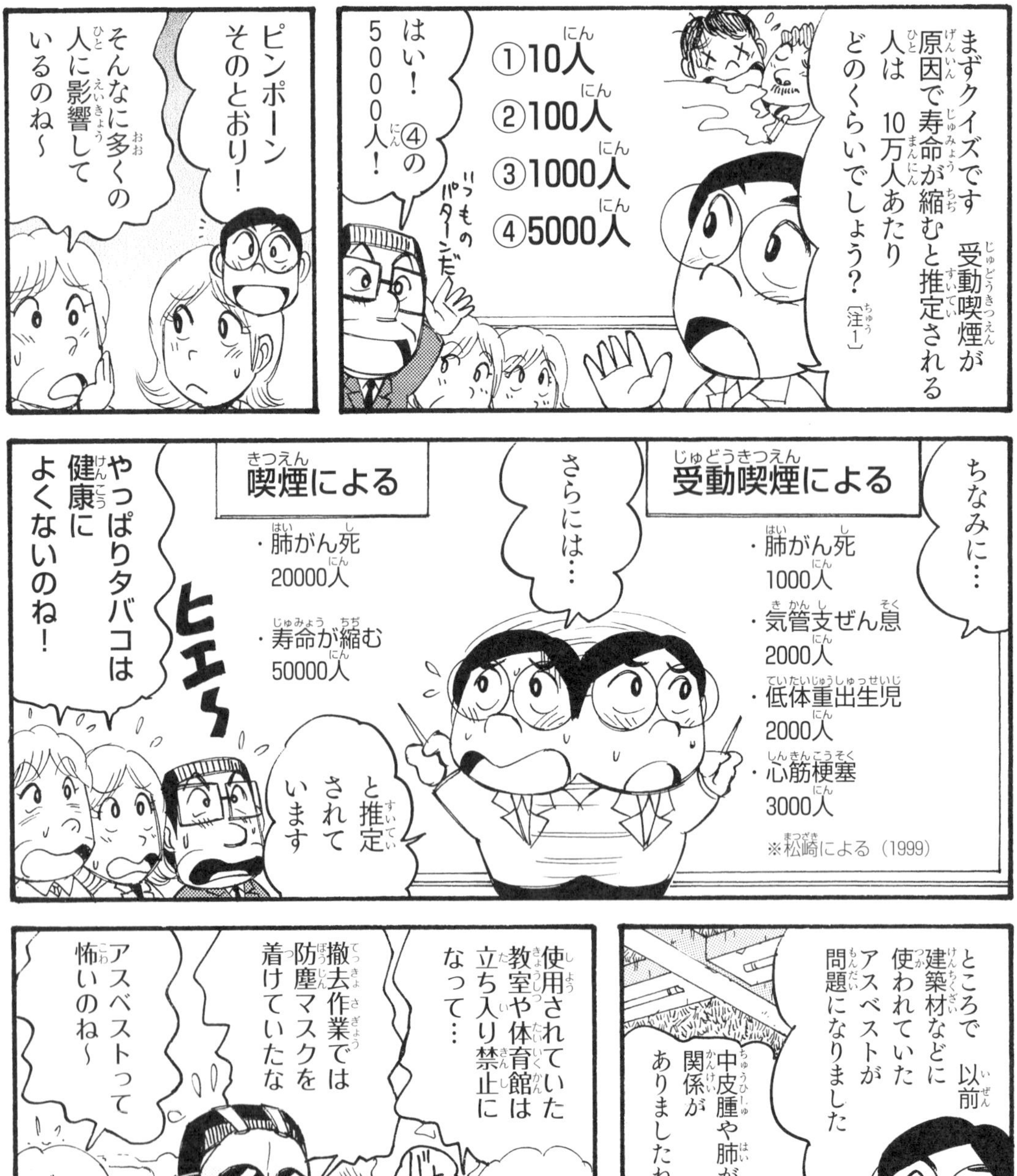

まずクイズです 受動喫煙《じゅどうきつえん》が原因《げんいん》で寿命《じゅみょう》が縮《ちぢ》むと推定《すいてい》される人《ひと》は 10万人《まんにん》あたりどのくらいでしょう？〔注《ちゅう》1〕
①10人《にん》
②100人《にん》
③1000人《にん》
④5000人《にん》
はい！④の5000人《にん》！
いつものパターンだ
ピンポーン そのとおり！
そんなに多《おお》くの人《ひと》に影響《えいきょう》しているのね〜
ちなみに…
受動喫煙《じゅどうきつえん》による
・肺《はい》がん死《し》 1000人《にん》
・気管支《きかんし》ぜん息《そく》 2000人《にん》
・低体重出生児《ていたいじゅうしゅっせいじ》 2000人《にん》
・心筋梗塞《しんきんこうそく》 3000人《にん》
※松崎《まつざき》による（1999）
さらには…
喫煙《きつえん》による
・肺《はい》がん死《し》 20000人《にん》
・寿命《じゅみょう》が縮《ちぢ》む 50000人《にん》
と推定《すいてい》されています
ヒエ〜
やっぱりタバコは健康《けんこう》によくないのね！
ところで 以前《いぜん》建築材《けんちくざい》などに使《つか》われていたアスベストが問題《もんだい》になりました
中皮腫《ちゅうひしゅ》や肺《はい》がんと関係《かんけい》がありましたね
使用《しよう》されていた教室《きょうしつ》や体育館《たいいくかん》は立《た》ち入《い》り禁止《きんし》になって…
撤去作業《てっきょさぎょう》では防塵《ぼうじん》マスクを着《つ》けていたな
バキッ
アスベストって怖《こわ》いのね〜

〔注《ちゅう》1〕生涯《しょうがい》リスク：10万人《まんにん》あたり、他《ほか》の病気《びょうき》で亡《な》くならないとして計算《けいさん》。

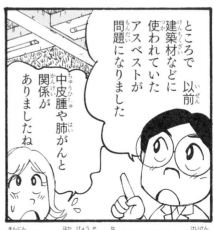

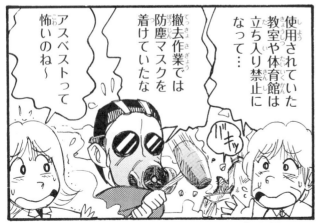

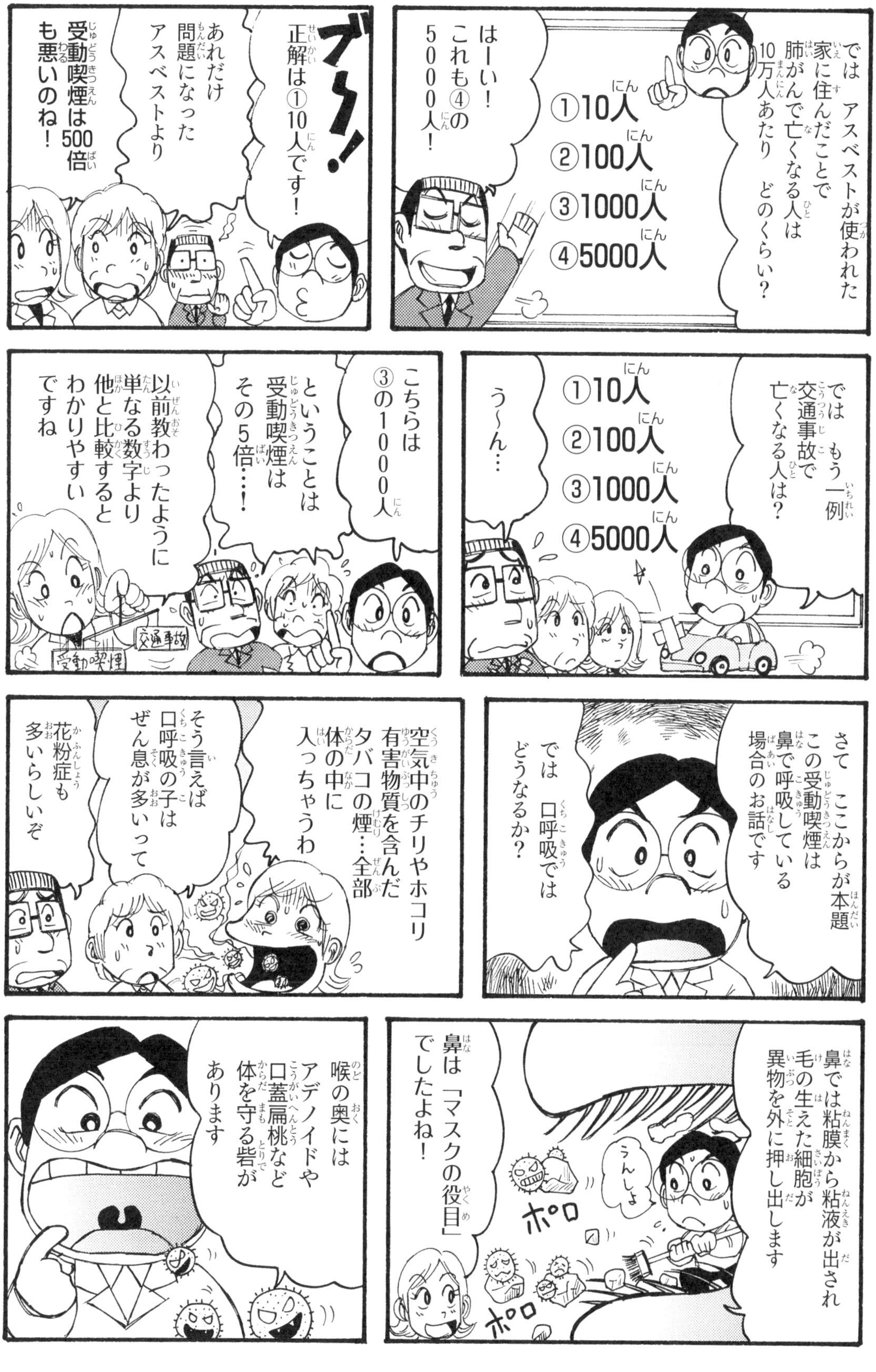

では アスベストが使《つか》われた家《いえ》に住《す》んだことで肺《はい》がんで亡《な》くなる人《ひと》は10万人《まんにん》あたり どのくらい？
①10人《にん》
②100人《にん》
③1000人《にん》
④5000人《にん》
はーい！これも④の5000人《にん》！
ブ〜！
正解《せいかい》は①10人《にん》です！
あれだけ問題《もんだい》になったアスベストより
受動喫煙《じゅどうきつえん》は500倍《ばい》も悪《わる》いのね！
では もう一例《いちれい》 交通事故《こうつうじこ》で亡《な》くなる人《ひと》は？
①10人《にん》
②100人《にん》
③1000人《にん》
④5000人《にん》
う〜ん…
こちらは③の1000人《にん》
ということは受動喫煙《じゅどうきつえん》はその5倍《ばい》…！
以前教《いぜんおそ》わったように単《たん》なる数字《すうじ》より他《ほか》と比較《ひかく》するとわかりやすいですね
交通事故
受動喫煙
さて ここからが本題《ほんだい》 この受動喫煙《じゅどうきつえん》は鼻《はな》で呼吸《こきゅう》している場合《ばあい》のお話《はなし》です
では 口呼吸《くちこきゅう》ではどうなるか？
空気中《くうきちゅう》のチリやホコリ有害物質《ゆうがいぶっしつ》を含んだタバコの煙《けむり》…全部《ぜんぶ》体《からだ》の中《なか》に入《はい》っちゃうわ
そう言《い》えば口呼吸《くちこきゅう》の子《こ》はぜん息《そく》が多《おお》いって
花粉症《かふんしょう》も多《おお》いらしいぞ
鼻《はな》では粘膜《ねんまく》から粘液《ねんえき》が出《だ》され毛《け》の生《は》えた細胞《さいぼう》が異物《いぶつ》を外《そと》に押《お》し出《だ》します
うんしょ
ポロ
ポロ
鼻《はな》は「マスクの役目《やくめ》」でしたよね！
喉《のど》の奥《おく》にはアデノイドや口蓋扁桃《こうがいへんとう》など体《からだ》を守《まも》る砦《とりで》があります

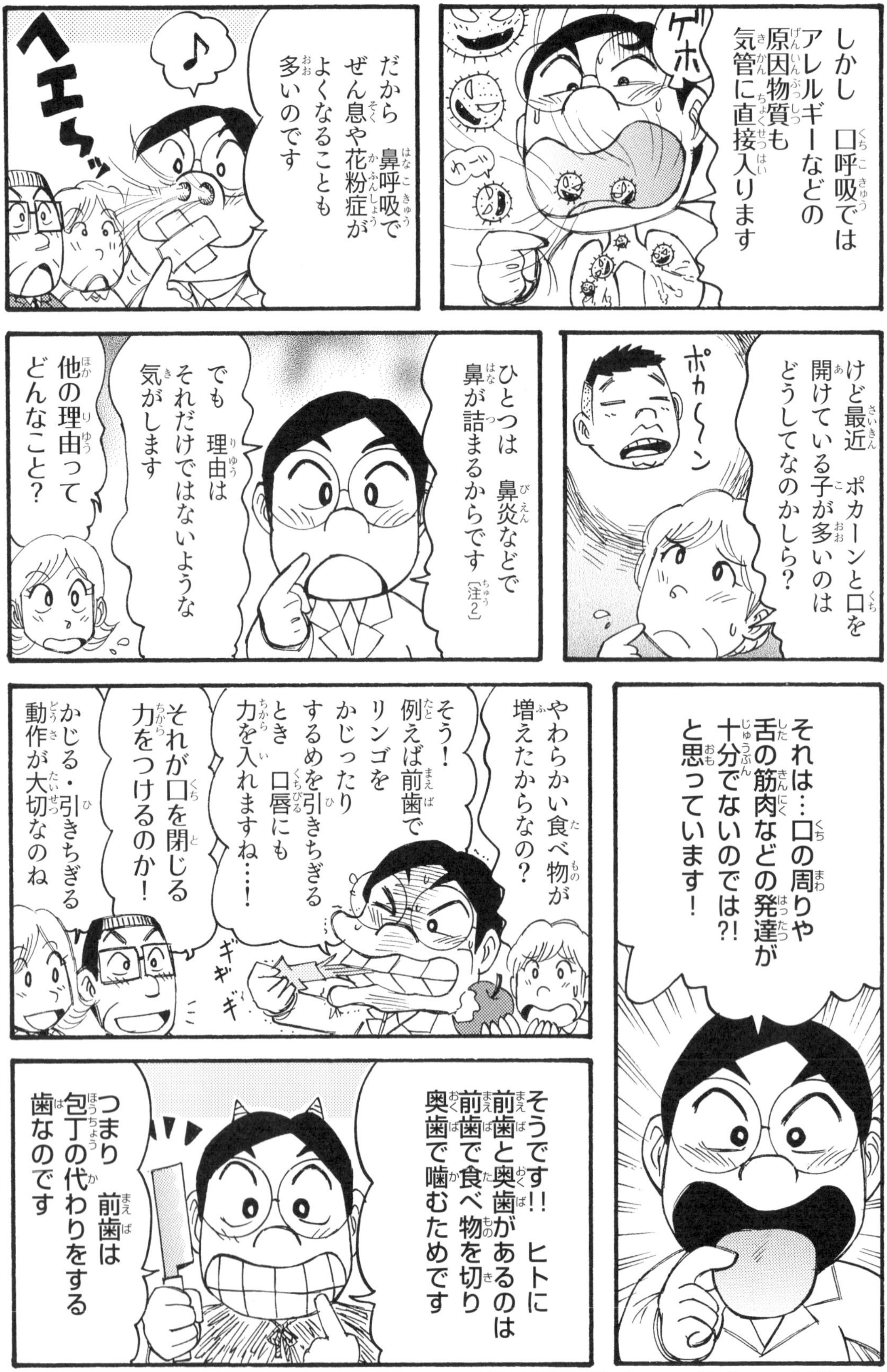
しかし　口呼吸《くちこきゅう》では
アレルギーなどの
原因物質《げんいんぶっしつ》も
気管《きかん》に直接《ちょくせつ》入《はい》ります
ゲホ
だから　鼻呼吸《はなこきゅう》で
ぜん息《そく》や花粉症《かふんしょう》が
よくなることも
多《おお》いのです
♪
ヘエ〜ッ
けど最近《さいきん》　ポカーンと口《くち》を
開《あ》けている子《こ》が多《おお》いのは
どうしてなのかしら?
ポカ〜ン
ひとつは　鼻炎《びえん》などで
鼻《はな》が詰《つ》まるからです〔注《ちゅう》2〕
でも　理由《りゆう》は
それだけではないような
気《き》がします
他《ほか》の理由《りゆう》って
どんなこと?
それは…口《くち》の周《まわ》りや
舌《した》の筋肉《きんにく》などの発達《はったつ》が
十分《じゅうぶん》でないのでは?!
と思《おも》っています!
やわらかい食《た》べ物《もの》が
増《ふ》えたからなの?
そう!
例《たと》えば前歯《まえば》で
リンゴを
かじったり
するめを引《ひ》きちぎる
とき　口唇《くちびる》にも
力《ちから》を入《い》れますね…!
ギギギ
それが口《くち》を閉《と》じる
力《ちから》をつけるのか!
かじる・引《ひ》きちぎる
動作《どうさ》が大切《たいせつ》なのね
そうです!!　ヒトに
前歯《まえば》と奥歯《おくば》があるのは
前歯《まえば》で食《た》べ物《もの》を切《き》り
奥歯《おくば》で噛《か》むためです
つまり　前歯《まえば》は
包丁《ほうちょう》の代《か》わりをする
歯《は》なのです

〔注《ちゅう》2〕習慣的《しゅうかんてき》に口《くち》が開《あ》いている人《ひと》の約《やく》75%は鼻閉塞《びへいそく》をもつ。

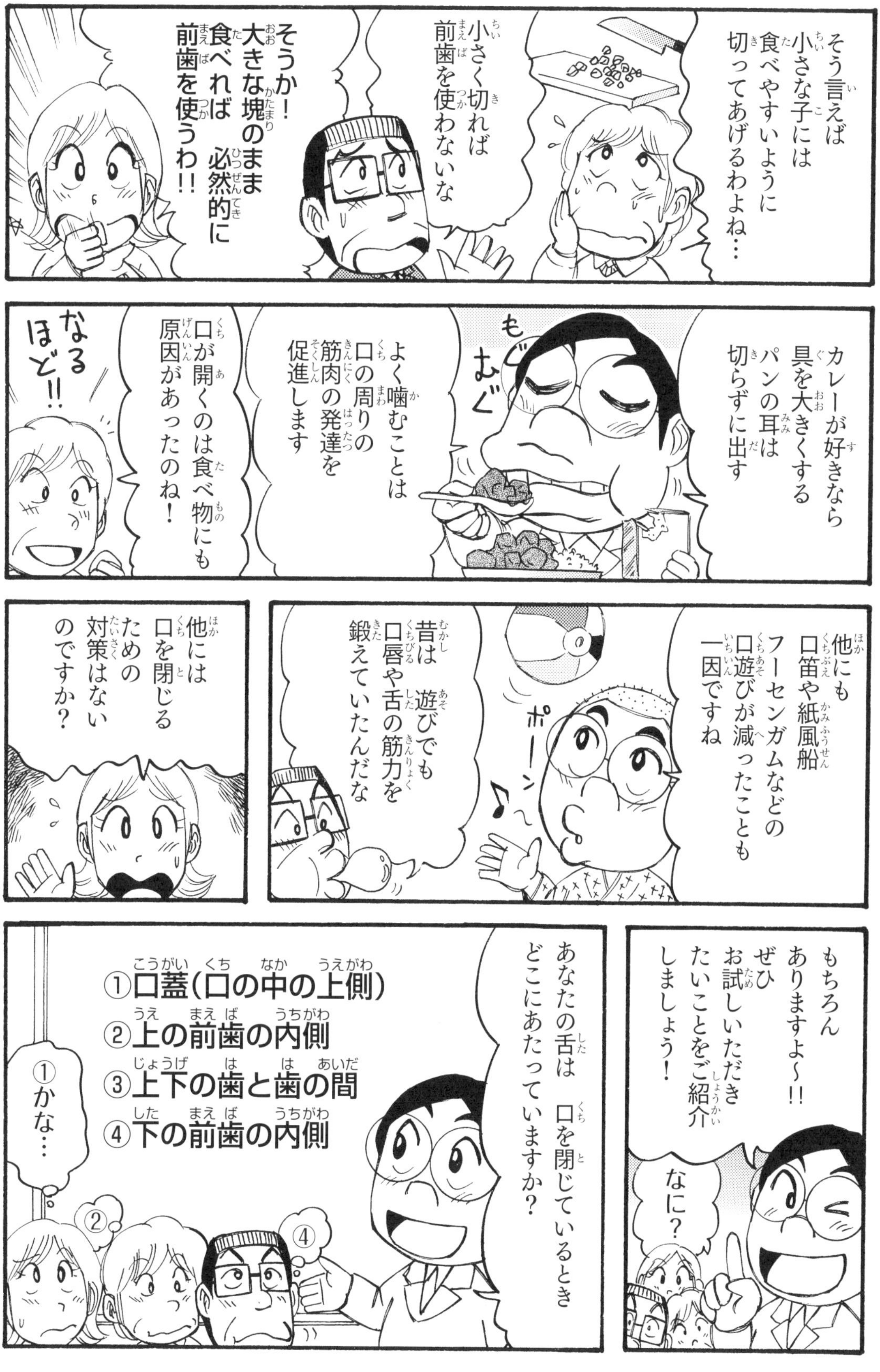
そう言《い》えば 小《ちい》さな子《こ》には 食《た》べやすいように 切《き》ってあげるわよね…
小《ちい》さく切《き》れば 前歯《まえば》を使《つか》わないな
そうか! 大《おお》きな塊《かたまり》のまま 食《た》べれば 必然的《ひつぜんてき》に 前歯《まえば》を使《つか》うわ!!
カレーが好《す》きなら 具《ぐ》を大《おお》きくする パンの耳《みみ》は 切《き》らずに出《だ》す
もぐ むぐ
よく噛《か》むことは 口《くち》の周《まわ》りの 筋肉《きんにく》の発達《はったつ》を 促進《そくしん》します
口《くち》が開《あ》くのは食《た》べ物《もの》にも 原因《げんいん》があったのね!
なるほど!!
他《ほか》にも 口笛《くちぶえ》や紙風船《かみふうせん》 フーセンガムなどの 口遊《くちあそ》びが減《へ》ったことも 一因《いちいん》ですね
ポーン
昔《むかし》は 遊《あそ》びでも 口唇《くちびる》や舌《した》の筋力《きんりょく》を 鍛《きた》えていたんだな
他《ほか》には 口《くち》を閉《と》じる ための 対策《たいさく》はない のですか?
もちろん ありますよ~!! ぜひ お試《ため》しいただき たいことをご紹介《しょうかい》 しましょう!
なに?
あなたの舌《した》は 口《くち》を閉《と》じているとき どこにあたっていますか?
①口蓋《こうがい》(口《くち》の中《なか》の上側《うえがわ》)
②上《うえ》の前歯《まえば》の内側《うちがわ》
③上下《じょうげ》の歯《は》と歯《は》の間《あいだ》
④下《した》の前歯《まえば》の内側《うちがわ》
①かな…
②
④

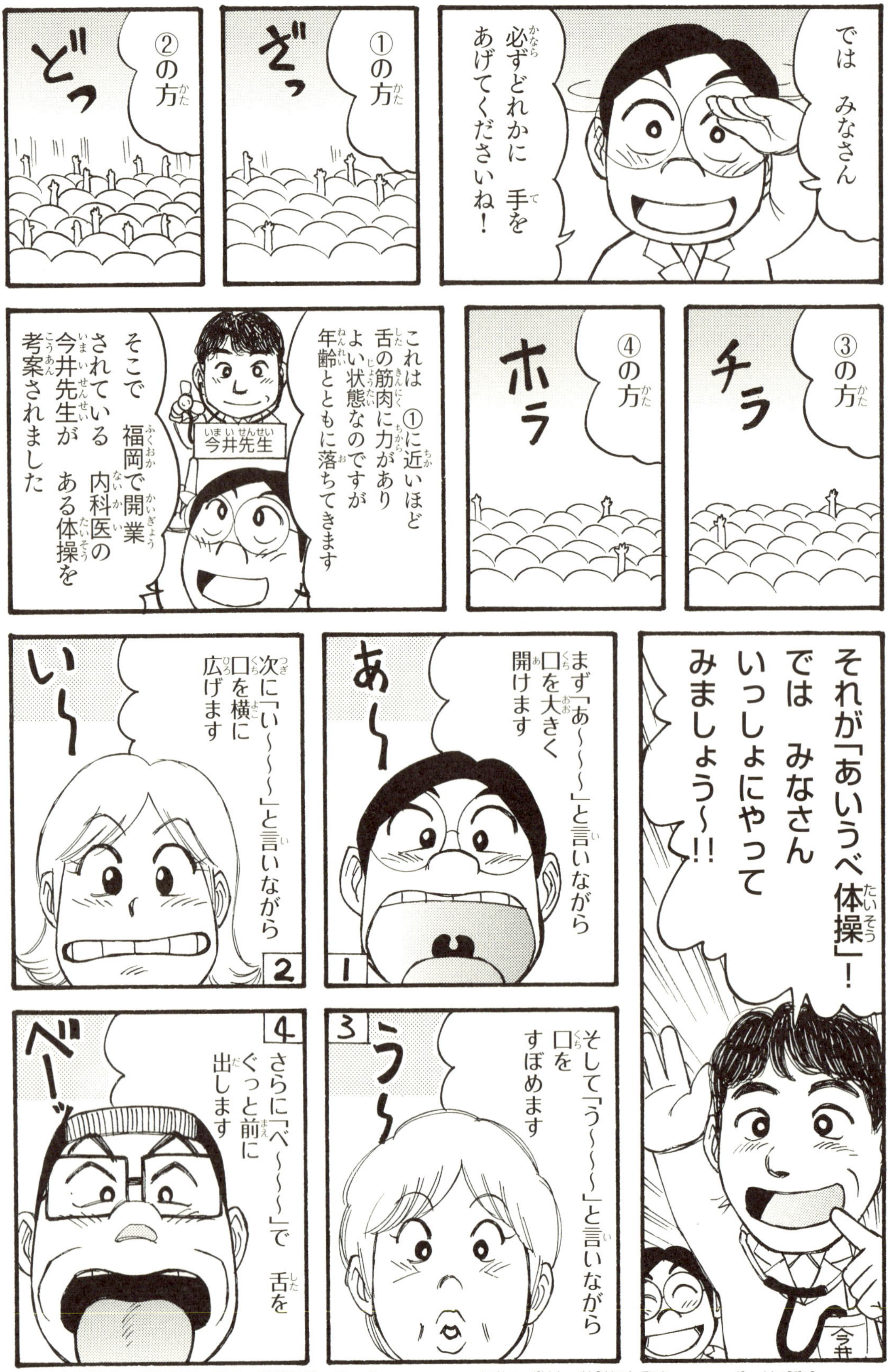

では　みなさん
必《かなら》ずどれかに　手《て》をあげてくださいね！
①の方《かた》
ざっ
②の方《かた》
どっ
③の方《かた》
チラ
④の方《かた》
ホラ
これは　①に近《ちか》いほど舌《した》の筋肉《きんにく》に力《ちから》がありよい状態《じょうたい》なのですが年齢《ねんれい》とともに落《お》ちてきます
今井先生《いまいせんせい》
そこで　福岡《ふくおか》で開業《かいぎょう》されている　内科医《ないかい》の今井先生《いまいせんせい》が　ある体操《たいそう》を考案《こうあん》されました
それが「あいうべ体操《たいそう》」！ではみなさんいっしょにやってみましょう〜!!
今井
1
まず「あ〜〜〜」と言《い》いながら口《くち》を大《おお》きく開《あ》けます
あ〜
2
次《つぎ》に「い〜〜〜」と言《い》いながら口《くち》を横《よこ》に広《ひろ》げます
い〜
3
そして「う〜〜〜」と言《い》いながら口《くち》をすぼめます
う〜
4
さらに「べ〜〜〜」で　舌《した》をぐっと前《まえ》に出《だ》します
べーッ

※口呼吸《くちこきゅう》が原因《げんいん》で唾液分泌《だえきぶんぴつ》の低下《ていか》・口腔乾燥《こうくうかんそう》を引《ひ》き起《お》こすとともに、局所《きょくしょ》や全身《ぜんしん》の免疫力《めんえきりょく》が低下《ていか》し、むし歯《ば》、歯周病《ししゅうびょう》、インフルエンザ、気管支炎《きかんしえん》、アトピー性皮膚炎《せいひふえん》など様々《さまざま》な病気《びょうき》の原因《げんいん》になります。（みらいクリニック・今井一彰先生《いまいかずあきせんせい》による。クリニックHP　http://mirai-iryou.com/mc_policy.html）

〔参考文献《さんこうぶんけん》〕
①今井一彰《いまいかずあき》：免疫《めんえき》を高《たか》めて病気《びょうき》を治《なお》す口《くち》の体操《たいそう》「あいうべ」、マキノ出版《しゅっぱん》、2008年《ねん》
②今井一彰《いまいかずあき》・岡崎好秀《おかざきよしひで》：口《くち》を閉《と》じれば病気《びょうき》にならない、家《いえ》の光協会《ひかりきょうかい》、2012年《ねん》

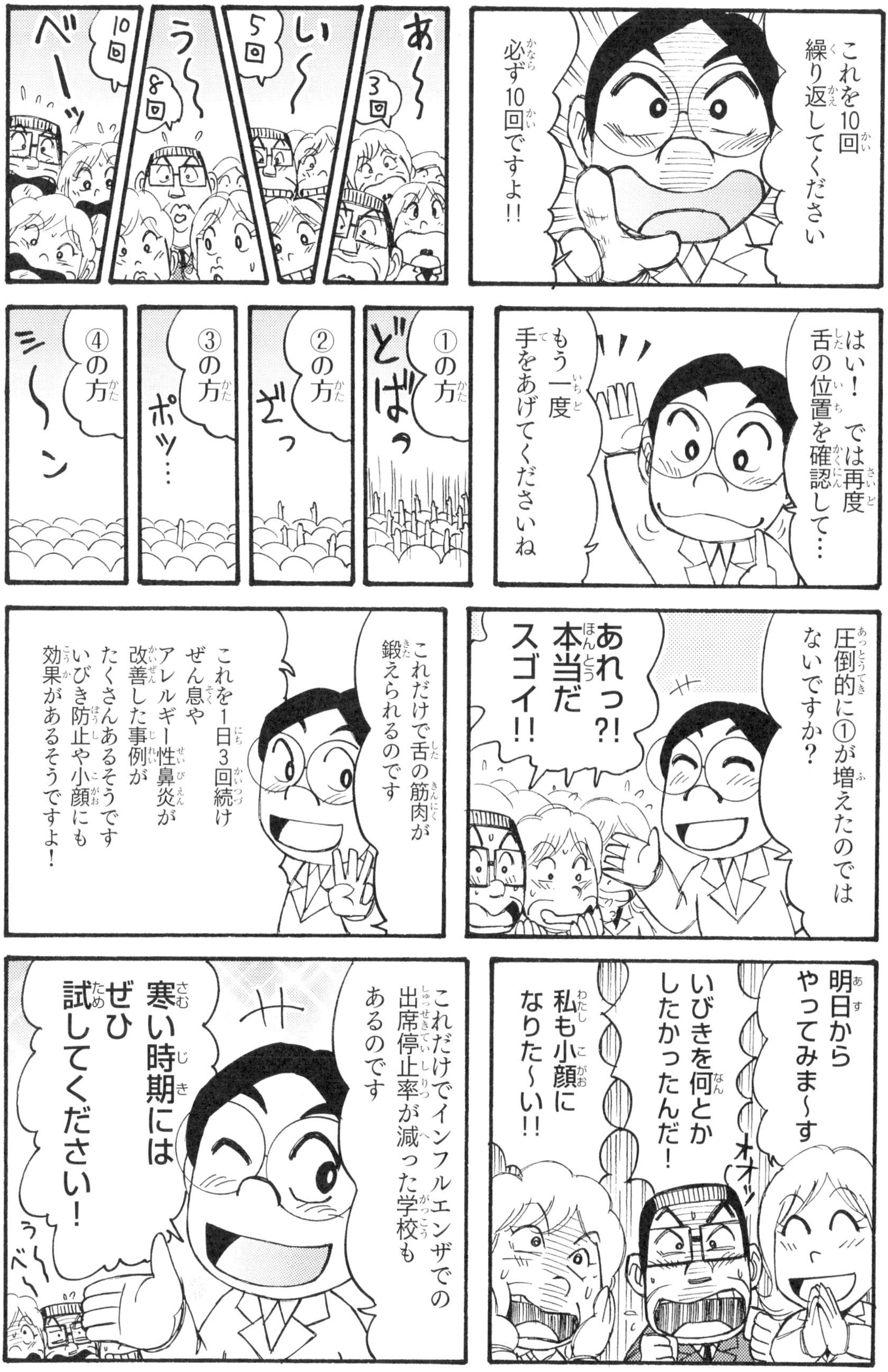
これを10回《かい》繰《く》り返《かえ》してください
必《かなら》ず10回《かい》ですよ!!
あ〜
3回
い〜
5回
う〜
8回
べーッ
10回
はい! では再度《さいど》舌《した》の位置《いち》を確認《かくにん》して…
もう一度《いちど》手《て》をあげてくださいね
①の方《かた》
どばっ
②の方《かた》
ざっ
③の方《かた》
ポツ…
④の方《かた》
シ〜ン
圧倒的《あっとうてき》に①が増《ふ》えたのではないですか?
あれっ?! 本当《ほんとう》だ スゴイ!!
これだけで舌《した》の筋肉《きんにく》が鍛《きた》えられるのです
これを1日《にち》3回続《かいつづ》け ぜん息《そく》や アレルギー性鼻炎《せいびえん》が 改善《かいぜん》した事例《じれい》が たくさんあるそうです いびき防止《ぼうし》や小顔《こがお》にも 効果《こうか》があるそうですよ!
明日《あす》からやってみま〜す
いびきを何《なん》とかしたかったんだ!
私《わたし》も小顔《こがお》になりた〜い!!
オオッ
これだけでインフルエンザでの出席停止率《しゅっせきていしりつ》が減《へ》った学校《がっこう》もあるのです
寒《さむ》い時期《じき》にはぜひ試《ため》してください!
うべ〜

■12時間目《じかんめ》

歯科医師《しかいし》から防煙教育《ぼうえんきょういく》を考《かんが》える
～タバコと歯《は》グキの意外《いがい》な関係《かんけい》～

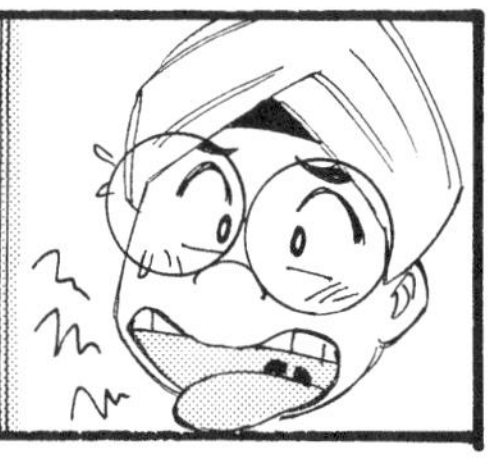

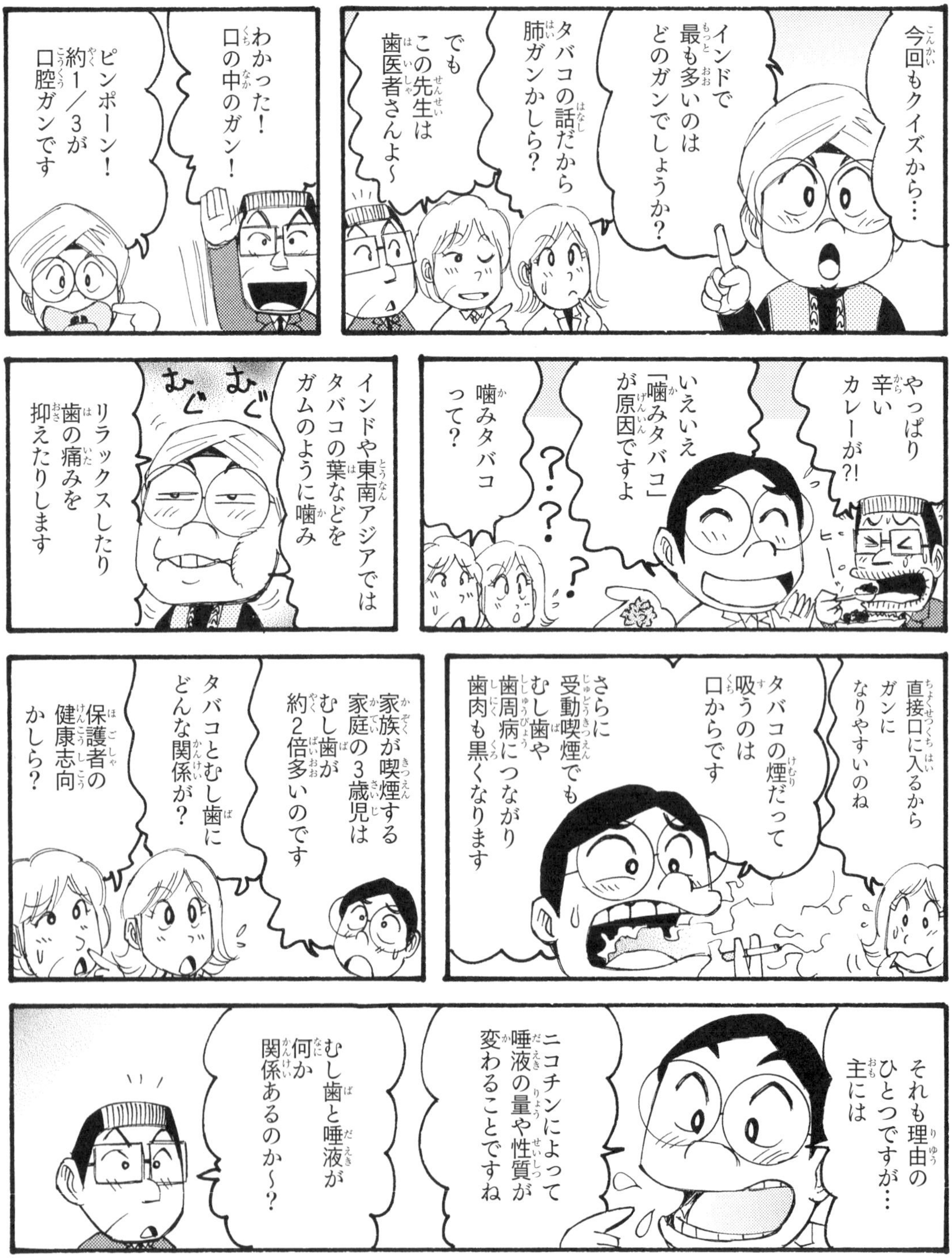
今回《こんかい》もクイズから…
インドで最《もっと》も多《おお》いのはどのガンでしょうか?
タバコの話《はなし》だから肺《はい》ガンかしら?
でもこの先生《せんせい》は歯医者《はいしゃ》さんよ～
わかった! 口《くち》の中《なか》のガン!
ピンポーン! 約《やく》1／3が口腔《こうくう》ガンです
やっぱり辛《から》いカレーが?!
いえいえ「噛《か》みタバコ」が原因《げんいん》ですよ
噛《か》みタバコって?
??
?
むぐむぐ
インドや東南《とうなん》アジアではタバコの葉《は》などをガムのように噛《か》み
リラックスしたり歯《は》の痛《いた》みを抑《おさ》えたりします
直接口《ちょくせつくち》に入《はい》るからガンになりやすいのね
タバコの煙《けむり》だって吸《す》うのは口《くち》からです
さらに受動喫煙《じゅどうきつえん》でもむし歯《ば》や歯周病《ししゅうびょう》につながり歯肉《しにく》も黒《くろ》くなります
家族《かぞく》が喫煙《きつえん》する家庭《かてい》の3歳児《さいじ》はむし歯《ば》が約《やく》2倍《ばいおお》多いのです
タバコとむし歯《ば》にどんな関係《かんけい》が?
保護者《ほごしゃ》の健康志向《けんこうしこう》かしら?
それも理由《りゆう》のひとつですが…主《おも》には
ニコチンによって唾液《だえき》の量《りょう》や性質《せいしつ》が変《か》わることですね
むし歯《ば》と唾液《だえき》が何《なに》か関係《かんけい》あるのか～?

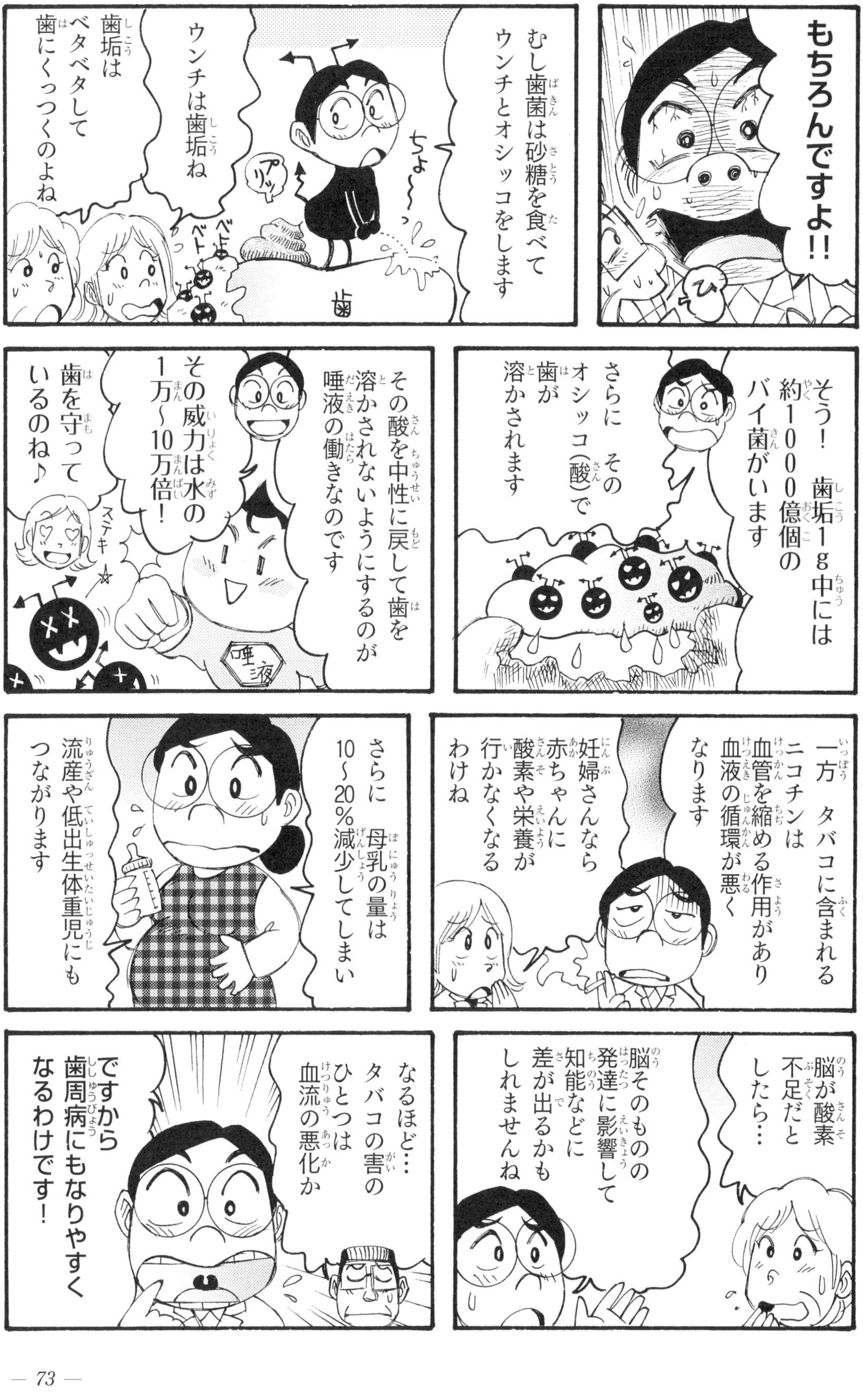
もちろんですよ!!
むし歯菌《ばきん》は砂糖《さとう》を食《た》べてウンチとオシッコをします
ちょ〜〜
ウンチは歯垢《しこう》ね
歯垢《しこう》はベタベタして歯《は》にくっつくのよね
歯
そう! 歯垢《しこう》1g中《ちゅう》には約《やく》1000億個《おくこ》のバイ菌《きん》がいます
さらに そのオシッコ(酸《さん》)で歯《は》が溶《と》かされます
その酸《さん》を中性《ちゅうせい》に戻《もど》して歯《は》を溶《と》かされないようにするのが唾液《だえき》の働《はたら》きなのです
その威力《いりょく》は水《みず》の1万《まん》〜10万倍《まんばい》!
歯《は》を守《まも》っているのね♪
ステキ☆
唾液
一方《いっぽう》 タバコに含《ふく》まれるニコチンは血管《けっかん》を縮《ちぢ》める作用《さよう》があり血液《けつえき》の循環《じゅんかん》が悪《わる》くなります
妊婦《にんぷ》さんなら赤《あか》ちゃんに酸素《さんそ》や栄養《えいよう》が行《い》かなくなるわけね
さらに 母乳《ぼにゅう》の量《りょう》は10〜20%減少《げんしょう》してしまい
流産《りゅうざん》や低出生体重児《ていしゅっせいたいじゅうじ》にもつながります
脳《のう》が酸素《さんそ》不足《ぶそく》だとしたら…
脳《のう》そのものの発達《はったつ》に影響《えいきょう》して知能《ちのう》などに差《さ》が出《で》るかもしれませんね
なるほど… タバコの害《がい》のひとつは血流《けつりゅう》の悪化《あっか》か
ですから歯周病《ししゅうびょう》にもなりやすくなるわけです!

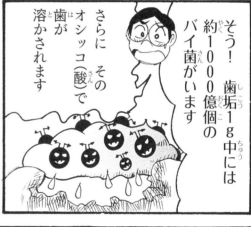

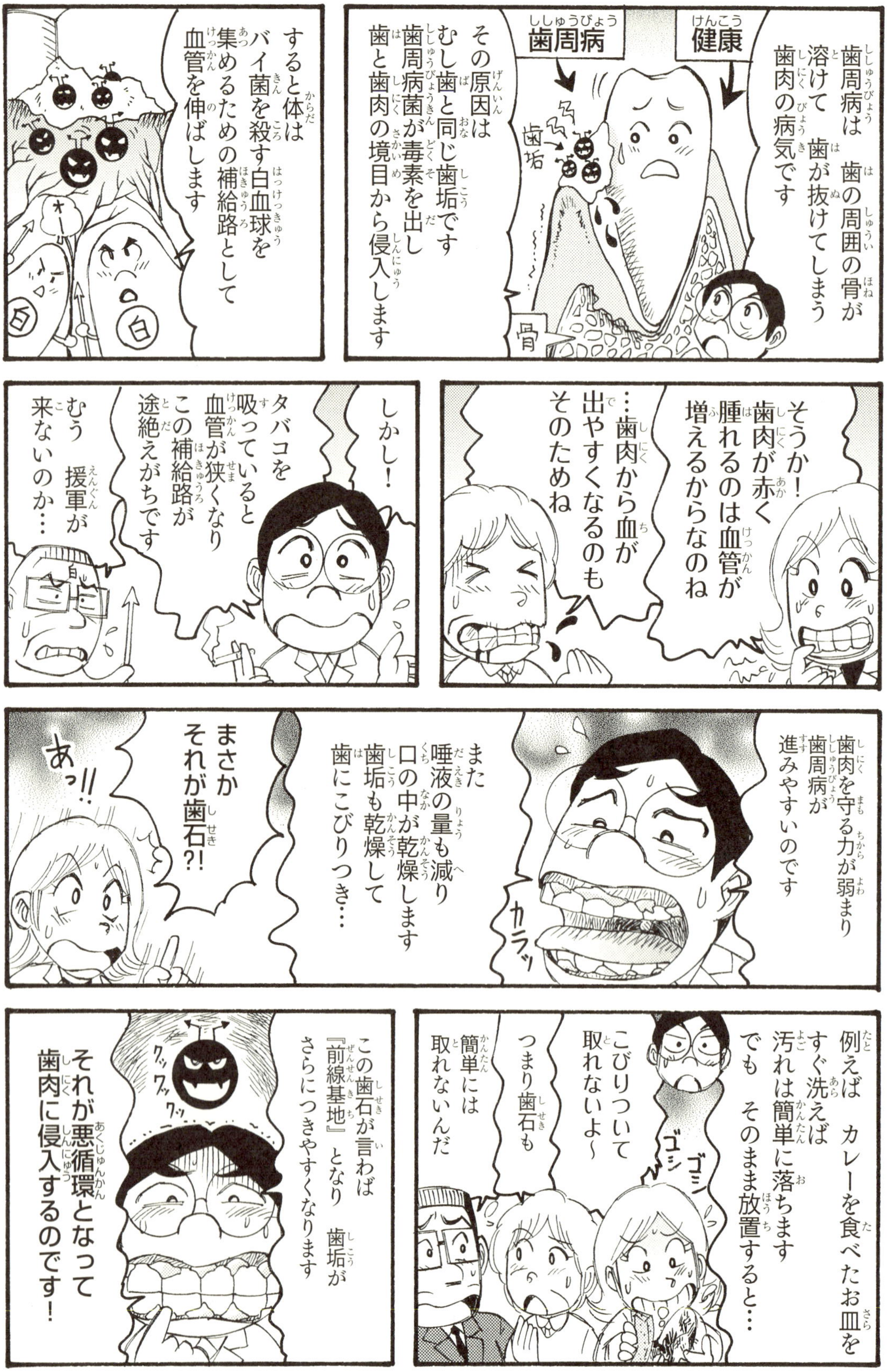
歯周病《ししゅうびょう》は　歯《は》の周囲《しゅうい》の骨《ほね》が
溶《と》けて　歯《は》が抜《ぬ》けてしまう
歯肉《しにく》の病気《びょうき》です
健康《けんこう》
歯周病《ししゅうびょう》
歯垢
骨
その原因《げんいん》は
むし歯《ば》と同《おな》じ歯垢《しこう》です
歯周病菌《ししゅうびょうきん》が毒素《どくそ》を出《だ》し
歯《は》と歯肉《しにく》の境目《さかいめ》から侵入《しんにゅう》します
すると体《からだ》は
バイ菌《きん》を殺《ころ》す白血球《はっけっきゅう》を
集《あつ》めるための補給路《ほきゅうろ》として
血管《けっかん》を伸《の》ばします
白
白
そうか!
歯肉《しにく》が赤《あか》く
腫《は》れるのは血管《けっかん》が
増《ふ》えるからなのね
…歯肉《しにく》から血《ち》が
出《で》やすくなるのも
そのためね
しかし!
タバコを
吸《す》っていると
血管《けっかん》が狭《せま》くなり
この補給路《ほきゅうろ》が
途絶《とだ》えがちです
むう　援軍《えんぐん》が
来《こ》ないのか…
歯肉《しにく》を守《まも》る力《ちから》が弱《よわ》まり
歯周病《ししゅうびょう》が
進《すす》みやすいのです
カラッ
また
唾液《だえき》の量《りょう》も減《へ》り
口《くち》の中《なか》が乾燥《かんそう》します
歯垢《しこう》も乾燥《かんそう》して
歯《は》にこびりつき…
まさか
それが歯石《しせき》?!
あっ!!
例《たと》えば　カレーを食《た》べたお皿《さら》を
すぐ洗《あら》えば
汚《よご》れは簡単《かんたん》に落《お》ちます
でも　そのまま放置《ほうち》すると…
ゴシ
ゴシ
こびりついて
取《と》れないよ〜
つまり歯石《しせき》も
簡単《かんたん》には
取《と》れないんだ
この歯石《しせき》が言《い》わば
『前線基地《ぜんせんきち》』となり　歯垢《しこう》が
さらにつきやすくなります
クッ
クッ
クッ
それが悪循環《あくじゅんかん》となって
歯肉《しにく》に侵入《しんにゅう》するのです!

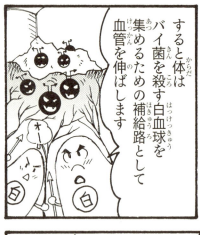

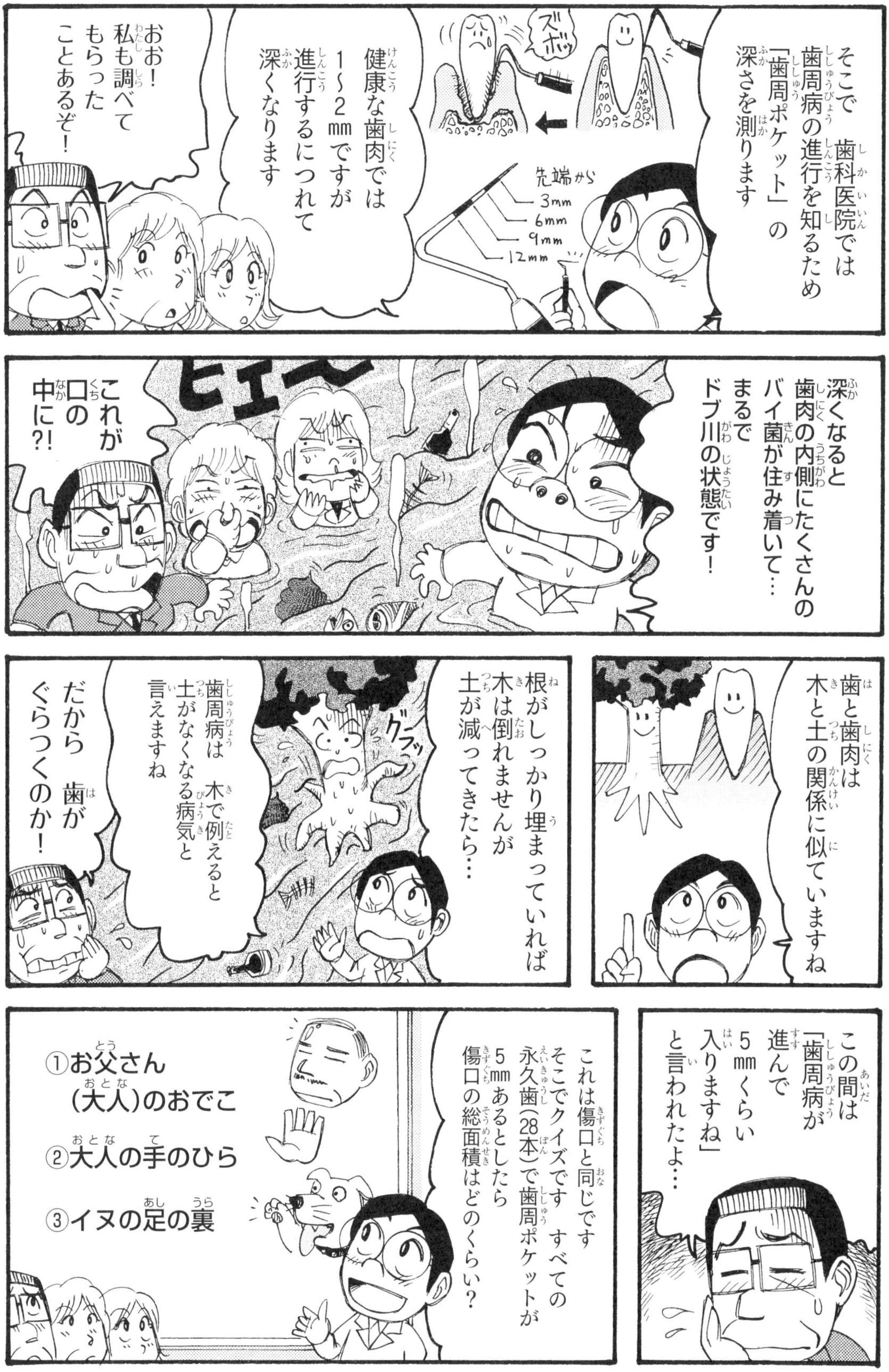

そこで 歯科医院《しかいいん》では 歯周病《ししゅうびょう》の進行《しんこう》を知《し》るため「歯周《ししゅう》ポケット」の 深《ふか》さを測《はか》ります
ズボッ
先端から 3mm 6mm 9mm 12mm
健康《けんこう》な歯肉《しにく》では 1~2㎜ですが 進行《しんこう》するにつれて 深《ふか》くなります
おお! 私《わたし》も調《しら》べて もらった ことあるぞ!
深《ふか》くなると 歯肉《しにく》の内側《うちがわ》にたくさんの バイ菌《きん》が住《す》み着《つ》いて… まるで ドブ川《がわ》の状態《じょうたい》です!
ヒェ~
これが 口《くち》の 中《なか》に?!
歯《は》と歯肉《しにく》は 木《き》と土《つち》の関係《かんけい》に似《に》ていますね
根《ね》がしっかり埋《う》まっていれば 木《き》は倒《たお》れませんが 土《つち》が減《へ》ってきたら…
グラッ
歯周病《ししゅうびょう》は 木《き》で例《たと》えると 土《つち》がなくなる病気《びょうき》と 言《い》えますね
だから 歯《は》が ぐらつくのか!
この間《あいだ》は「歯周病《ししゅうびょう》が 進《すす》んで 5㎜くらい 入《はい》りますね」と言《い》われたよ…
これは傷口《きずぐち》と同《おな》じです そこでクイズです すべての 永久歯《えいきゅうし》(28本《ぼん》)で歯周《ししゅう》ポケットが 5㎜あるとしたら 傷口《きずぐち》の総面積《そうめんせき》はどのくらい?
①お父《とう》さん (大人《おとな》)のおでこ
②大人《おとな》の手《て》のひら
③イヌの足《あし》の裏《うら》

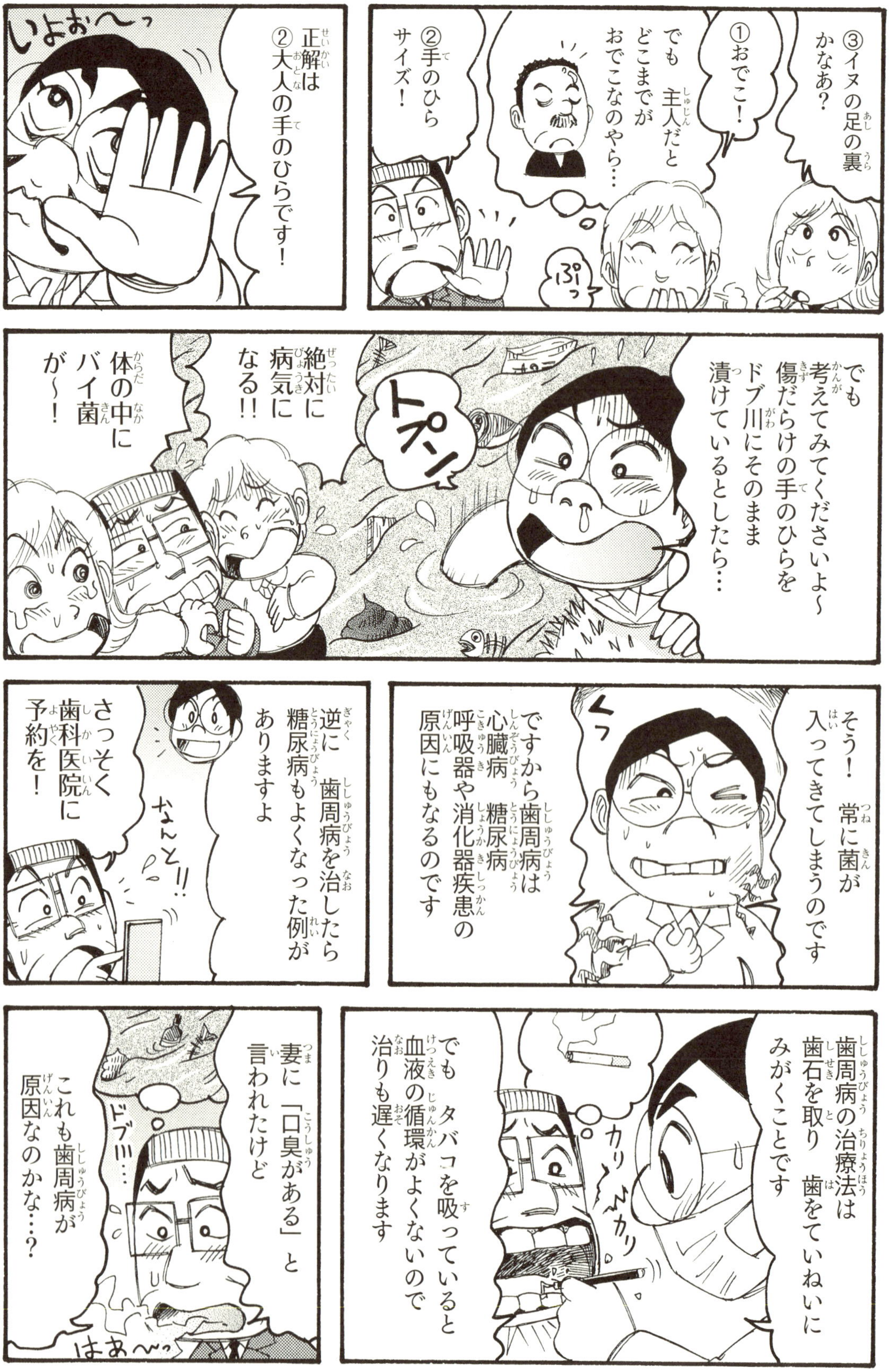
③イヌの足《あし》の裏《うら》かなあ？
①おでこ！
でも 主人《しゅじん》だとどこまでがおでこなのやら…
②手《て》のひらサイズ！
ぷっ
正解《せいかい》は②大人《おとな》の手《て》のひらです！
いよお〜っ
でも考《かんが》えてみてくださいよ〜傷《きず》だらけの手《て》のひらをドブ川《がわ》にそのまま漬《つ》けているとしたら…
トプン
絶対《ぜったい》に病気《びょうき》になる!!
体《からだ》の中《なか》にバイ菌《きん》が〜！
そう！ 常《つね》に菌《きん》が入《はい》ってきてしまうのです
くっ
ですから歯周病《ししゅうびょう》は心臓病《しんぞうびょう》 糖尿病《とうにょうびょう》 呼吸器《こきゅうき》や消化器疾患《しょうかきしっかん》の原因《げんいん》にもなるのです
逆《ぎゃく》に 歯周病《ししゅうびょう》を治《なお》したら糖尿病《とうにょうびょう》もよくなった例《れい》がありますよ
なんと!!
さっそく歯科医院《しかいいん》に予約《よやく》を！
歯周病《ししゅうびょう》の治療法《ちりょうほう》は歯石《しせき》を取《と》り 歯《は》をていねいにみがくことです
でも タバコを吸《す》っていると血液《けつえき》の循環《じゅんかん》がよくないので治《なお》りも遅《おそ》くなります
カリ〜
カリ
妻《つま》に「口臭《こうしゅう》がある」と言《い》われたけど
ドブ川…
これも歯周病《ししゅうびょう》が原因《げんいん》なのかな…？
はあ〜っ

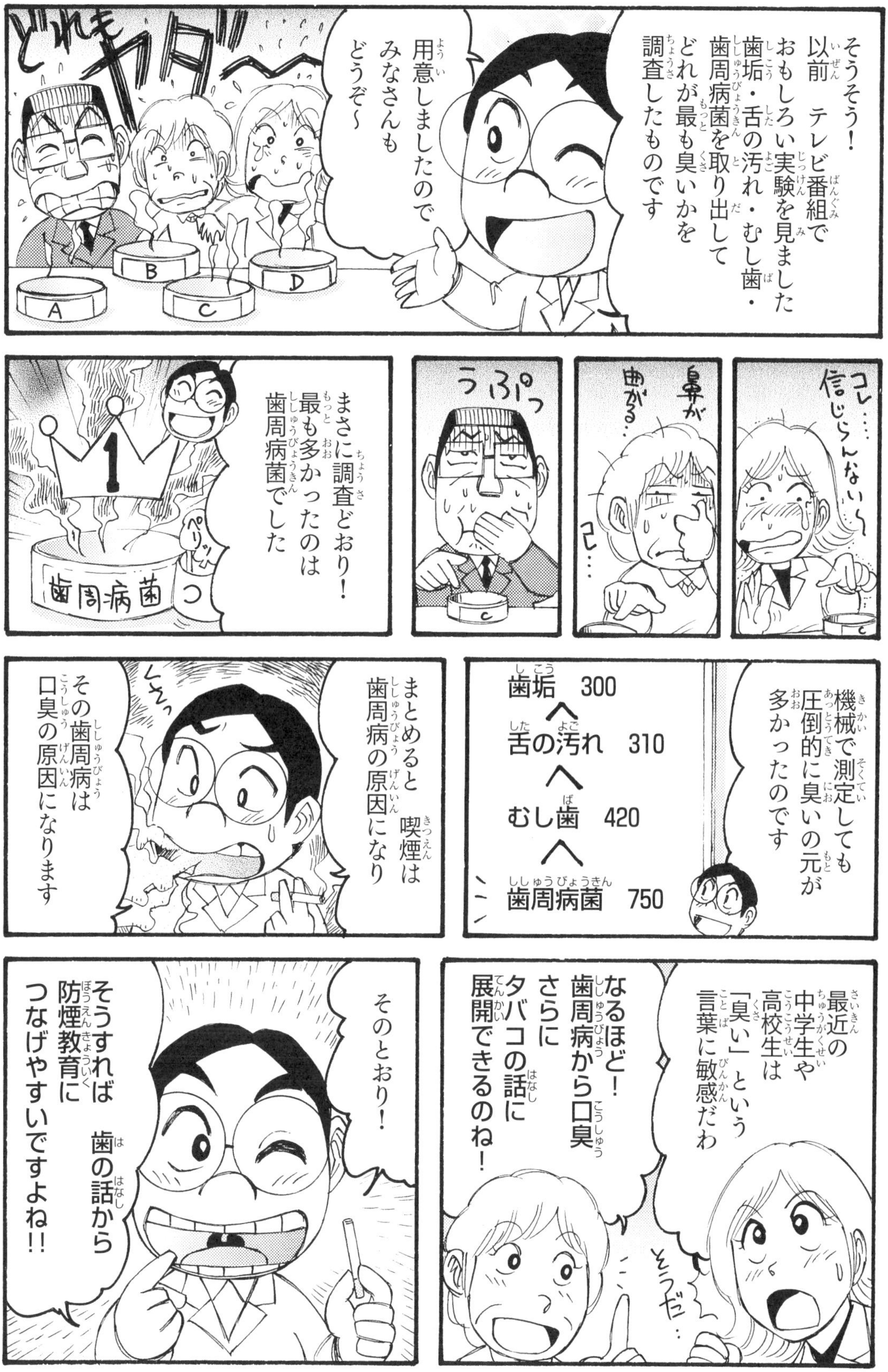
そうそう！
以前《いぜん》 テレビ番組《ばんぐみ》で
おもしろい実験《じっけん》を見《み》ました
歯垢《しこう》・舌《した》の汚《よご》れ・むし歯《ば》・
歯周病菌《ししゅうびょうきん》を取《と》り出《だ》して
どれが最《もっと》も臭《くさ》いかを
調査《ちょうさ》したものです
用意《ようい》しましたので
みなさんも
どうぞ〜
どれもヤダ〜〜
A
B
C
D
コレ…信じらんない〜
鼻が曲がる…
うぷっ
まさに調査《ちょうさ》どおり！
最《もっと》も多《おお》かったのは
歯周病菌《ししゅうびょうきん》でした
歯周病菌
ペリッ
1
機械《きかい》で測定《そくてい》しても
圧倒的《あっとうてき》に臭《にお》いの元《もと》が
多《おお》かったのです
歯垢《しこう》 300
舌《した》の汚《よご》れ 310
むし歯《ば》 420
歯周病菌《ししゅうびょうきん》 750
まとめると 喫煙《きつえん》は
歯周病《ししゅうびょう》の原因《げんいん》になり
その歯周病《ししゅうびょう》は
口臭《こうしゅう》の原因《げんいん》になります
くさっ
最近《さいきん》の
中学生《ちゅうがくせい》や
高校生《こうこうせい》は
「臭《くさ》い」という
言葉《ことば》に敏感《びんかん》だわ
なるほど！
歯周病《ししゅうびょう》から口臭《こうしゅう》
さらに
タバコの話《はなし》に
展開《てんかい》できるのね！
そうだ…
そのとおり！
そうすれば 歯《は》の話《はなし》から
防煙教育《ぼうえんきょういく》に
つなげやすいですよね!!

■13時間目《じかんめ》

タバコはこれだけ嫌《いや》がられている ～就職試験《しゅうしょくしけん》でも・レストランでも～

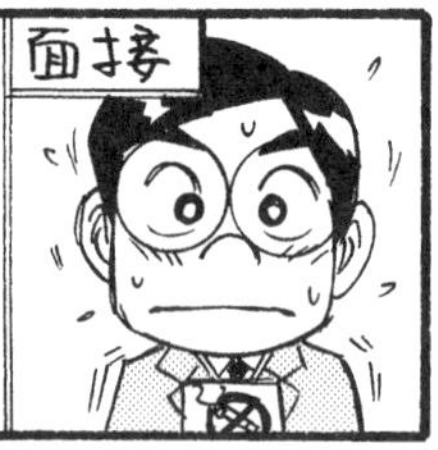
面接

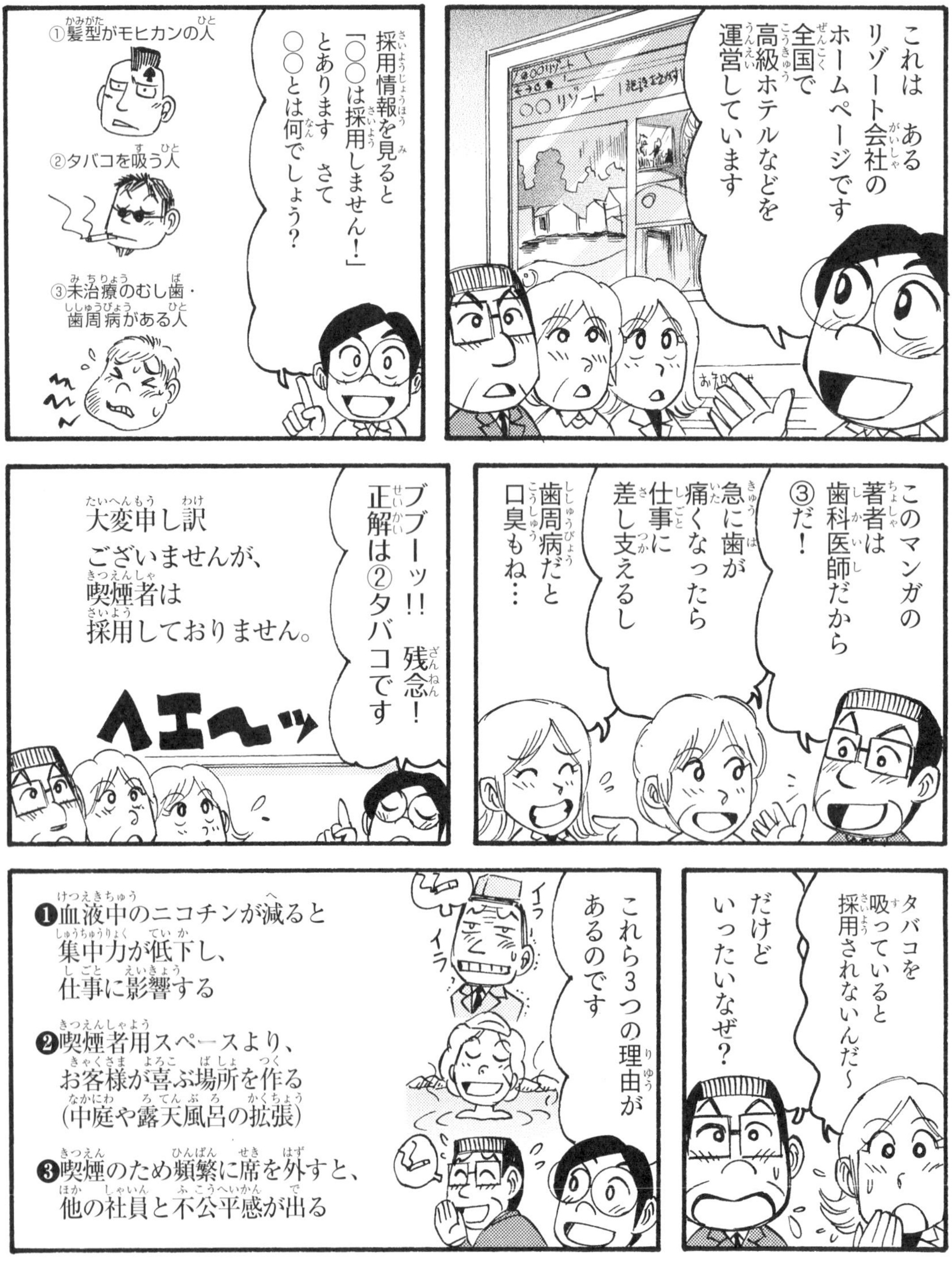
これは ある リゾート会社《がいしゃ》の ホームページです 全国《ぜんこく》で 高級《こうきゅう》ホテルなどを 運営《うんえい》しています
○○リゾート
採用情報《さいようじょうほう》を見《み》ると「○○は採用《さいよう》しません！」とあります さて ○○とは何《なん》でしょう？
①髪型《かみがた》がモヒカンの人《ひと》
②タバコを吸《す》う人《ひと》
③未治療《みちりょう》のむし歯《ば》・歯周病《ししゅうびょう》がある人《ひと》
このマンガの 著者《ちょしゃ》は 歯科医師《しかいし》だから ③だ！
急《きゅう》に歯《は》が 痛《いた》くなったら 仕事《しごと》に 差《さ》し支《つか》えるし
歯周病《ししゅうびょう》だと 口臭《こうしゅう》もね…
ブブーッ!! 正解《せいかい》は②タバコです 残念《ざんねん》！
大変申《たいへんもう》し訳《わけ》 ございませんが、 喫煙者《きつえんしゃ》は 採用《さいよう》しておりません。
ヘエヘッ
タバコを 吸《す》っていると 採用《さいよう》されないんだ～
だけど いったいなぜ？
これら3つの理由《りゆう》が あるのです
イラ イラ
❶血液中《けつえきちゅう》のニコチンが減《へ》ると 集中力《しゅうちゅうりょく》が低下《ていか》し、仕事《しごと》に影響《えいきょう》する
❷喫煙者用《きつえんしゃよう》スペースより、お客様《きゃくさま》が喜《よろこ》ぶ場所《ばしょ》を作《つく》る（中庭《なかにわ》や露天風呂《ろてんぶろ》の拡張《かくちょう》）
❸喫煙《きつえん》のため頻繁《ひんぱん》に席《せき》を外《はず》すと、他《ほか》の社員《しゃいん》と不公平感《ふこうへいかん》が出《で》る

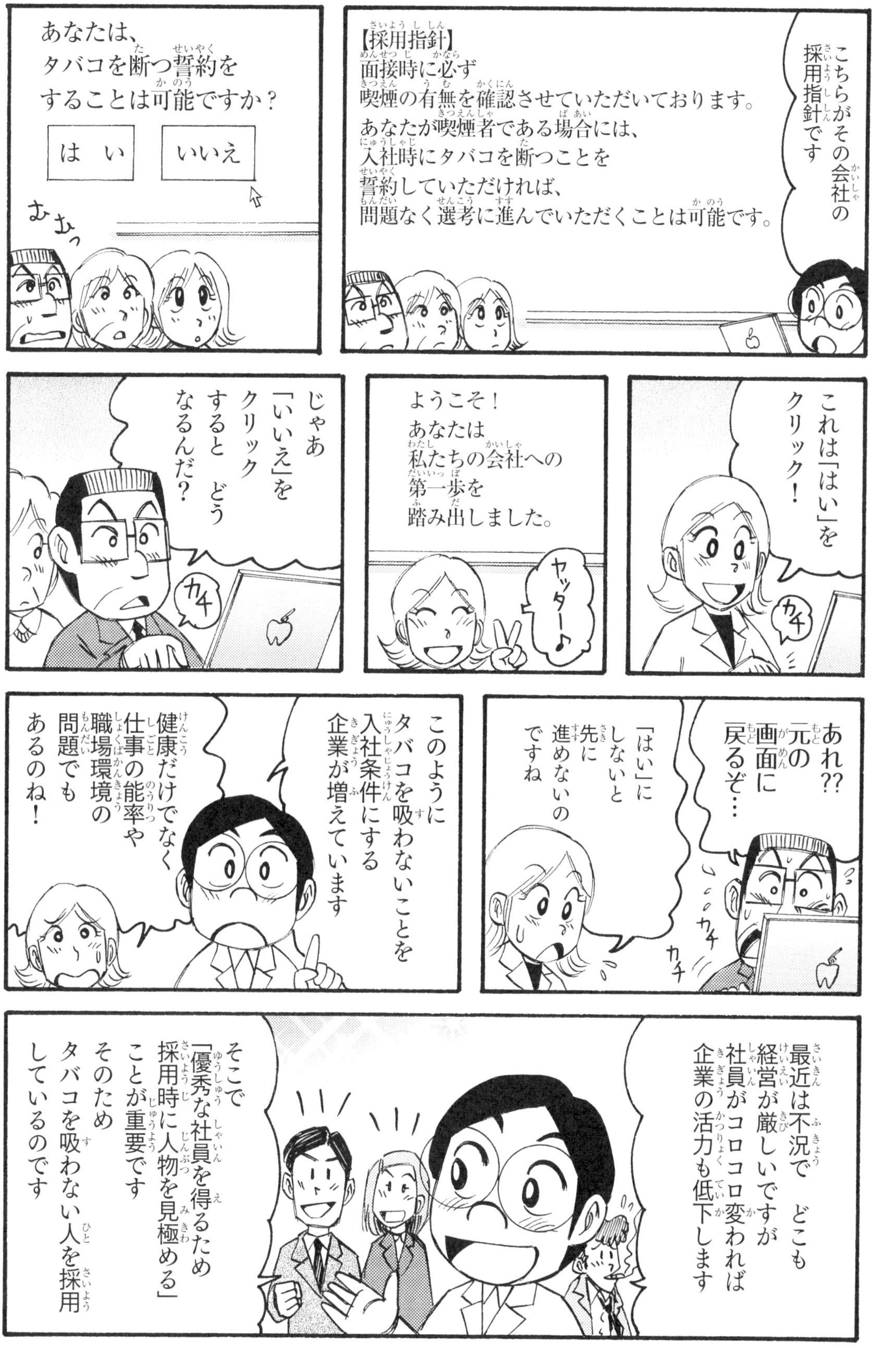

こちらがその会社《かいしゃ》の採用指針《さいようししん》です
【採用指針《さいようししん》】
面接時《めんせつじ》に必《かなら》ず
喫煙《きつえん》の有無《うむ》を確認《かくにん》させていただいております。
あなたが喫煙者《きつえんしゃ》である場合《ばあい》には、
入社時《にゅうしゃじ》にタバコを断《た》つことを
誓約《せいやく》していただければ、
問題《もんだい》なく選考《せんこう》に進《すす》んでいただくことは可能《かのう》です。
あなたは、
タバコを断《た》つ誓約《せいやく》を
することは可能《かのう》ですか？
はい
いいえ
むむっ
これは「はい」をクリック！
カチ
ようこそ！
あなたは
私《わたし》たちの会社《かいしゃ》への
第一歩《だいいっぽ》を
踏《ふ》み出《だ》しました。
ヤッター♪
じゃあ「いいえ」をクリックするとどうなるんだ？
カチ
あれ?? 元《もと》の画面《がめん》に戻《もど》るぞ…
カチ
カチ
「はい」にしないと先《さき》に進《すす》めないのですね
このようにタバコを吸《す》わないことを入社条件《にゅうしゃじょうけん》にする企業《きぎょう》が増《ふ》えています
健康《けんこう》だけでなく仕事《しごと》の能率《のうりつ》や職場環境《しょくばかんきょう》の問題《もんだい》でもあるのね！
最近《さいきん》は不況《ふきょう》で どこも経営《けいえい》が厳《きび》しいですが社員《しゃいん》がコロコロ変《か》われば企業《きぎょう》の活力《かつりょく》も低下《ていか》します
そこで「優秀《ゆうしゅう》な社員《しゃいん》を得《え》るため採用時《さいようじ》に人物《じんぶつ》を見極《みきわ》める」ことが重要《じゅうよう》です そのためタバコを吸《す》わない人《ひと》を採用《さいよう》しているのです

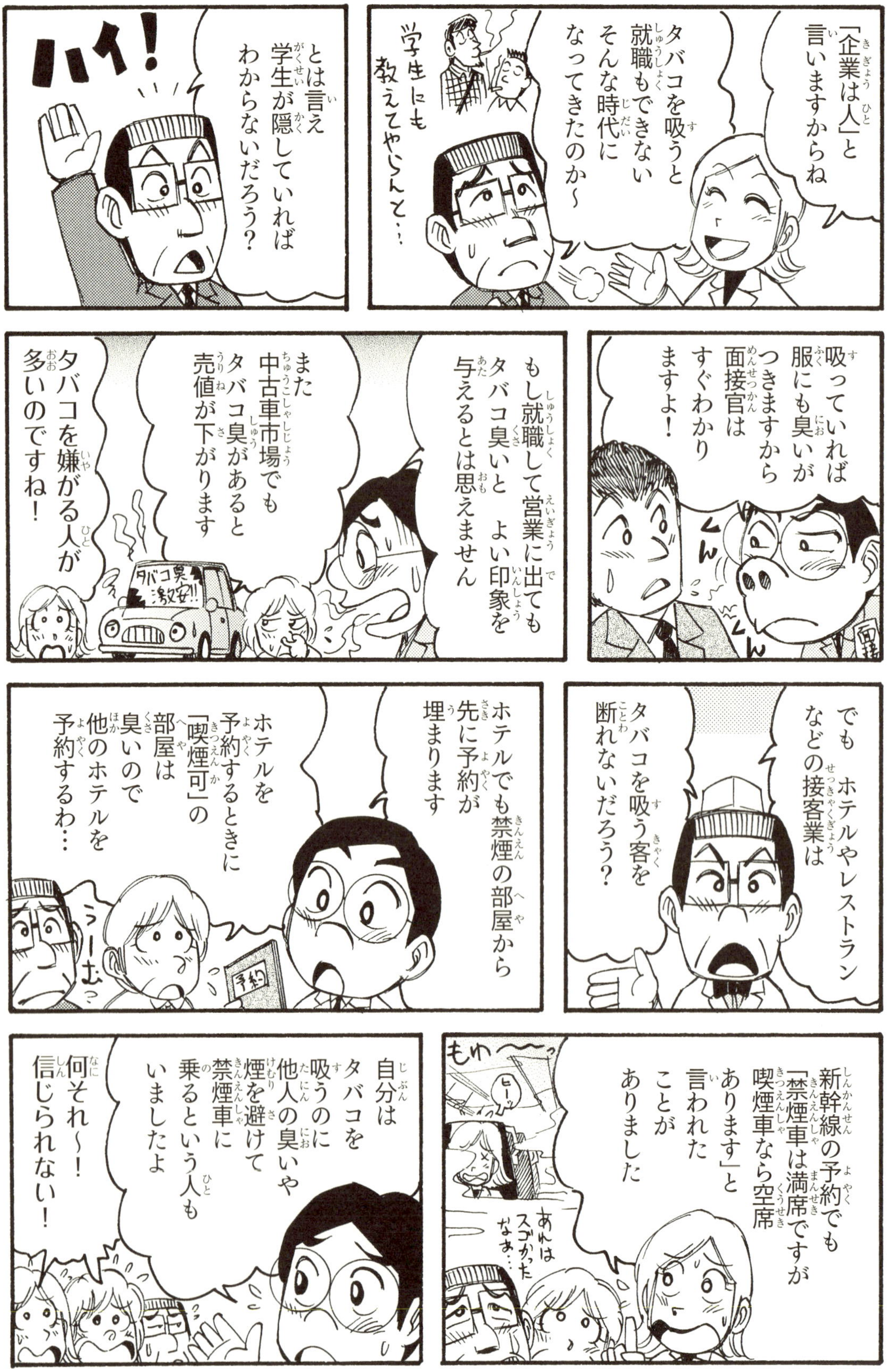
「企業《きぎょう》は人《ひと》」と言《い》いますからね
タバコを吸《す》うと就職《しゅうしょく》もできないそんな時代《じだい》になってきたのか〜
学生にも教えてやらんと…
とは言《い》え学生《がくせい》が隠《かく》していればわからないだろう？
ハイ！
吸《す》っていれば服《ふく》にも臭《にお》いがつきますから面接官《めんせつかん》はすぐわかりますよ！
くんくん
もし就職《しゅうしょく》して営業《えいぎょう》に出《で》てもタバコ臭《くさ》いとよい印象《いんしょう》を与《あた》えるとは思《おも》えません
また中古車市場《ちゅうこしゃしじょう》でもタバコ臭《しゅう》があると売値《うりね》が下《さ》がります
タバコを嫌《いや》がる人《ひと》が多《おお》いのですね！
タバコ臭 激安!!
でもホテルやレストランなどの接客業《せっきゃくぎょう》はタバコを吸《す》う客《きゃく》を断《ことわ》れないだろう？
ホテルでも禁煙《きんえん》の部屋《へや》から先《さき》に予約《よやく》が埋《う》まります
ホテルを予約《よやく》するときに「喫煙可《きつえんか》」の部屋《へや》は臭《くさ》いので他《ほか》のホテルを予約《よやく》するわ…
うーむ
予約
新幹線《しんかんせん》の予約《よやく》でも「禁煙車《きんえんしゃ》は満席《まんせき》ですが喫煙車《きつえんしゃ》なら空席《くうせき》あります」と言《い》われたことがありました
もわ〜っ
ヒーッ
あれはスゴかったなぁ…
自分《じぶん》はタバコを吸《す》うのに他人《たにん》の臭《にお》いや煙《けむり》を避《さ》けて禁煙車《きんえんしゃ》に乗《の》るという人《ひと》もいましたよ
何《なに》それ〜！信《しん》じられない！

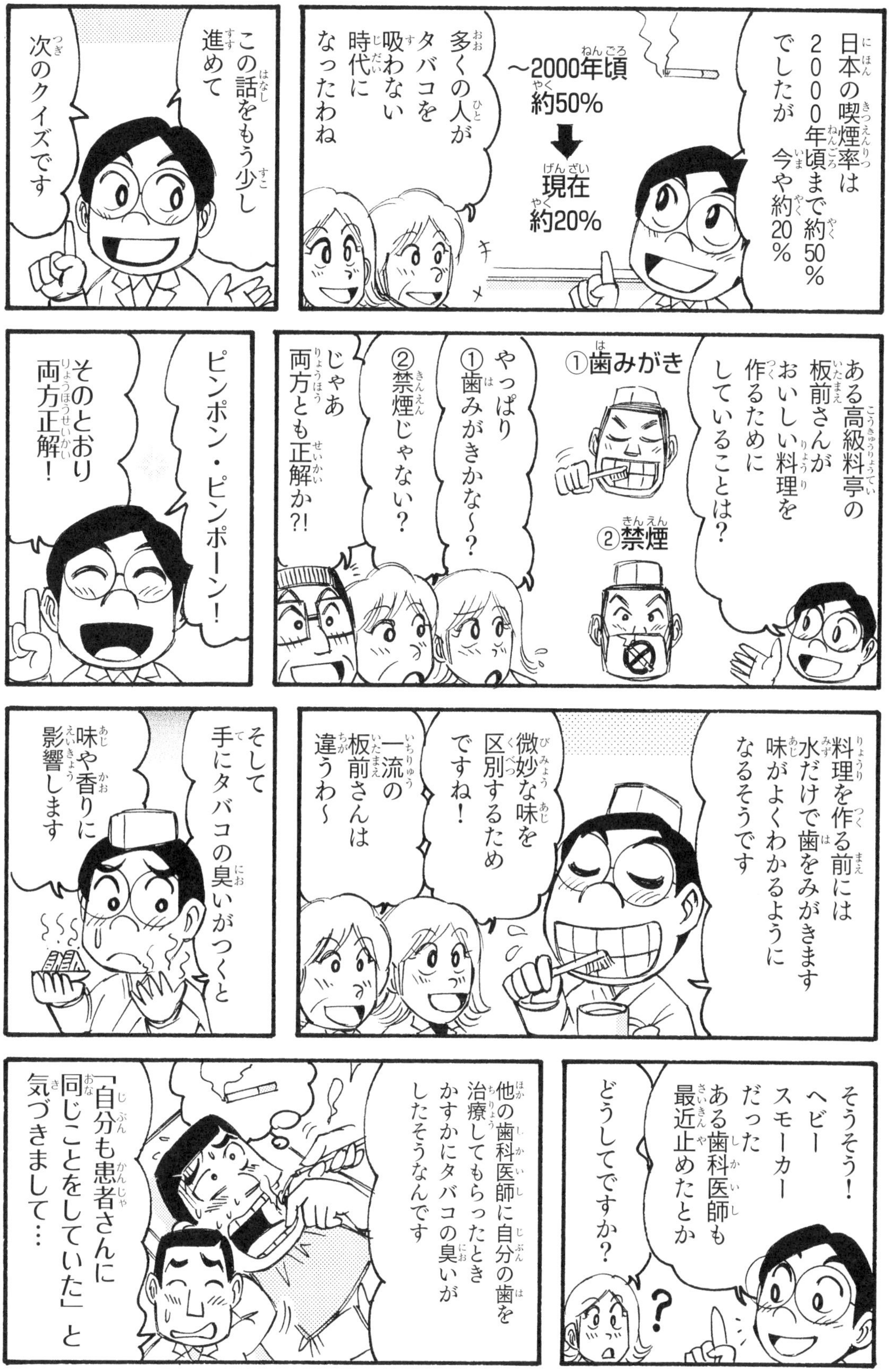
日本《にほん》の喫煙率《きつえんりつ》は2000年頃《ねんごろ》まで約《やく》50%でしたが 今《いま》や約《やく》20%
〜2000年頃《ねんごろ》 約《やく》50%
現在《げんざい》 約《やく》20%
多《おお》くの人《ひと》がタバコを吸《す》わない時代《じだい》になったわね
キメ
この話《はなし》をもう少《すこ》し進《すす》めて
次《つぎ》のクイズです
ある高級料亭《こうきゅうりょうてい》の板前《いたまえ》さんがおいしい料理《りょうり》を作《つく》るためにしていることは?
①歯《は》みがき
②禁煙《きんえん》
やっぱり①歯《は》みがきかな〜?
②禁煙《きんえん》じゃない?
じゃあ両方《りょうほう》とも正解《せいかい》か?!
ピンポン・ピンポーン!
そのとおり両方正解《りょうほうせいかい》!
料理《りょうり》を作《つく》る前《まえ》には水《みず》だけで歯《は》をみがきます味《あじ》がよくわかるようになるそうです
微妙《びみょう》な味《あじ》を区別《くべつ》するためですね!
一流《いちりゅう》の板前《いたまえ》さんは違《ちが》うわ〜
そして手《て》にタバコの臭《にお》いがつくと
味《あじ》や香《かお》りに影響《えいきょう》します
そうそう!ヘビースモーカーだったある歯科医師《しかいし》も最近止《さいきんや》めたとか
どうしてですか?
?
他《ほか》の歯科医師《しかいし》に自分《じぶん》の歯《は》を治療《ちりょう》してもらったときかすかにタバコの臭《にお》いがしたそうなんです
「自分《じぶん》も患者《かんじゃ》さんに同《おな》じことをしていた」と気《き》づきまして…

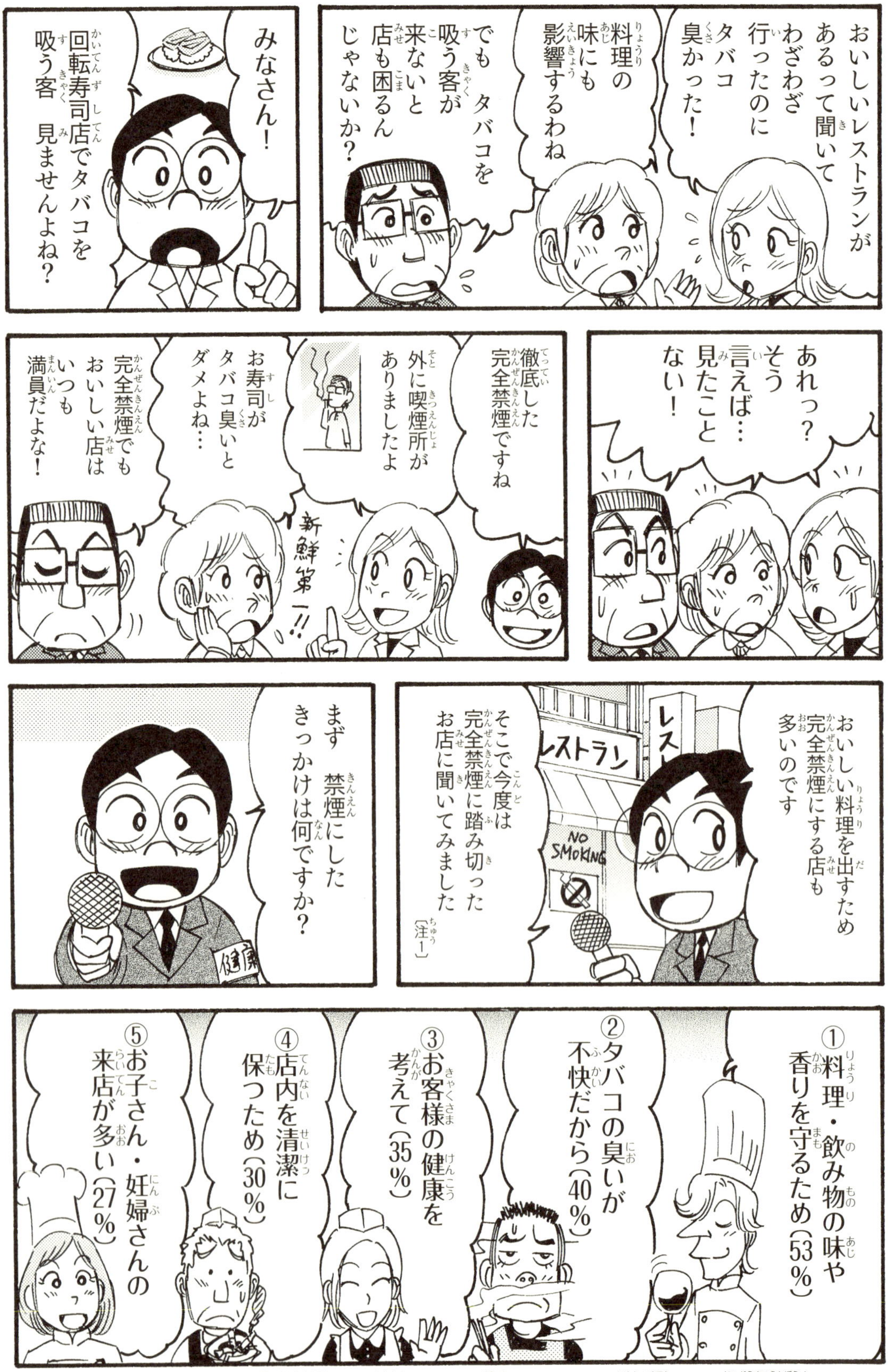
おいしいレストランがあるって聞《き》いてわざわざ行《い》ったのにタバコ臭《くさ》かった！
料理《りょうり》の味《あじ》にも影響《えいきょう》するわね
でも　タバコを吸《す》う客《きゃく》が来《こ》ないと店《みせ》も困《こま》るんじゃないか？
みなさん！
回転寿司店《かいてんずしてん》でタバコを吸《す》う客《きゃく》　見《み》ませんよね？
あれっ？そう言《い》えば…見《み》たことない！
徹底《てってい》した完全禁煙《かんぜんきんえん》ですね
外《そと》に喫煙所《きつえんじょ》がありましたよ
新鮮第一!!
お寿司《すし》がタバコ臭《くさ》いとダメよね…
完全禁煙《かんぜんきんえん》でもおいしい店《みせ》はいつも満員《まんいん》だよな！
おいしい料理《りょうり》を出《だ》すため完全禁煙《かんぜんきんえん》にする店《みせ》も多《おお》いのです
レストラン
NO SMOKING
そこで今度《こんど》は完全禁煙《かんぜんきんえん》に踏《ふ》み切《き》ったお店《みせ》に聞《き》いてみました〔注《ちゅう》1〕
まず　禁煙《きんえん》にしたきっかけは何《なん》ですか？
①料理《りょうり》・飲《の》み物《もの》の味《あじ》や香《かお》りを守《まも》るため（53％）
②タバコの臭《にお》いが不快《ふかい》だから（40％）
③お客様《きゃくさま》の健康《けんこう》を考《かんが》えて（35％）
④店内《てんない》を清潔《せいけつ》に保《たも》つため（30％）
⑤お子《こ》さん・妊婦《にんぷ》さんの来店《らいてん》が多《おお》い（27％）

〔注《ちゅう》1〕特定非営利活動法人禁煙《とくていひえいりかつどうほうじんきんえん》ネット石川《いしかわ》「きれいな空気《くうき》でおもてなし　飲食店《いんしょくてん》における受動喫煙防止《じゅどうきつえんぼうし》のススメ」
http://www.pref.ishikawa.lg.jp/kenkou/bunen/documents/kinenten.pdf

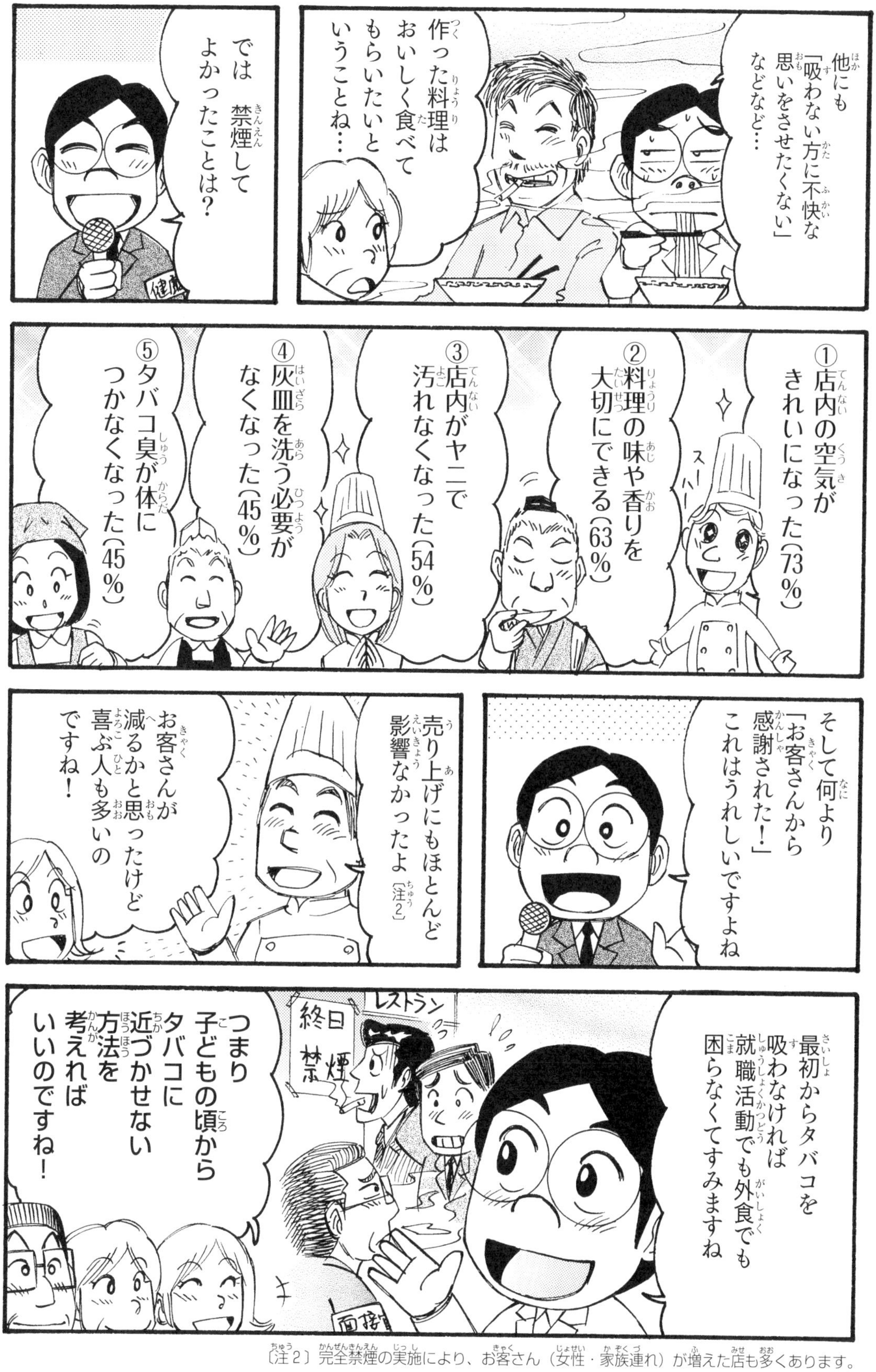
他《ほか》にも「吸《す》わない方《かた》に不快《ふかい》な思《おも》いをさせたくない」などなど…
作《つく》った料理《りょうり》はおいしく食《た》べてもらいたいということね…
では　禁煙《きんえん》してよかったことは?
①店内《てんない》の空気《くうき》がきれいになった(73%)
スーハー
②料理《りょうり》の味《あじ》や香《かお》りを大切《たいせつ》にできる(63%)
③店内《てんない》がヤニで汚《よご》れなくなった(54%)
④灰皿《はいざら》を洗《あら》う必要《ひつよう》がなくなった(45%)
⑤タバコ臭《しゅう》が体《からだ》につかなくなった(45%)
そして何《なに》より「お客《きゃく》さんから感謝《かんしゃ》された!」これはうれしいですよね
売《う》り上《あ》げにもほとんど影響《えいきょう》なかったよ〔注《ちゅう》2〕
お客《きゃく》さんが減《へ》るかと思《おも》ったけど喜《よろこ》ぶ人《ひと》も多《おお》いのですね!
最初《さいしょ》からタバコを吸《す》わなければ就職活動《しゅうしょくかつどう》でも外食《がいしょく》でも困《こま》らなくてすみますね
レストラン
終日禁煙
つまり子《こ》どもの頃《ころ》からタバコに近《ちか》づかせない方法《ほうほう》を考《かんが》えればいいのですね!

〔注《ちゅう》2〕完全禁煙《かんぜんきんえん》の実施《じっし》により、お客《きゃく》さん(女性《じょせい》・家族連《かぞくづ》れ)が増《ふ》えた店《みせ》も多《おお》くあります。

■14時間目《じかんめ》

禁煙《きんえん》の効用《こうよう》　あいうえお
～タバコを勧《すす》められたら、こうして断《ことわ》ろう～

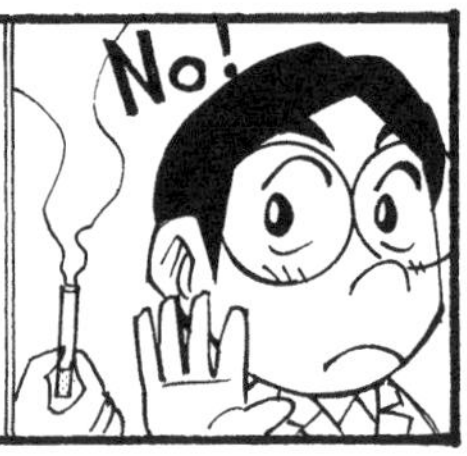
No!

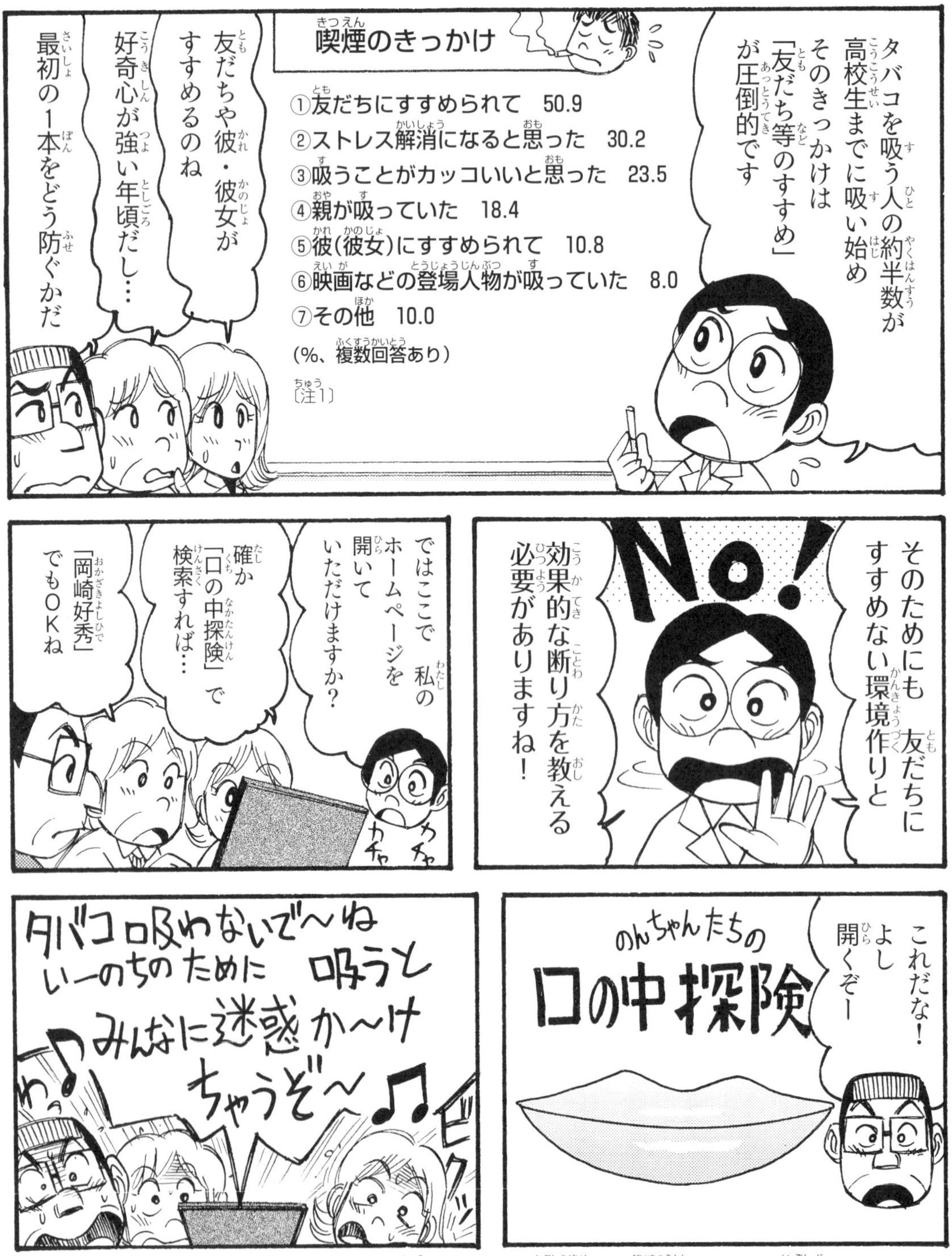
タバコを吸《す》う人《ひと》の約半数《やくはんすう》が高校生《こうこうせい》までに吸《す》い始《はじ》め そのきっかけは「友《とも》だち等《など》のすすめ」が圧倒的《あっとうてき》です
喫煙《きつえん》のきっかけ
①友《とも》だちにすすめられて　50.9
②ストレス解消《かいしょう》になると思《おも》った　30.2
③吸《す》うことがカッコいいと思《おも》った　23.5
④親《おや》が吸《す》っていた　18.4
⑤彼《かれ》(彼女《かのじょ》)にすすめられて　10.8
⑥映画《えいが》などの登場人物《とうじょうじんぶつ》が吸《す》っていた　8.0
⑦その他《ほか》　10.0
(%、複数回答《ふくすうかいとう》あり)
〔注《ちゅう》1〕
友《とも》だちや彼《かれ》・彼女《かのじょ》がすすめるのね
好奇心《こうきしん》が強《つよ》い年頃《としごろ》だし…
最初《さいしょ》の1本《ぽん》をどう防《ふせ》ぐかだ
そのためにも 友《とも》だちにすすめない環境作《かんきょうづく》りと
No!
効果的《こうかてき》な断《ことわ》り方《かた》を教《おし》える必要《ひつよう》がありますね！
ではここで 私《わたし》のホームページを開《ひら》いていただけますか？
確《たし》か「口《くち》の中探険《なかたんけん》」で検索《けんさく》すれば…
「岡崎好秀《おかざきよしひで》」でもOKね
カチャ カチャ
これだな！ よし 開《ひら》くぞー
のんちゃんたちの
口の中探険
タバコ吸わないで～ね いーのちのために 吸うと みんなに迷惑か～け ちゃうぞ～
わっ
ビクッ

〔注《ちゅう》1〕ファイザー株式会社《かぶしきがいしゃ》「20代喫煙者《だいきつえんしゃ》のニコチン依存度《いぞんど》チェック」より
http://www.pfizer.co.jp/pfizer/company/press/2010/2010_01_07.html

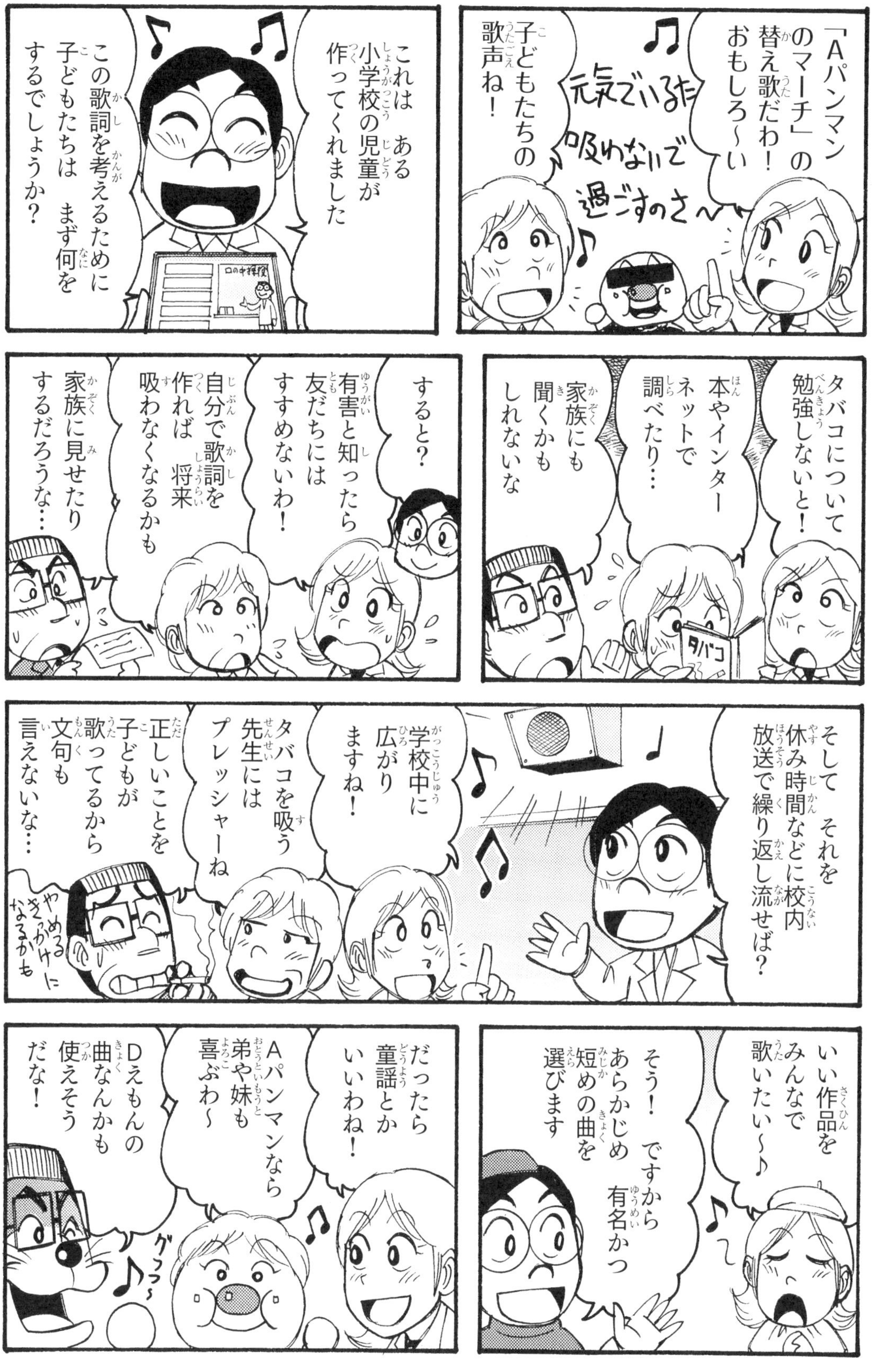
「Aパンマンのマーチ」の替《か》え歌《うた》だわ！おもしろ～い
子《こ》どもたちの歌声《うたごえ》ね！
元気でいるため 吸わないで 過ごすのさ～
これは ある小学校《しょうがっこう》の児童《じどう》が作《つく》ってくれました
この歌詞《かし》を考《かんが》えるために子《こ》どもたちは まず何《なに》をするでしょうか？
タバコについて勉強《べんきょう》しないと！
本《ほん》やインターネットで調《しら》べたり…
家族《かぞく》にも聞《き》くかもしれないな
タバコ
すると？
有害《ゆうがい》と知《し》ったら友《とも》だちにはすすめないわ！
自分《じぶん》で歌詞《かし》を作《つく》れば 将来《しょうらい》吸《す》わなくなるかも
家族《かぞく》に見《み》せたりするだろうな…
そして それを休《やす》み時間《じかん》などに校内《こうない》放送《ほうそう》で繰《く》り返《かえ》し流《なが》せば？
学校中《がっこうじゅう》に広《ひろ》がりますね！
タバコを吸《す》う先生《せんせい》にはプレッシャーね
正《ただ》しいことを子《こ》どもが歌《うた》ってるから文句《もんく》も言《い》えないな…
やめるきっかけになるかも
いい作品《さくひん》をみんなで歌《うた》いた～い♪
そう！ですから あらかじめ 有名《ゆうめい》かつ短《みじか》めの曲《きょく》を選《えら》びます
だったら童謡《どうよう》とかいいわね！
Aパンマンなら弟《おとうと》や妹《いもうと》も喜《よろこ》ぶわ～
Dえもんの曲《きょく》なんかも使《つか》えそうだな！
グフフ～

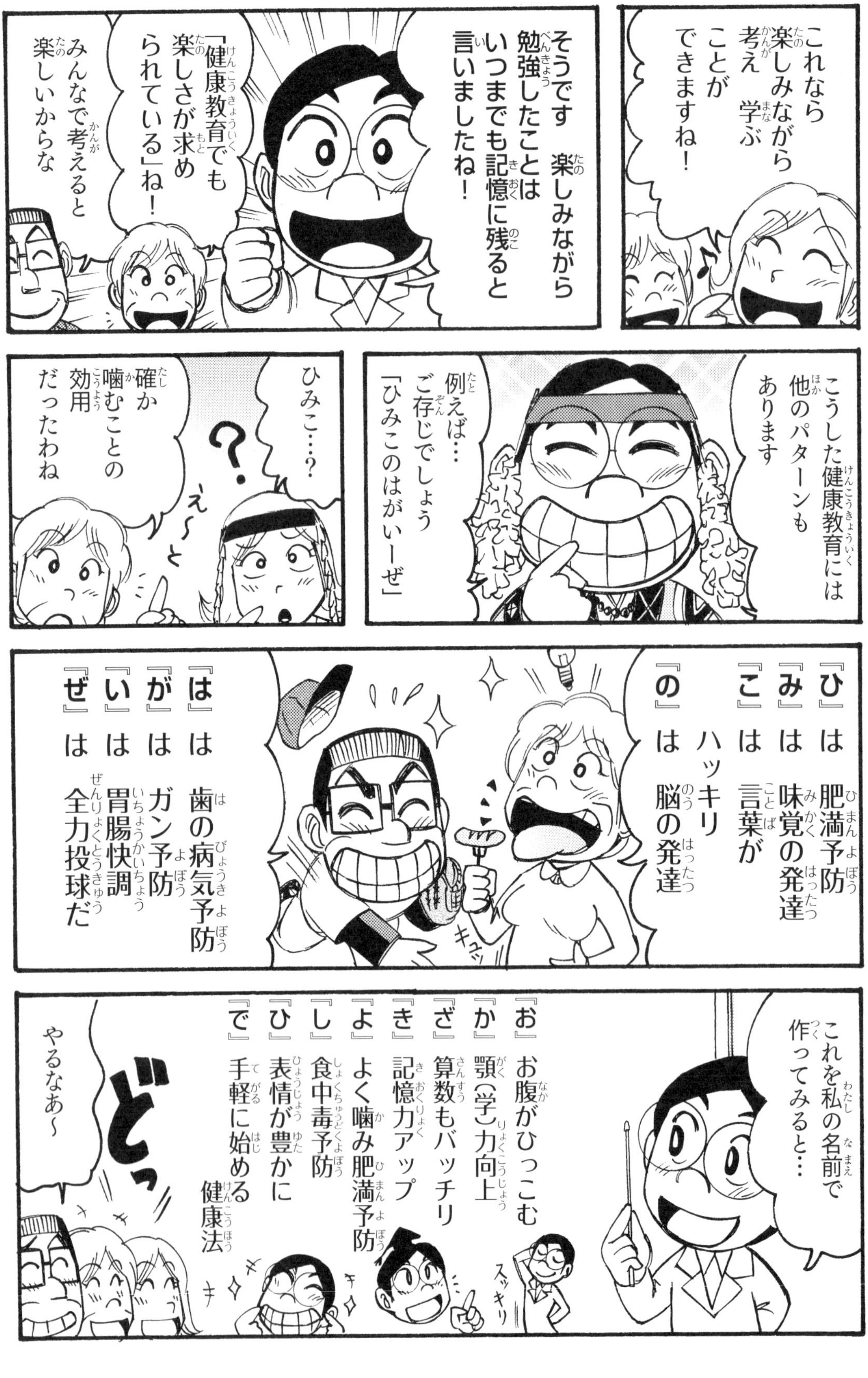
これなら楽《たの》しみながら考《かんが》え　学《まな》ぶことができますね！
そうです　楽《たの》しみながら勉強《べんきょう》したことはいつまでも記憶《きおく》に残《のこ》ると言《い》いましたね！
「健康教育《けんこうきょういく》でも楽《たの》しさが求《もと》められている」ね！
みんなで考《かんが》えると楽《たの》しいからな
こうした健康教育《けんこうきょういく》には他《ほか》のパターンもあります
例《たと》えば…ご存《ぞん》じでしょう「ひみこのはがいーぜ」
ひみこ…？
え〜と
確《たし》か噛《か》むことの効用《こうよう》だったわね
『ひ』は肥満予防《ひまんよぼう》
『み』は味覚《みかく》の発達《はったつ》
『こ』は言葉《ことば》がハッキリ
『の』は脳《のう》の発達《はったつ》
『は』は歯《は》の病気予防《びょうきよぼう》
『が』はガン予防《よぼう》
『い』は胃腸快調《いちょうかいちょう》
『ぜ』は全力投球《ぜんりょくとうきゅう》だ
これを私《わたし》の名前《なまえ》で作《つく》ってみると…
『お』お腹《なか》がひっこむ
『か』顎《がく》(学)力向上《りょくこうじょう》
『ざ』算数《さんすう》もバッチリ
『き』記憶力《きおくりょく》アップ
『よ』よく噛《か》み肥満予防《ひまんよぼう》
『し』食中毒予防《しょくちゅうどくよぼう》
『ひ』表情《ひょうじょう》が豊《ゆた》かに
『で』手軽《てがる》に始《はじ》める健康法《けんこうほう》
スッキリ
どっ
やるなあ〜

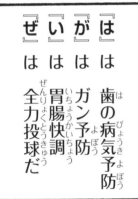

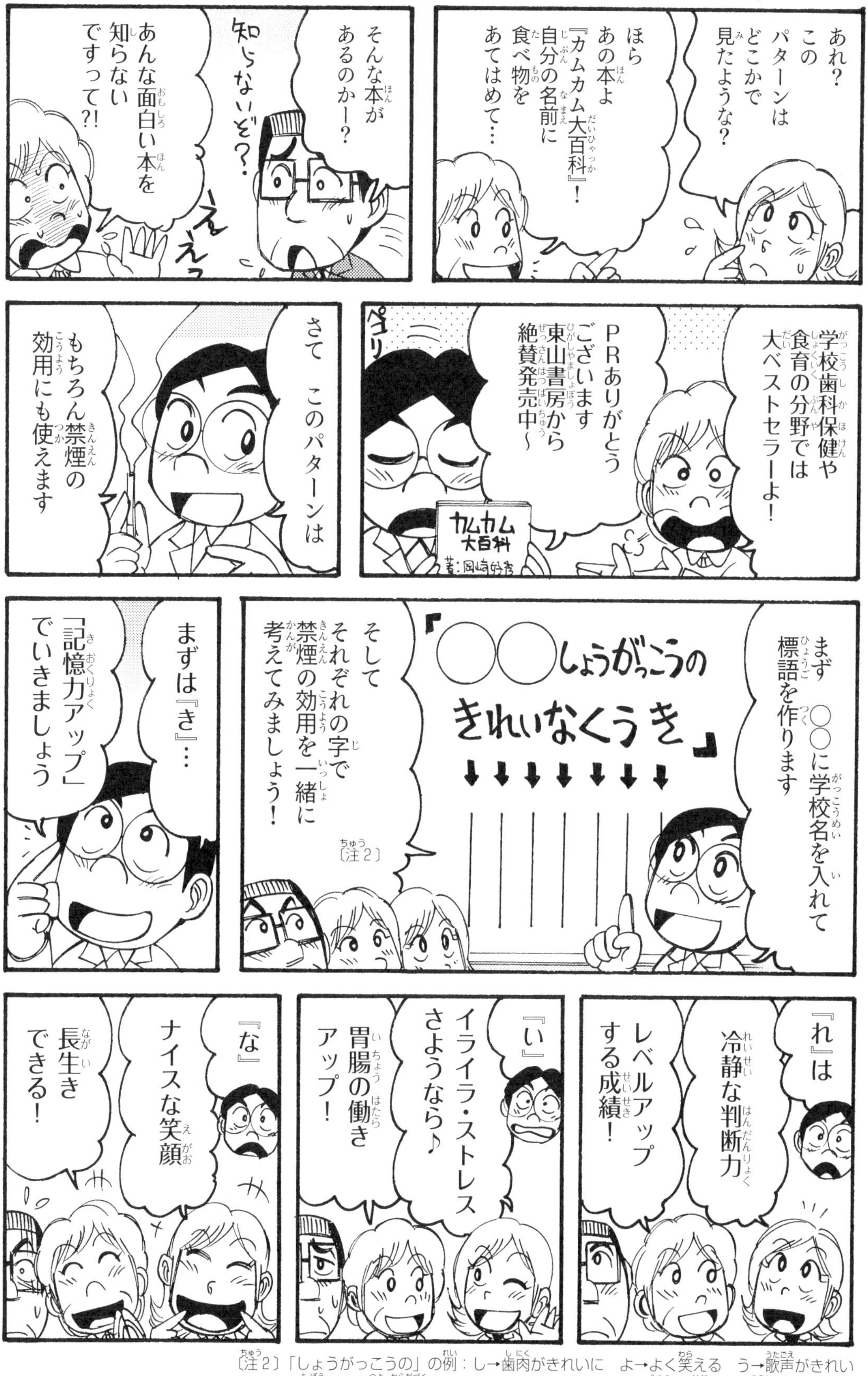
あれ？ このパターンはどこかで見《み》たような？
ほら あの本《ほん》よ『カムカム大百科《だいひゃっか》』！ 自分《じぶん》の名前《なまえ》に食《た》べ物《もの》をあてはめて…
そんな本《ほん》があるのかー？
知らないぞ？…
あんな面白《おもしろ》い本《ほん》を知《し》らないですって?!
学校歯科保健《がっこうしかほけん》や食育《しょくいく》の分野《ぶんや》では大《だい》ベストセラーよ！
PRありがとうございます 東山書房《ひがしやましょぼう》から絶賛発売中《ぜっさんはつばいちゅう》～
ペコリ
カムカム大百科
著：岡崎好秀
さて このパターンは
もちろん禁煙《きんえん》の効用《こうよう》にも使《つか》えます
まず ○○に学校名《がっこうめい》を入《い》れて標語《ひょうご》を作《つく》ります
『○○しょうがっこうの きれいなくうき』
そして それぞれの字《じ》で禁煙《きんえん》の効用《こうよう》を一緒《いっしょ》に考《かんが》えてみましょう！
〔注《ちゅう》2〕
まずは『き』…
「記憶力《きおくりょく》アップ」でいきましょう
『れ』は
冷静《れいせい》な判断力《はんだんりょく》
レベルアップする成績《せいせき》！
『い』
イライラ・ストレスさようなら♪
胃腸《いちょう》の働《はたら》きアップ！
『な』
ナイスな笑顔《えがお》
長生《ながい》きできる！

〔注《ちゅう》2〕「しょうがっこうの」の例《れい》：し→歯肉《しにく》がきれいに　よ→よく笑《わら》える　う→歌声《うたごえ》がきれい
が→ガン予防《よぼう》　つ→強《つよ》い体作《からだづく》り　こ→ごはんがおいしい　う→美《うつく》しい肌《はだ》　の→脳力《のうりょく》アップ！

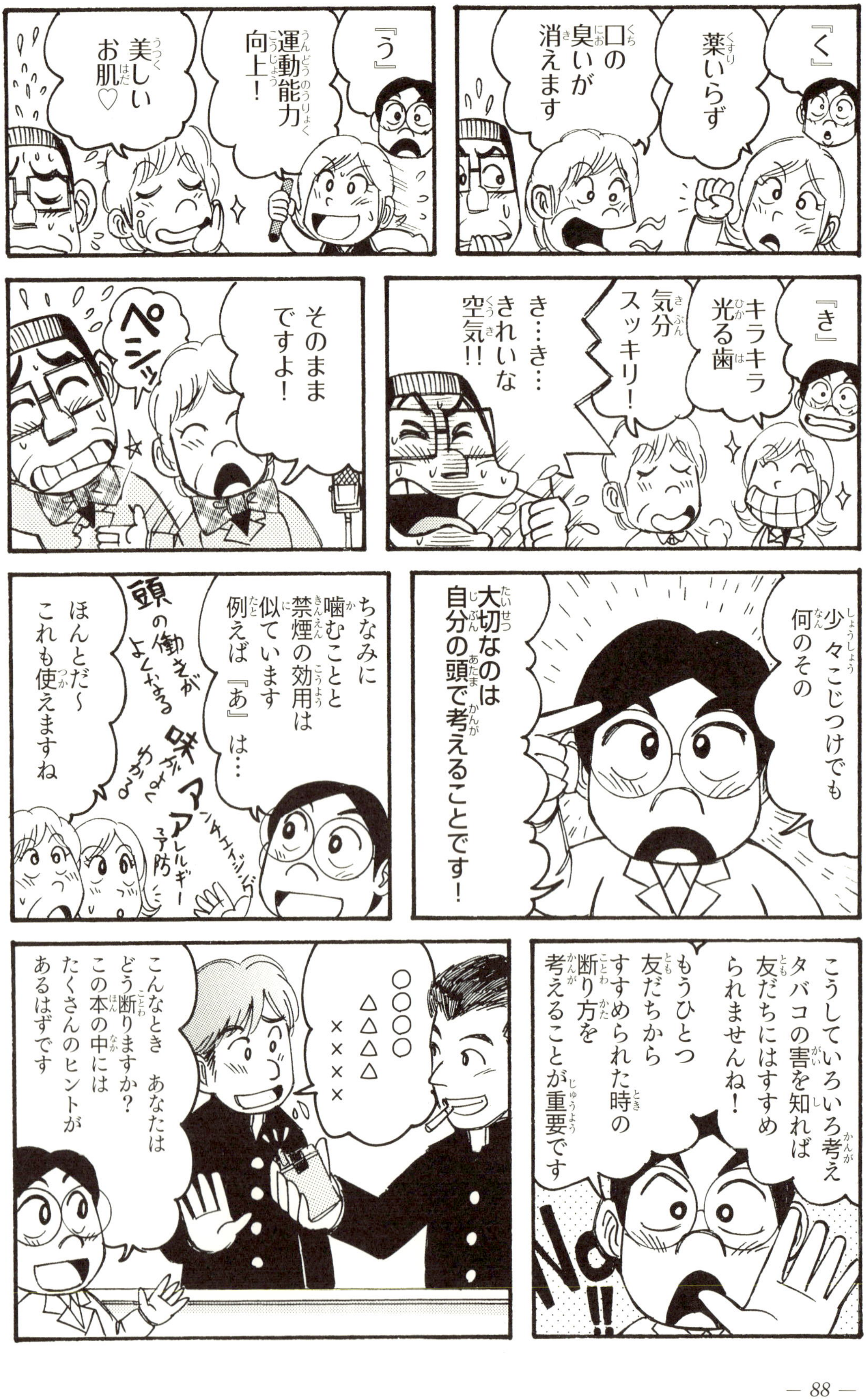
『く』
薬《くすり》いらず
口《くち》の臭《にお》いが消《き》えます
『う』
運動能力《うんどうのうりょく》向上《こうじょう》!
美《うつく》しいお肌《はだ》♡
『き』
キラキラ光《ひか》る歯《は》
気分《きぶん》スッキリ!
き…き…きれいな空気《くうき》!!
ペシッ
そのままですよ!
少々《しょうしょう》こじつけでも何《なん》のその
大切《たいせつ》なのは自分《じぶん》の頭《あたま》で考《かんが》えることです!
ちなみに噛《か》むことと禁煙《きんえん》の効用《こうよう》は似《に》ています 例《たと》えば『あ』は…
頭の働きがよくなる
味がよくわかる
アンチエイジング
アレルギー予防に
ほんとだ〜これも使《つか》えますね
こうしていろいろ考《かんが》えタバコの害《がい》を知《し》れば友《とも》だちにはすすめられませんね!
もうひとつ友《とも》だちからすすめられた時《とき》の断《ことわ》り方《かた》を考《かんが》えることが重要《じゅうよう》です
NO!!
○○○ △△△ ×××
こんなとき あなたはどう断《ことわ》りますか? この本《ほん》の中《なか》にはたくさんのヒントがあるはずです

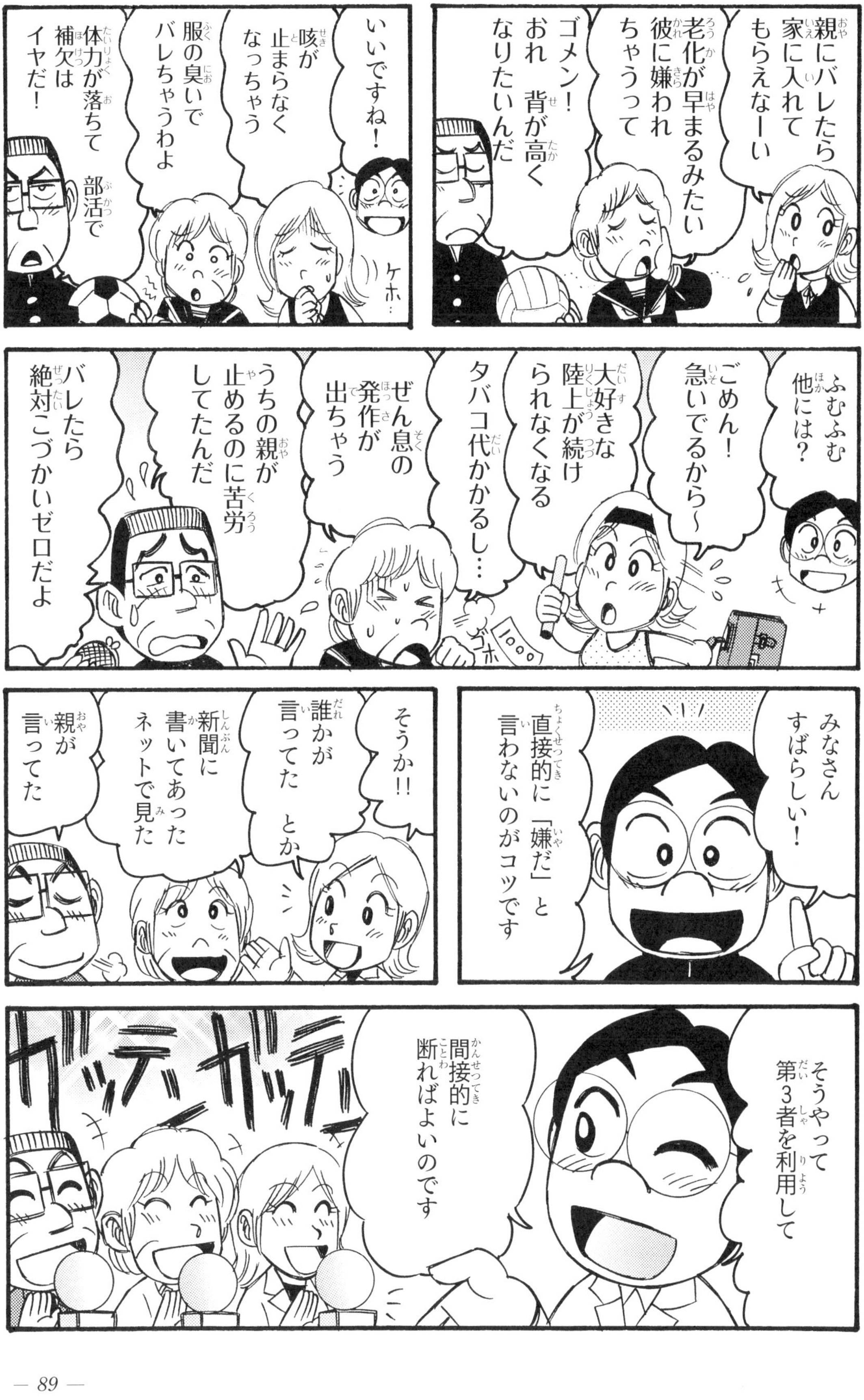
親《おや》にバレたら 家《いえ》に入《い》れて もらえなーい
老化《ろうか》が早《はや》まるみたい 彼《かれ》に嫌《きら》われ ちゃうって
ゴメン! おれ 背《せ》が高《たか》く なりたいんだ
いいですね!
咳《せき》が 止《と》まらなく なっちゃう
服《ふく》の臭《にお》いで バレちゃうわよ
体力《たいりょく》が落《お》ちて 部活《ぶかつ》で 補欠《ほけつ》は イヤだ!
ケホ…
ふむふむ 他《ほか》には?
ごめん! 急《いそ》いでるから~
大好《だいす》きな 陸上《りくじょう》が続《つづ》け られなくなる
タバコ代《だい》かかるし…
ゴホ
ぜん息《そく》の 発作《ほっさ》が 出《で》ちゃう
うちの親《おや》が 止《や》めるのに苦労《くろう》 してたんだ
バレたら 絶対《ぜったい》こづかいゼロだよ
みなさん すばらしい!
直接的《ちょくせつてき》に「嫌《いや》だ」と 言《い》わないのがコツです
そうか!!
誰《だれ》かが 言《い》ってた とか
新聞《しんぶん》に 書《か》いてあった ネットで見《み》た
親《おや》が 言《い》ってた
そうやって 第《だい》3者《しゃ》を利用《りよう》して
間接的《かんせつてき》に 断《ことわ》れば よいのです
ガッテ ガッテ

■補習《ほしゅう》

不特定多数《ふとくていたすう》の集団《しゅうだん》には小学《しょうがく》3年生《ねんせい》がわかるように話《はな》す

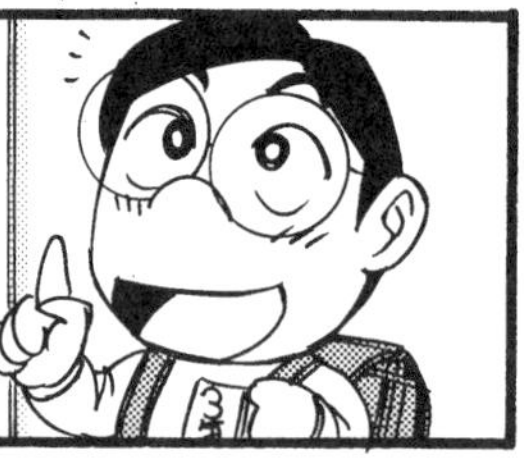

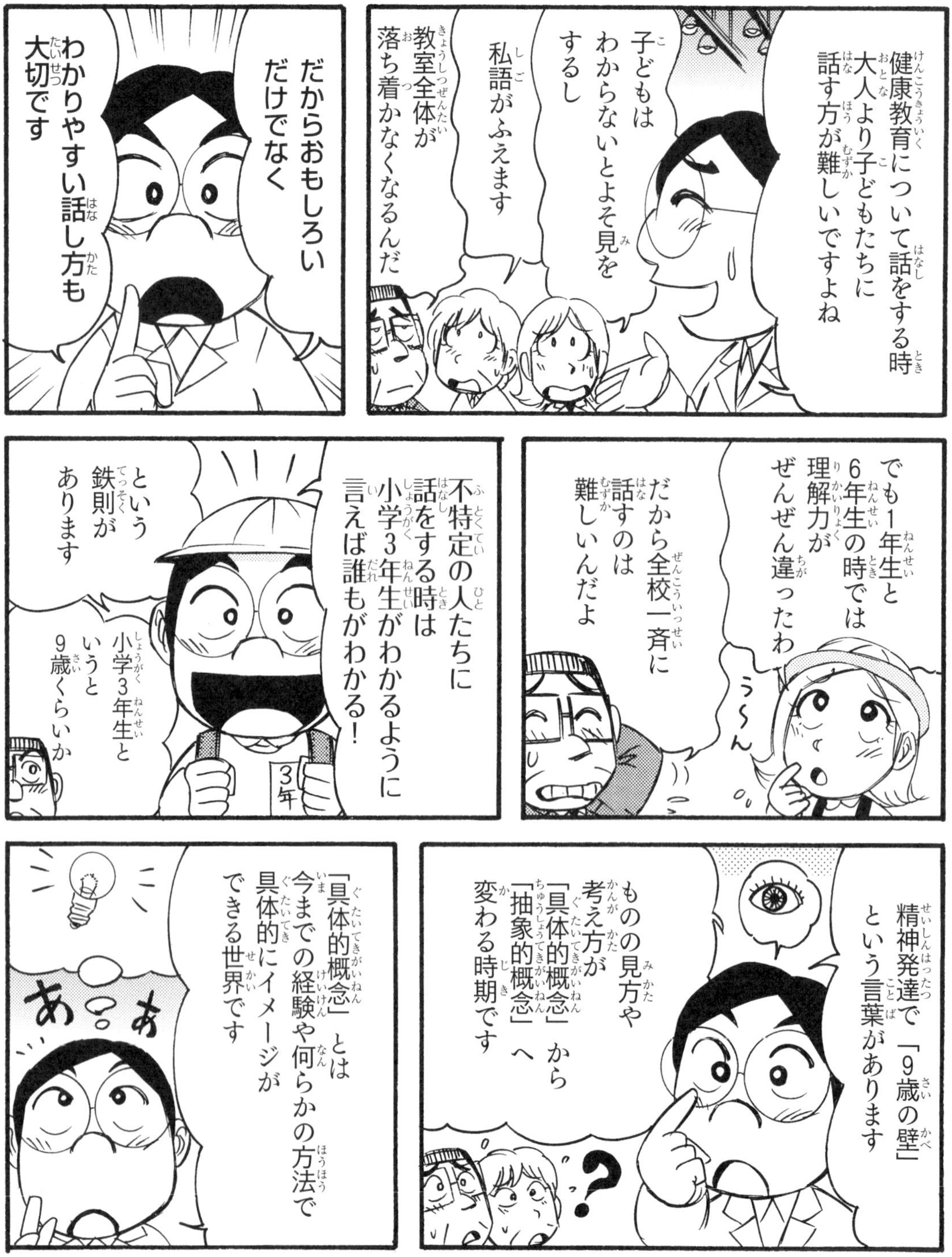
健康教育《けんこうきょういく》について話《はなし》をする時《とき》 大人《おとな》より子《こ》どもたちに 話《はな》す方《ほう》が難《むずか》しいですよね
子《こ》どもは わからないとよそ見《み》を するし
私語《しご》がふえます
教室全体《きょうしつぜんたい》が 落《お》ち着《つ》かなくなるんだ
だからおもしろい だけでなく
わかりやすい話《はな》し方《かた》も 大切《たいせつ》です
でも1年生《ねんせい》と 6年生《ねんせい》の時《とき》では 理解力《りかいりょく》が ぜんぜん違《ちが》ったわ
う〜ん
だから全校一斉《ぜんこういっせい》に 話《はな》すのは 難《むずか》しいんだよ
不特定《ふとくてい》の人《ひと》たちに 話《はなし》をする時《とき》は 小学《しょうがく》3年生《ねんせい》がわかるように 言《い》えば誰《だれ》もがわかる!
という 鉄則《てっそく》が あります
小学《しょうがく》3年生《ねんせい》と いうと 9歳《さい》くらいか
3年
精神発達《せいしんはったつ》で「9歳《さい》の壁《かべ》」 という言葉《ことば》があります
ものの見方《みかた》や 考《かんが》え方《かた》が 「具体的概念《ぐたいてきがいねん》」から 「抽象的概念《ちゅうしょうてきがいねん》」へ 変《か》わる時期《じき》です
?
「具体的概念《ぐたいてきがいねん》」とは 今《いま》までの経験《けいけん》や何《なん》らかの方法《ほうほう》で 具体的《ぐたいてき》にイメージが できる世界《せかい》です

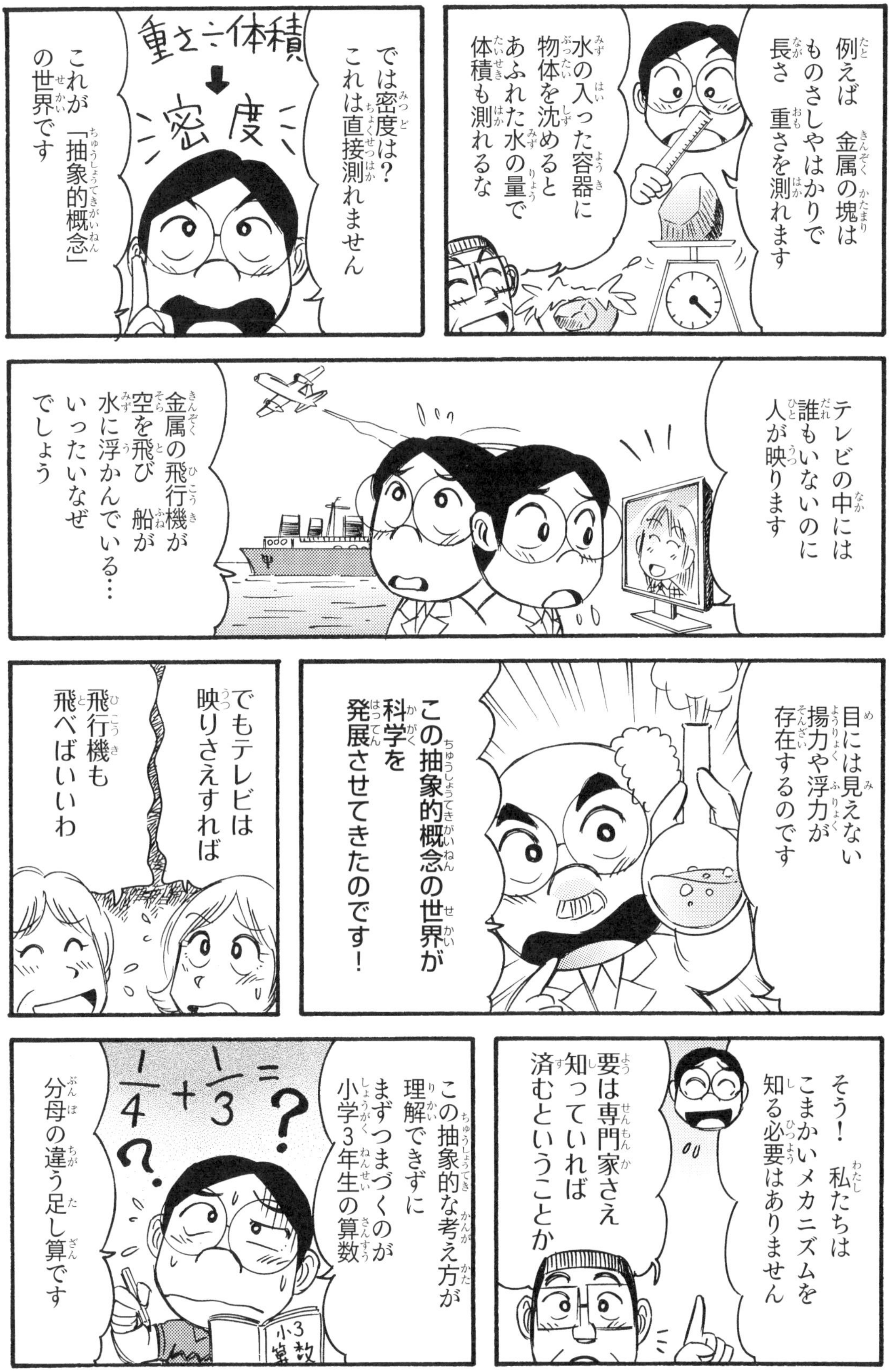
例《たと》えば　金属《きんぞく》の塊《かたまり》は
ものさしやはかりで
長《なが》さ　重《おも》さを測《はか》れます
水《みず》の入《はい》った容器《ようき》に
物体《ぶったい》を沈《しず》めると
あふれた水《みず》の量《りょう》で
体積《たいせき》も測《はか》れるな
では密度《みつど》は？
これは直接測《ちょくせつはか》れません
重さ÷体積
密度
これが「抽象的概念《ちゅうしょうてきがいねん》」
の世界《せかい》です
テレビの中《なか》には
誰《だれ》もいないのに
人《ひと》が映《うつ》ります
金属《きんぞく》の飛行機《ひこうき》が
空《そら》を飛《と》び　船《ふね》が
水《みず》に浮《う》かんでいる…
いったいなぜ
でしょう
目《め》には見《み》えない
揚力《ようりょく》や浮力《ふりょく》が
存在《そんざい》するのです
この抽象的概念《ちゅうしょうてきがいねん》の世界《せかい》が
科学《かがく》を
発展《はってん》させてきたのです！
でもテレビは
映《うつ》りさえすれば
飛行機《ひこうき》も
飛《と》べばいいわ
そう！　私《わたし》たちは
こまかいメカニズムを
知《し》る必要《ひつよう》はありません
要《よう》は専門家《せんもんか》さえ
知《し》っていれば
済《す》むということか
この抽象的《ちゅうしょうてき》な考《かんが》え方《かた》が
理解《りかい》できずに
まずつまづくのが
小学《しょうがく》3年生《ねんせい》の算数《さんすう》
1/4 + 1/3 = ?
分母《ぶんぼ》の違《ちが》う足《た》し算《ざん》です
小3 算数

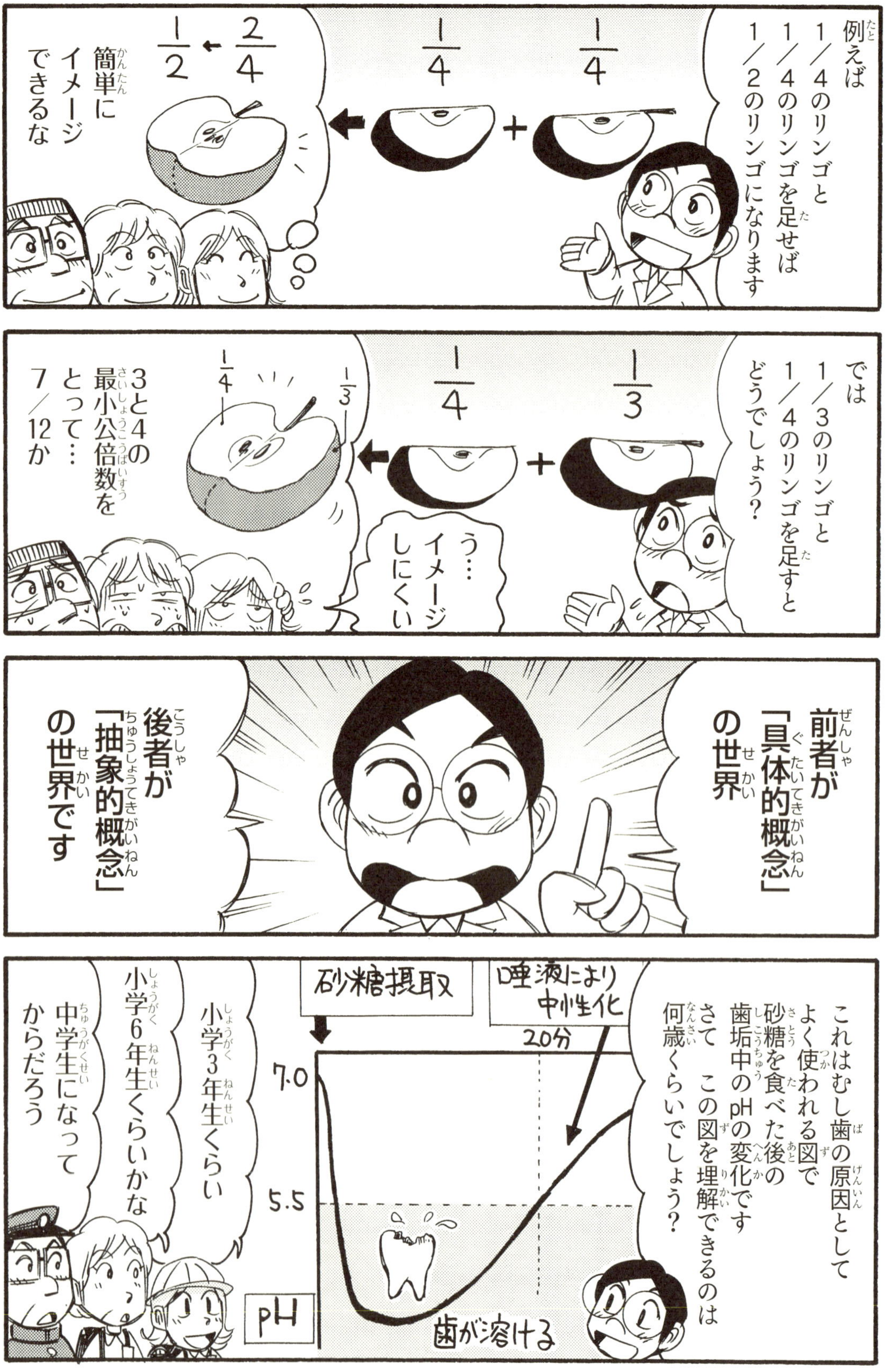
例《たと》えば 1／4のリンゴと 1／4のリンゴを足《た》せば 1／2のリンゴになります
1/4
1/4
2/4
1/2
簡単《かんたん》に イメージ できるな
では 1／3のリンゴと 1／4のリンゴを足《た》すと どうでしょう？
1/3
1/4
1/3
1/4
う… イメージ しにくい
3と4の 最小公倍数《さいしょうこうばいすう》を とって… 7／12か
前者《ぜんしゃ》が 「具体的概念《ぐたいてきがいねん》」 の世界《せかい》
後者《こうしゃ》が 「抽象的概念《ちゅうしょうてきがいねん》」 の世界《せかい》です
これはむし歯《ば》の原因《げんいん》として よく使《つか》われる図《ず》で 砂糖《さとう》を食《た》べた後《あと》の 歯垢中《しこうちゅう》の pHの変化《へんか》です さて この図《ず》を理解《りかい》できるのは 何歳《なんさい》くらいでしょう？
砂糖摂取
唾液により中性化
20分
7.0
5.5
pH
歯が溶ける
小学《しょうがく》3年生《ねんせい》くらい
小学《しょうがく》6年生《ねんせい》くらいかな
中学生《ちゅうがくせい》になって からだろう

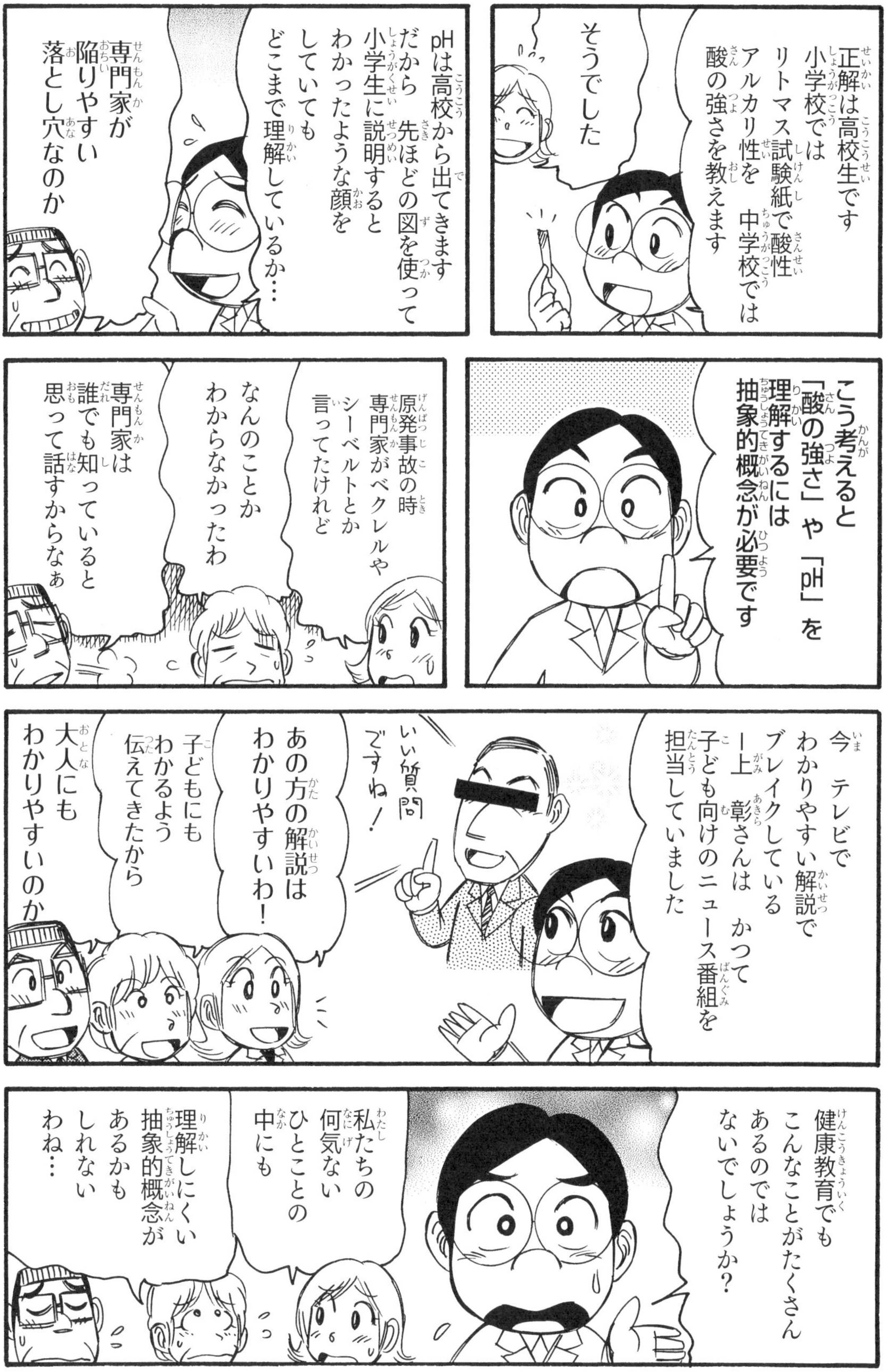

正解《せいかい》は高校生《こうこうせい》です
小学校《しょうがっこう》では
リトマス試験紙《しけんし》で酸性《さんせい》
アルカリ性《せい》を　中学校《ちゅうがっこう》では
酸《さん》の強《つよ》さを教《おし》えます
そうでした
pHは高校《こうこう》から出《で》てきます
だから　先《さき》ほどの図《ず》を使《つか》って
小学生《しょうがくせい》に説明《せつめい》すると
わかったような顔《かお》を
していても
どこまで理解《りかい》しているか…
専門家《せんもんか》が
陥《おちい》りやすい
落《お》とし穴《あな》なのか
こう考《かんが》えると
「酸《さん》の強《つよ》さ」や「pH」を
理解《りかい》するには
抽象的概念《ちゅうしょうてきがいねん》が必要《ひつよう》です
原発事故《げんぱつじこ》の時《とき》
専門家《せんもんか》がベクレルや
シーベルトとか
言《い》ってたけれど
なんのことか
わからなかったわ
専門家《せんもんか》は
誰《だれ》でも知《し》っていると
思《おも》って話《はな》すからなぁ
今《いま》　テレビで
わかりやすい解説《かいせつ》で
ブレイクしている
I上《がみ》　彰《あきら》さんは　かつて
子《こ》ども向《む》けのニュース番組《ばんぐみ》を
担当《たんとう》していました
いい質問ですね！
あの方《かた》の解説《かいせつ》は
わかりやすいわ！
子《こ》どもにも
わかるよう
伝《つた》えてきたから
大人《おとな》にも
わかりやすいのか
健康教育《けんこうきょういく》でも
こんなことがたくさん
あるのでは
ないでしょうか？
私《わたし》たちの
何気《なにげ》ない
ひとことの
中《なか》にも
理解《りかい》しにくい
抽象的概念《ちゅうしょうてきがいねん》が
あるかも
しれない
わね…

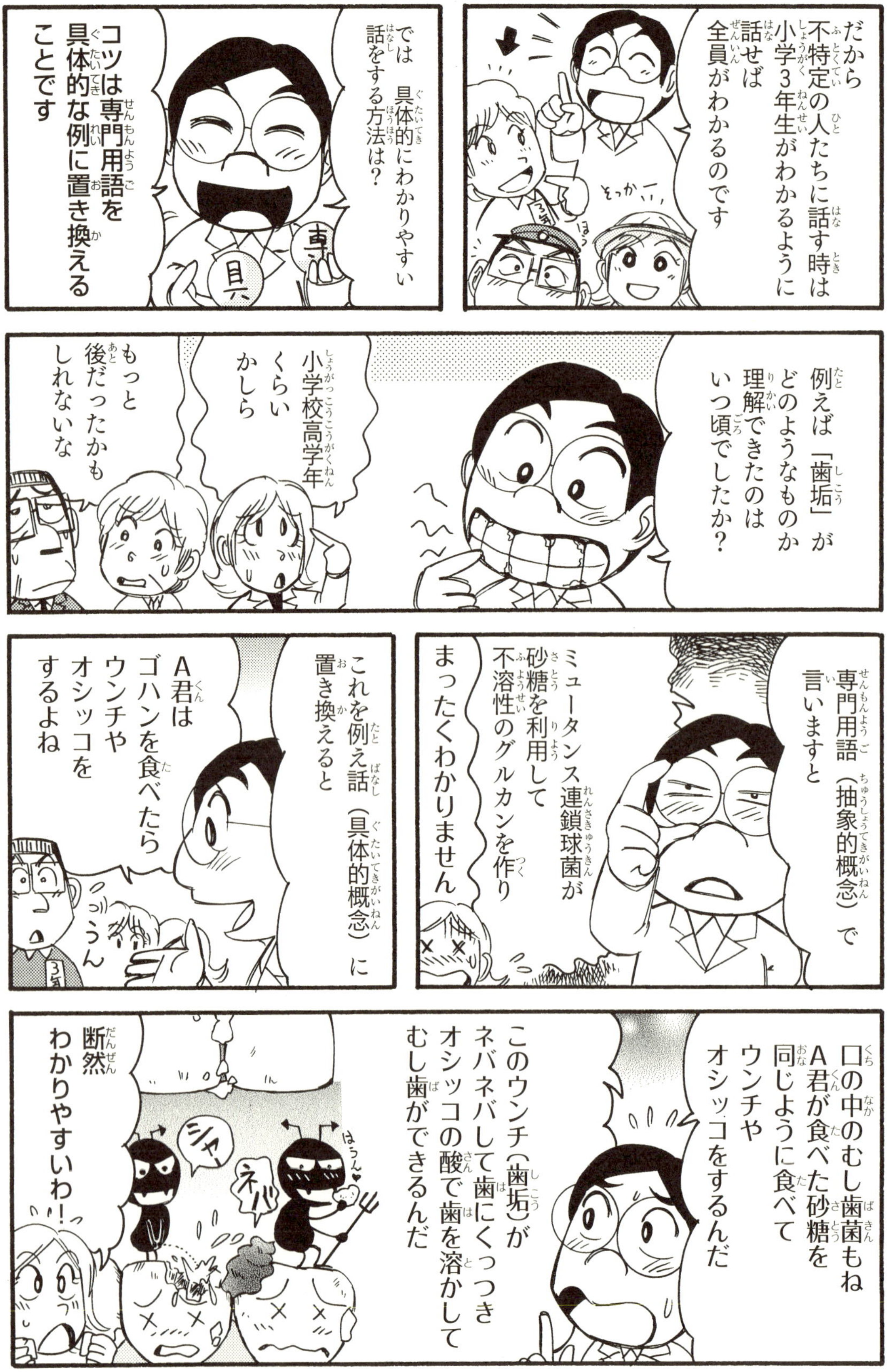
だから 不特定《ふとくてい》の人《ひと》たちに話《はな》す時《とき》は 小学《しょうがく》3年生《ねんせい》がわかるように 話《はな》せば 全員《ぜんいん》がわかるのです
そっか…
ほう
では 具体的《ぐたいてき》にわかりやすい 話《はなし》をする方法《ほうほう》は？
コツは専門用語《せんもんようご》を 具体的《ぐたいてき》な例《れい》に置《お》き換《か》える ことです
例《たと》えば「歯垢《しこう》」が どのようなものか 理解《りかい》できたのは いつ頃《ごろ》でしたか？
小学校高学年《しょうがっこうこうがくねん》 くらい かしら
もっと 後《あと》だったかも しれないいな
専門用語《せんもんようご》（抽象的概念《ちゅうしょうてきがいねん》）で 言《い》いますと
ミュータンス連鎖球菌《れんさきゅうきん》が 砂糖《さとう》を利用《りよう》して 不溶性《ふようせい》のグルカンを作《つく》り
まったくわかりません
これを例《たと》え話《ばなし》（具体的概念《ぐたいてきがいねん》）に 置《お》き換《か》えると
A君《くん》は ゴハンを食《た》べたら ウンチや オシッコを するよね
うん
口《くち》の中《なか》のむし歯菌《ばきん》もね A君《くん》が食《た》べた砂糖《さとう》を 同《おな》じように食《た》べて ウンチや オシッコをするんだ
このウンチ（歯垢《しこう》）が ネバネバして歯《は》にくっつき オシッコの酸《さん》で歯《は》を溶《と》かして むし歯《ば》ができるんだ
シャー
ネバ
はうん♥
断然《だんぜん》 わかりやすいわ！

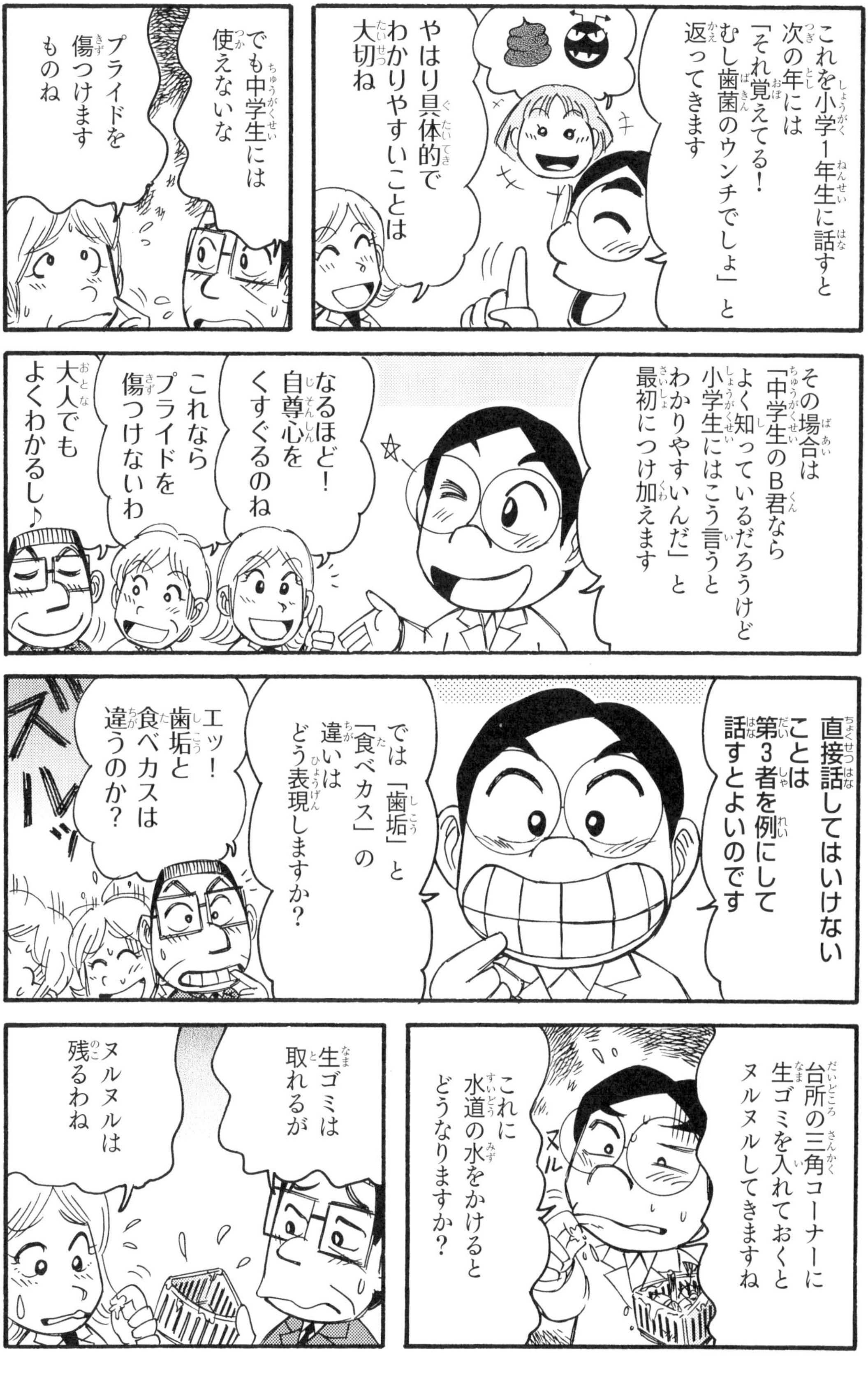
これを小学《しょうがく》1年生《ねんせい》に話《はな》すと
次《つぎ》の年《とし》には
「それ覚《おぼ》えてる！
むし歯菌《ばきん》のウンチでしょ」と
返《かえ》ってきます
やはり具体的《ぐたいてき》で
わかりやすいことは
大切《たいせつ》ね
でも中学生《ちゅうがくせい》には
使《つか》えないな
プライドを
傷《きず》つけます
ものね
その場合《ばあい》は
「中学生《ちゅうがくせい》のB君《くん》なら
よく知《し》っているだろうけど
小学生《しょうがくせい》にはこう言《い》うと
わかりやすいんだ」と
最初《さいしょ》につけ加《くわ》えます
なるほど！
自尊心《じそんしん》を
くすぐるのね
これなら
プライドを
傷《きず》つけないわ
大人《おとな》でも
よくわかるし♪
直接話《ちょくせつはな》してはいけない
ことは
第《だい》3者《しゃ》を例《れい》にして
話《はな》すとよいのです
では「歯垢《しこう》」と
「食《た》べカス」の
違《ちが》いは
どう表現《ひょうげん》しますか？
エッ！
歯垢《しこう》と
食《た》べカスは
違《ちが》うのか？
台所《だいどころ》の三角《さんかく》コーナーに
生《なま》ゴミを入《い》れておくと
ヌルヌルしてきますね
これに
水道《すいどう》の水《みず》をかけると
どうなりますか？
ヌル
生《なま》ゴミは
取《と》れるが
ヌルヌルは
残《のこ》るわね

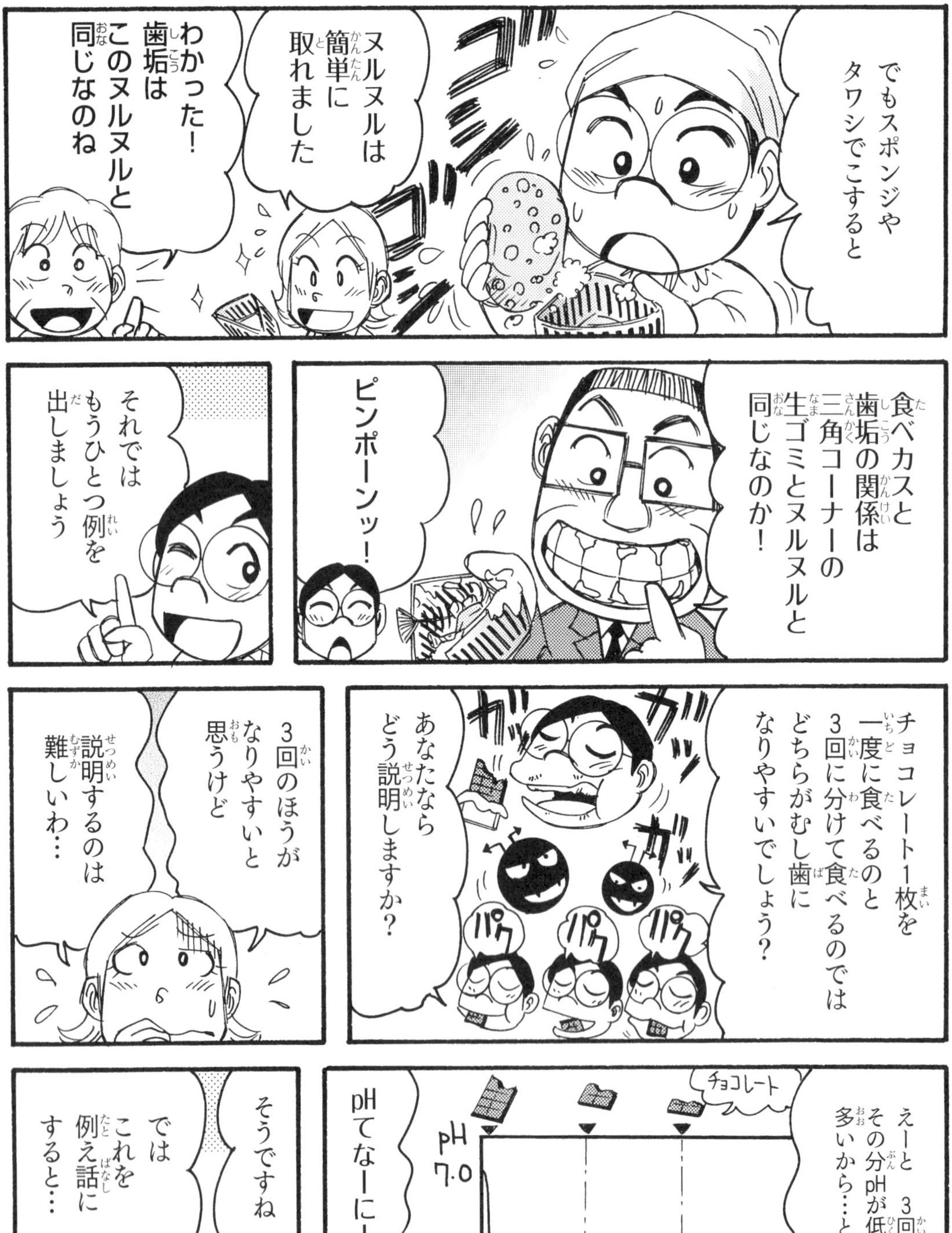
でもスポンジやタワシでこすると
ゴシゴシ
ヌルヌルは簡単《かんたん》に取《と》れました
わかった！歯垢《しこう》はこのヌルヌルと同《おな》じなのね
食《た》べカスと歯垢《しこう》の関係《かんけい》は三角《さんかく》コーナーの生《なま》ゴミとヌルヌルと同《おな》じなのか！
ピンポーンッッ！
それではもうひとつ例《れい》を出《だ》しましょう
チョコレート1枚《まい》を一度《いちど》に食《た》べるのと3回《かい》に分《わ》けて食《た》べるのではどちらがむし歯《ば》になりやすいでしょう？
ガツガツ
パク
パク
パク
あなたならどう説明《せつめい》しますか？
3回《かい》のほうがなりやすいと思《おも》うけど
説明《せつめい》するのは難《むずか》しいわ…
えーと 3回《かい》に分《わ》けるとその分《ぶん》pHが低《ひく》くなる回数《かいすう》が多《おお》いから…と言《い》っても
チョコレート
pH
7.0
5.5
pHてなーにー？
そうですね
ではこれを例《たと》え話《ばなし》にすると…

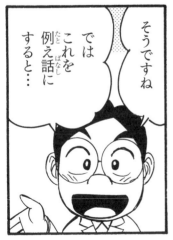

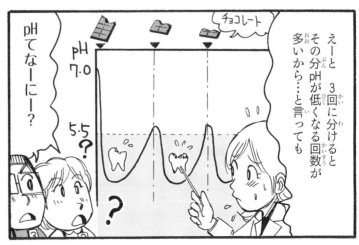

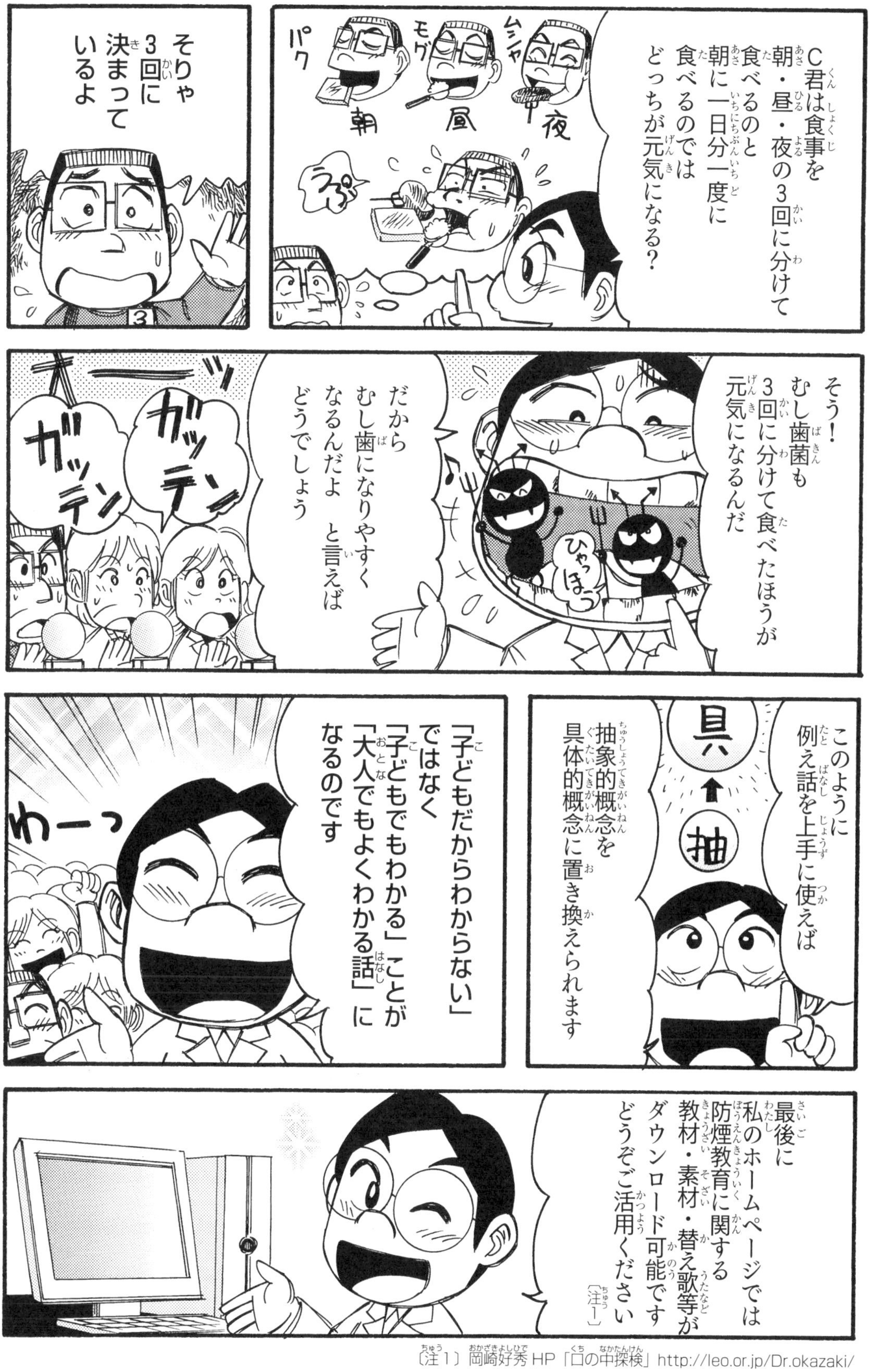

C君《くん》は食事《しょくじ》を朝《あさ》・昼《ひる》・夜《よる》の3回《かい》に分《わ》けて食《た》べるのと朝《あさ》に一日分《いちにちぶん》一度《ど》に食《た》べるのではどっちが元気《げんき》になる?
ムシャ
モグ
パク
夜
昼
朝
うっぷ
そりゃ3回《かい》に決《き》まっているよ
そう! むし歯菌《ばきん》も3回《かい》に分《わ》けて食《た》べたほうが元気《げんき》になるんだ
ひゃっほっ
だからむし歯《ば》になりやすくなるんだよ と言《い》えばどうでしょう
ガッテン
ガッテン
このように例《たと》え話《ばなし》を上手《じょうず》に使《つか》えば抽象的概念《ちゅうしょうてきがいねん》を具体的概念《ぐたいてきがいねん》に置《お》き換《か》えられます
具
抽
「子《こ》どもだからわからない」ではなく「子《こ》どもでもわかる」ことが「大人《おとな》でもよくわかる話《はなし》」になるのです
わーっ
最後《さいご》に私《わたし》のホームページでは防煙教育《ぼうえんきょういく》に関《かん》する教材《きょうざい》・素材《そざい》・替《か》え歌等《うたなど》がダウンロード可能《かのう》ですどうぞご活用《かつよう》ください〔注《ちゅう》1〕

〔注《ちゅう》1〕岡崎好秀《おかざきよしひで》HP「口《くち》の中探検《なかたんけん》」http://leo.or.jp/Dr.okazaki/

監修者あとがきにかえて　～禁煙治療の現場から～

高橋　裕子

筆者が日本で最初の禁煙外来を始めたのは１９９４年でした。当時は「喫煙は男性の崇高な趣味趣向」と思われていて、「医者が禁煙を勧めるなどもってのほか」と叱られた時代です。しかし、医学の進歩にともない、喫煙の有害性はどんどんと明白になってゆきました。

現在、喫煙は多くの日本人の死亡原因となっています。そして、喫煙者も「できることなら禁煙したい」、「せめて本数を減らしたい」と考えていることが多くの調査で明らかになっています。しかし、実際は禁煙できずに吸い続けている人がたくさんいます。

禁煙を妨げる最大の問題は、やめたい、でもやめるとニコチン切れが出てやめきれないということでした。この問題を、現代医学は「薬」を使うことで解決し、さらに一定の条件を満たした場合には、健康保険も適用されるようになりました。

現在広く行われている禁煙治療は、禁煙補助剤でニコチン切れを緩和して禁煙を開始しやすくするものです。日本で使用できる禁煙の薬は大別して2種類で、ニコチンを含むもの（ニコチンパッチ・ニコチンガム）とニコチンを含まないもの（バレニクリン・商品名チャンピックス・内服薬）があります（表1参照）。

表1　日本で使用できる禁煙の薬

薬剤名	入手方法	薬理作用	副作用と対策
ニコチンガム	薬局や薬店で購入	口腔粘膜の接触面から徐々にニコチンが吸収されて、ニコチン離脱症状を軽減させる	口腔内アフタ（押し付ける場所を毎回変える）、吐き気や胃痛（唾液は吐き出す）
ニコチンパッチ	大、中、小の3種類のうち中と小のパッチは、薬局でも医療機関でも購入できる。大のサイズは医療機関専用	皮膚の接触面から徐々にニコチンが体内に吸収されて、ニコチン切れ症状を緩和する。使用実感は「吸いたいなとふと思うけど、他のことをしているとすぐに忘れてしまう」、「吸わずになんとかすごせる」といった人が多い	貼り付けた場所のかぶれ（貼る場所を毎日変える、はがすときに皮膚を反対方向に押さえる）
バレニクリン	医師の処方箋が必要	脳のニコチン受容体に結合してニコチンの結合を妨げるとともに、少量のドーパミンを放出させる。使用実感は内服開始後、1週間目くらいから「たばこの味が変わった」、「おいしさが感じられない」といった人が多い	嘔気、腹満、腹痛、下痢、便秘、頭痛、悪夢、睡眠異常など

これら、禁煙治療に用いられる薬剤は、当然のことながら、医療者が適切な薬剤の選択と使用上の注意を説明することとなります。筆者は、ニコチンパッチの正しい使い方として、「ニコチンパッチあいうえお」と説明しています。簡単で覚えやすいので紹介しておきましょう。

「あ」朝貼って夜はがす

もっと長時間効きますが、長く貼るほどかぶれが出やすくなります。また高齢者は夜間貼ったままだと、ニコチン過量が夜間に出やすく危険です。

「い」一気に禁煙

貼って吸うとニコチン過量で危険です。また有効性が減少しますので、貼ったら喫煙しないようにします。

「う」上から温める

「貼っても吸いたい」は薬量不足のサイン。ほんとうは使用量を増やしたい…でもできません。なら上から押さえたり、温めたりしてニコチンの吸収を増やしましょう。

「え」えづいたら減量

ニコチン代替療法の原則は「自分にあわせた必要量を使う」ことです。体格や喫煙量によってニコチンパッチの必要量は変わります。嘔気や頭痛、気分不良はニコチンが体に入りすぎたサインですので、貼り付ける量（面積）を減らしましょう。

「お」お守りの1枚

禁煙できても、お守りの1枚を常に持ち歩くようにします。お酒の席など、いざというときには使って吸わずに乗り切りましょう。

禁煙には薬による治療も大変有効ですが、一方で喫煙者の心理面にも注意する必要があります。例えば、喫煙者に禁煙を呼びかけたら、予期せぬ厳しい言葉が返ってきたという経験はないでしょうか。このような手ごわい喫煙者へは、筆者の20年におよぶ禁煙支援経験から得られた、喫煙者心理にもとづく4A＋Aの手法を使った、禁煙への声掛け法が有効です。

4A＋Aとは、Accept, Admire, Ask, Advice, Arrange の5つの頭文字をつないだものです。日本語では「うけとめる（くりかえす）」、「ほめる」、「たずねる」、「つたえる」、「次につなぐ」となります（表２参照）。

表２　４Ａ＋Ａ

① Accept（うけとめる（くりかえす））	例：「○○なのですね」 ※相手のことばを繰り返すことで、「聞いてもらえている」とわかり信頼感が生まれます。
② Admire（ほめる）	例：「よく話してくださいました」 ※感謝のことばで心の壁を取り払います。
③ Ask（たずねる）	例：「起床後何分で吸いたくなりますか？」 ※ニコチン依存の程度を知って禁煙補助薬の効き目を予測します。
④ Advice（つたえる）	例：「禁煙のクスリの効き方」や「禁煙メリット」がよく使われます。
⑤ Arrange（次につなぐ）	例：「その気になったらいつでも相談ください」 ※人はすぐには変われませんから、笑顔で次につなぎます。

４Ａ＋Ａを喫煙者との会話の中に取り入れることにより、喫煙者をスムーズに禁煙へと導くことができます。では、この４Ａ＋Ａを使ったやり取りを見てみましょう。

エレベーターホールで禁煙教室のチラシを配っていたAさんは、喫煙者のTさんを見つけてチラシを手渡しました。Tさんはムッとして Aさんに言います。

Tさん「あほか、喫煙者は納税者で国に貢献しているんやで。あんたら、大間違いしとる」

Aさん「そうですか、国に貢献くださっているのですね（Accept)。気持ちをお話しくださってありがとうございます（Admire)。ところで、朝起きて何分でタバコが吸いたくなりますか？（Ask)」

Tさん「起きてすぐ吸うけど、それがどうした？」

Aさん「起きてすぐですか。それじゃ禁煙するの、今まで大変だったでしょ」

Tさん「（驚いて）よくわかるなあ」

Aさん「ええ、その分、禁煙の薬がよく効くなあと感じていただけそうです（Advice)」

Tさん「へ〜〜〜」

Aさん「この教室にぜひ来てくださいよ。今は禁煙の薬がずいぶんと進歩しましたから、そうした話も聞いていただけます（Arrange)」

Tさん「ふうん、ちょっと考えてみるワ」

このように、4A＋Aを用いたやり取りは、喫煙者のメンツも支援者の意欲も保たれ、よい関係を構築しつつ禁煙意欲を高めることにつながります。なお、4A＋Aは手ごわい喫煙者だけでなく禁煙外来や禁煙教室など、禁煙支援のすべての場で共通して使える手法です。

4A＋Aを用いる際に注意したいことは、「喫煙者を説き伏せて禁煙させてやろう」などと欲張ったことを考えないことです。喫煙者はそれぞれの禁煙の時期を持っていて、密かに機が熟すのを待っています。屋内禁煙や禁煙教室なども、機が熟すお手伝いです。

喫煙がもたらす問題は健康面のみならず、日常生活のすみずみまでおよんでいます。ですから、禁煙したあとは、その問題が解決され、日々禁煙したメリットを実感しながら暮らすことができるようになります。「仕事の能率が上がるようになった」、「家族の信頼を得た」など健康面以外の禁煙のメリットで生活の質が上がります。しかもそれが禁煙開始後早期にあらわれるのが嬉しいところです。喫煙者に禁煙を勧めるときには、ぜひこれらのメリットを織り込みながら、禁煙の薬の話しを紹介してください。

ところで、いったん始めた禁煙を続ける秘訣は？　それは、禁煙のメリットに気づいて喜ぶことと、禁煙を支援する側になることです。人を支援したり教える立場になると逆戻りできません。そしてこの2つの秘訣を取り入れて禁煙を続けやすくしたのが「インターネット禁煙マラソン」です。

さて、これまで禁煙治療の現場から、医療面、心理面についてお伝えしましたが、禁煙は「教育」「環境整備」そして「禁煙治療」の3本柱です。もっとも良いのは新しい喫煙者をつくらないことですので、ぜひこの本を十分に利用して、子どもたちにタバコについて正しく伝えていただくことを強くお願いします。

○インターネット禁煙マラソン（http://kinen-marathon.jp/）

インターネットメールや携帯メールを通じて、禁煙した先輩が禁煙する人の状況にあわせたメールを送ってくれる禁煙サポートプログラムです。パソコンメールを用いる「ＰＣコース」のほか、子ども向け、職域コースなど、多数のプログラムが用意されています。24時間３６５日の対応がありますので、安心です。

監修者略歴

高橋裕子（たかはし・ゆうこ）

1954年奈良生まれ
京都大学医学部卒、同大学院博士課程修了、京都大学附属病院、天理よろづ相談所病院などを経て1994年、大和高田市立病院に日本で最初の「禁煙外来」を開設し、1998年からは全国の喫煙者を対象に「インターネット禁煙マラソン」を提供。京都大学病院禁煙外来担当医、奈良女子大学教授。医学博士、内科医師、禁煙支援士。
日本禁煙科学会理事長、日本きもの学会常任理事も務める。

著者略歴

岡崎好秀（おかざき・よしひで）

1952年大阪生まれ
愛知学院大学歯学部卒、大阪大学歯学部小児歯科、岡山大学病院小児歯科講師を経て、現在、国立モンゴル医科大学歯学部客員教授。歯学博士。
専門：小児歯科・障がい児歯科・健康教育
日本小児歯科学会指導医、日本障害者歯科学会認定医、日本口腔衛生学会認定医、日本禁煙科学会学術委員。
ホームページ：「口の中探検」http://leo.or.jp/Dr.okazaki/
E-mail：okazaki@cc.okayama-u.ac.jp

クイズで語る
おもしろ防煙教育最前線

2015年3月13日　初版第1刷発行

監　修　高橋 裕子
著　岡崎 好秀
マンガ　勝西 則行
発行所　株式会社　東山書房
〒604-8454　京都市中京区西ノ京小堀池町8-2
TEL　075-841-9278　FAX　075-822-0826
〒162-0841　東京都新宿区払方町1-3
TEL　03-5228-6311　FAX　03-5228-6300
http://www.higashiyama.co.jp/
印刷所　創栄図書印刷株式会社

 ISBN978-4-8278-1534-4